Ozonoterapia

Ozonoterapia

Roosevelt Luis Cámbara Peña
Roosevelt Cámbara Valdés
Olidia Faustina Valdés Fonseca

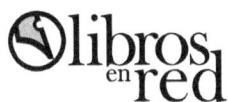

libros en red

www.librosenred.com

Dirección General: Marcelo Perazolo
Diseño de cubierta: M. Lucila Avalle

Primera edición en español - Impresión bajo demanda

© LibrosEnRed, 2017
Una marca registrada de Amertown International S.A.

ISBN: 978-1-62915-306-3

Para encargar más copias de este libro o conocer otros libros de esta colección visite www.librosenred.com

COLABORADORES

Velio Bocci
Doctor en Medicina
Profesor de Mérito en Fisiología
Especialista en Enfermedades Respiratorias y Hematológicas
y Experto en las aplicaciones de la Ozonoterapia
Universidad de Siena, Siena, Italia
Vivian Borroto Rodríguez
Doctora en Medicina
Especialista en Medicina General Integral
Máster en Ciencias en Medicina Natural y Tradicional
Diplomada en Medicina Natural y Tradicional
Ozonoterapista
Graduada en curso de Técnicas Avanzadas en la Aplicación
de la Ozonoterapia
Centro Nacional de Medicina Natural y Tradicional
La Habana, Cuba.
Pablo Olivio Castillo Monterrey
Doctor en Medicina
Especialista en Medicina Física y Rehabilitación
Ozonoterapista
Instituto de Neurología y Neurocirugía
La Habana, Cuba.
Lázaro Silva Martos
Doctor en Medicina
Especialista de primer grado en Otorrinolaringología

Ozonoterapista
Centro de Investigaciones Médico-Quirúrgicas
La Habana, Cuba.
Nazarina Ivonne Méndez Pérez
Doctora en Medicina
Especialista en Inmunología
Graduada en curso de Técnicas Avanzadas en la Aplicación de la Ozonoterapia
Ozonoterapista
Centro de Investigaciones del Ozono, Centro Nacional de Investigaciones Científicas
La Habana, Cuba.
Carlos Amador Cobas Santos
Doctor en Medicina
Especialista en Anestesiología y Reanimación
Jefe Unidad del Dolor y Cuidados Paliativos, Hospital "Hermanos Ameijeiras"
La Habana, Cuba.
Genoveva Lobaina Gonzalez
Enfermera General
Graduada de curso básico de Ozonoterapia y Graduada en cursos básicos de Medicina Natural y Tradicional
Miembro titular de la Sociedad Cubana de Enfermería
Instituto de Neurología y Neurocirugía
La Habana, Cuba.
Tomasa Salas Carbonell
Enfermera General
Graduada de curso básico de Ozonoterapia y Graduada en cursos básicos de Medicina Natural y Tradicional
Miembro titular de la Sociedad Cubana de Enfermería
Instituto de Neurología y Neurocirugía
La Habana, Cuba.
Editor: Lic. Esteban Pérez Fernández

A nuestros hijos y familiares que tanto apoyo nos dieran en la realización de esta obra.
A nuestros padres y abuelos presentes y ausentes siempre orgullosos por el sacrificio de sus hijos y nietos.
A la Sociedad Cubana de Enfermería que tanto se ocupa y preocupa por el bienestar, la preparación, la calificación y el desarrollo de los que practicamos esta profesión.
A los doctores Clara Michel Rollock y Vicente Moreno Quijano, vicepresidenta y presidente respectivamente de la Organización no Gubernamental para el Desarrollo Humanidad Cantabria, por el amor y la ayuda encomiables que brindan en aras de la salud de nuestros pueblos.
A los colaboradores José Ramón Sarduy, Fernando Yero Sánchez y Alberto Lee Tenorio que de manera estrecha e insustituible nos aportaron permanentemente su valiosa cooperación.

A todos aquellos que de una manera anónima siempre estuvieron a nuestro lado.

A todos los enfermeros y enfermeras por haber abrazado esta noble y humana profesión.

A nuestros pacientes por haber depositado fe y confianza en nuestros colectivos de la Salud, así como en el dioxígeno y el ozono para aliviar y curar sus dolencias.

A todo nuestro pueblo que tanto amor merece.

Prólogo

El presente texto, es el primero de su tipo dirigido especialmente, para que nuestros profesionales de Enfermería —y de modo colateral nuestros médicos y los estudiantes de las ciencias médicas— tengan en su poder las herramientas necesarias que les aporten los conocimientos básicos para el ejercicio de los diferentes procedimientos, con los cuales se aplica la ozonoterapia. Estos se realizan hasta el presente en el país sin contar con una obra documentaria amplia donde se les describa metodológica y rigurosamente, por lo que aquí se incluyen los más utilizados para su conocimiento y sistematización por el personal de salud.

Aunque la obra contiene descripciones e ilustraciones de forma detallada de los procedimientos a realizar en las diferentes vías de aplicación de la ozonoterapia, sin embargo, no puede sustituir la experiencia del trabajo mesurado que cada día enfrenta el ozonoterapista.

Se imponía en estos precisos momentos la necesidad de tener desarrollado un instrumento de buenas prácticas donde se abordara detalladamente la aplicación de los procedimientos que se vienen realizando con el ozono en el campo de la medicina, lo cual es un aporte significativo para el progreso de la ozonoterapia, de ahí, la importancia que tiene en estos momentos la publicación de esta Ozonoterapia práctica & Útil, resultado de la iniciativa de los licenciados Roosevelt Luis Cámbara Peña, Olidia Faustina Valdés Fonseca y el alumno de segundo año de Enfermería técnica y profesional, Roosevelt Cámbara Valdés, así como del esfuerzo de un grupo de destacados colaboradores.

Los procedimientos aquí descritos son bien pensados y elaborados rigurosamente, que nos trasladan con suma intención y de forma concisa a su realización.

Es realmente oportuno expresar la importancia que este material aportará al desarrollo de la ozonoterapia y me satisface enormemente que la idea haya partido de un personal que ha tenido en nuestro país el prestigio, el reconocimiento, la entrega, la dedicación, el amor con que realizan el trabajo que enfrentan, poniendo en alto el nombre de su profesión y principalmente el de Cuba, ellos son nuestros enfermeros.

Con su publicación, los enfermeros tendrán a su alcance un material documentario que los hará mejores en sus puestos de trabajo y en la labor que a diario realizan con el objetivo de que prevalezca la seguridad en la aplicación de los tratamientos con el ozono.

Estoy convencido de que esta obra será de gran valor para el personal de Enfermería, así como para los médicos y estudiantes en los aspectos de consulta, metodología, docencia y asistencia, en sus esfuerzos por brindar cada día a los enfermos una atención médica mejor.

Dr. Lázaro Silva Martos

Especialista de primer grado en Otorrinolaringología
Centro de Investigaciones Médico-Quirúrgicas,
Ciudad de La Habana, Cuba.

AGRADECIMIENTOS

Muy especialmente, al Profesor Dr. Velio Bocci por su pronta, invaluable, entusiasta y desinteresada colaboración en valiosos recursos informativos y su decisivo apoyo moral e inestimable disposición a apoyarnos incondicionalmente para que la obra tuviera feliz término.

Al licenciado Esteban Pérez Fernández con nuestros profundos y sinceros respetos, por considerarlo el primer autor anónimo de este libro. Hombre honesto, sencillo, maestro, educador, con una clara visión del futuro, en cuanto al tema: Realidades, evidencias y potencialidades del ozono que se aborda al final de la obra y cuyo desarrollo nos inspiró. Es el Editor que todo escritor quisiera tener, capaz de ver todos los puntos de vista de la obra en cuestión. Guió encomiablemente en todo momento nuestros pasos en aras de que la obra tuviera un feliz término.

Al doctor en Ciencias Médicas Dr. José Luis Calunga Fernández, quien me inició en la aplicación de la ozonoterapia intraarticular y paravertebral, abrió el camino y confió en la seguridad de que los licenciados en Enfermería podrían asumir el reto de ejecutar tan complejos procedimientos. Por su apoyo y confianza tras solicitarme describir por primera vez los procedimientos respectivos de esas aplicaciones y comunicarle la voluntad de escribir una obra que reuniera los procedimientos de Enfermería para las aplicaciones de la ozonoterapia.

A la licenciada Ana Carballo Reyes con nuestro mayor reconocimiento. Enfermera que a nuestra consideración posee el mayor conocimiento sobre ozonoterapia en Cuba y además, excelente profesora del primer curso (básico) de ozonoterapia que nos adentró en las ilimitadas potencialidades de esta especialidad y sus procedimientos en el campo de la Enfermería y dirigió encomiablemente nuestros primeros pasos en el maravilloso y amplio universo de las aplicaciones médicas del ozono y a quien debemos casi por completo, los cimientos de nuestros conocimientos sobre el tema.

A las licenciadas en Enfermería Jovita Páez Almenteros y Álvara Leonard Castillo presidentas respectivamente de la Junta Nacional y de la filial de La Habana de la Sociedad Cubana de Enfermería (SOCUENF) y a la propia organización, por su entusiasta acogida y apoyo incondicional para la terminación, edición y publicación de esta obra.

Al licenciado José Mario Olivera Jerez, presidente del Consejo Científico de la SOCUENF de La Habana por su atención y gran preocupación.

A la Dra. Carmen Mirta Ruenes Garriga, muy especialmente y de manera póstuma a su memoria, por apoyar desde la Vicedirección del Centro Nacional de Medicina Natural y Tradicional de Cuba el proyecto, haberlo asumido como suyo y respaldado para que el país y este Centro contaran con los procedimientos operacionales sistematizados para el buen aprovechamiento y el uso eficaz del ozono médico.

Introducción general

El solo hecho de que se haya estado utilizando la ozonoterapia en la práctica médica en el país por más de 30 años y estén desarrollados y documentados muy limitadamente los procedimientos de sus aplicaciones terapéuticas, cuestión de una gran importancia a la hora de aplicar y enseñar las diferentes modalidades y vías para su administración, constituyó el primer motivo que hizo pensar en la necesidad de elaborar la presente obra dirigida a enriquecer el ejercicio de los profesionales de Enfermería.

Así, ante el desarrollo, la extensión y progresiva consolidación de las aplicaciones médicas del ozono en el país por sus incuestionables beneficios a la salud y a la calidad de vida, la seguridad que garantiza y sus promisorias perspectivas y potencialidades; dada la ausencia de documentos rectores sobre el tema por un lado y por el otro, la necesidad de contar con instrumentos que aportaran información técnico-metodológica sobre sus aplicaciones y los procedimientos respectivos, la presente Contribución a las Buenas Prácticas de Ozonoterapia en Enfermería fue concebida con el modesto propósito de que a la vez que pudiera contribuir a complementar la calificación y capacitación de los profesionales de Enfermería en el sector, coadyuvara a unificar y sistematizar metodológicamente los procedimientos del trabajo relacionados con la utilización y extensión de la ozonoterapia en los servicios de salud en el Sistema Nacional de Salud Pública.

La obra está enfocada fundamentalmente hacia las aplicaciones del ozono para el tratamiento de innumerables afecciones y enfermedades que son objeto de estudio y atención por parte de muchísimas especialidades médicas, aunque también aporta algunos elementos sobre el ozono, sus propiedades físicas, químicas y biológicas, su obtención, la determinación de su concentración, sus acciones desde el punto de vista bioquímico y biológico y su interrelación con los mecanismos y sistemas de defensa del organismo, los cuidados y las precauciones a tener en cuenta en su manipulación y su absoluta seguridad cuando se le emplea apropiadamente y con la debida observancia.

Si bien, su contenido intenta aportar elementos metodológicos que posibiliten y contribuyan a organizar y ejecutar con el rigor y la calidad debidos el trabajo técnico asistencial de Enfermería correspondiente, no obstante, se considera que puede ser de utilidad para el resto de los profesionales y técnicos vinculados a los servicios de salud, así como para los estudiantes de medicina y de Enfermería propiamente y especialmente, para los relacionados con los servicios de ozonoterapia.

El tema abordado en la obra presenta plena vigencia y adecuada actualidad acorde con los ajustes y la reorganización que se pudieran llevar a cabo o no dentro del Sistema Nacional de Salud Pública. Se inserta perfectamente en la Carpeta Metodológica de cualquier nivel de este Sistema (niveles I, II y III), aunque específicamente, dentro del campo de la Medicina Natural y Tradicional por ser el ozono una sustancia química puramente natural y encontrarse sus aplicaciones dentro de los aspectos contemplados por las Normas y Procedimientos establecidos por el Ministerio de Salud Pública de la República de Cuba.

Asimismo, se ponen a disposición del personal de Enfermería, las categorías de la Asociación de Enfermeras de Norteamérica para el diagnóstico aportadas en su edición más actualizada (2009-2011), así como las aceptadas por la Asociación Española de Nomenclatura, Taxonomía y Diagnósticos de Enfermería agrupadas mediante los patrones de respuestas humanas o agrupadas bajo los patrones funcionales de salud de gran utilidad para su trabajo, además de aportar los diferentes perfiles para los enfermeros "A" de nivel básico, los técnicos y licenciados en Enfermería; la función de cada uno de ellos desde el punto de vista asistencial, administrativo, docente e investigativo; los cuidados generales y específicos para cada procedimiento; así como las acciones dependientes e independientes del personal de Enfermería.

A través de la sistematización de las aplicaciones del ozono a la que se propone contribuir el presente texto, se pretenden alcanzar objetivos fundamentales tales como:

- Asegurar unicidad, uniformidad y racionalidad en la ejecución de todas las actividades, procesos y operaciones involucrados en los procedimientos de los tratamientos con ozono respectivos en todo el Sistema Nacional de Salud.

- Elevar y garantizar la calidad, así como el rigor en la ejecución de los tratamientos y procedimientos respectivos.

- Contribuir a la comunicación eficaz entre los diferentes elementos que participan de una u otra manera en el Sistema Nacional de Salud.

- Elevar la calidad de la atención médica de la población, con la implementación y ejecución de procedimientos eficaces y con un alto nivel de seguridad para el paciente que lo recibe, así como para el terapeuta que los aplica que puedan ser susceptibles de aplicarse de modo combinado entre sí o con otros para obtener mayor eficacia, o en sustitución de tratamientos basados en la administración de medicamentos que implican costos-gastos mayores y diferentes riesgos (eventos adversos, reacciones secundarias o colaterales, contraindicaciones medicamentosas o alimentarias, implicaciones en los estados de salud, etc.).

- Promover futuras investigaciones u otras posibles aplicaciones en aras de resolver más eficazmente las afecciones y problemas de salud conocidos, así como aquellos que hasta el presente no reciben aún sus beneficios.
- Contribuir a consolidar la importancia del uso de la medicina natural y tradicional.

Esperamos que esta modesta obra concebida con mucha pasión, dedicación y entrega, sea acogida con agrado en el sector de la salud y resulte de utilidad para todos aquellos que de una forma sistemática contribuyen e impulsan el desarrollo de la ozonoterapia o ejecutan sus promisorias aplicaciones, asimismo que coadyuve al conocimiento y perfeccionamiento de nuestros profesionales, técnicos y personal de salud de modo que les permita continuar poniendo en alto el progreso y el prestigio que han alcanzado las aplicaciones del ozono en el Sistema Nacional de Salud Pública de la República de Cuba.

Por otro lado, a manera de resumen o conclusiones se aportan algunas reflexiones sobre realidades, evidencias y potencialidades del ozono.

Los Autores

BREVE RESEÑA HISTÓRICA SOBRE EL USO DEL OZONO EN MEDICINA

En 1785, el químico holandés Martinus Van Marun (1750-1837) sometió algunos gases a intensas descargas eléctricas generadas con una máquina electrostática y entre ellos, experimentó con dioxígeno puro y aire atmosférico. Como el volumen de estos gases siempre se reducía, dedujo que durante las descargas eléctricas tenían lugar reacciones químicas con estos. En el curso de estas experiencias percibió un olor característico, único y punzante alrededor del generador; fenómeno que hizo constar en sus conclusiones y el cual refirió como "el olor de la materia eléctrica". De esta manera, fue el primero en describir científicamente la existencia del ozono.

En 1840, el químico alemán-suizo Christian Friedrich Schönbein (1799-1868) profesor de Química en Basilea, tras repetir los experimentos de M. Van Marun con un gran generador electrostático desarrollado por él, lo sintetizó e identificó por primera vez y describió sus principales propiedades químicas. En estos experimentos, comenzó primero a notar el distintivo y fuerte olor del ozono. Por este olor fuerte, Schönbein le acuñó el terminó Ozono del griego ozein, que significa oler. Muy pronto, se descubrió que el ozono era un componente natural del aire. El primer método de medida de este gas lo desarrolló el propio Schönbein, aunque no tardó en ser mejorado en el Observatorio Mt. Souris de Paris.

Los científicos Becquerel y Fremy en 1852, refirieron que el ozono era solo dioxígeno electrizado.

Beaumert y Williamson en 1853, afirmaron que se trataba de un peróxido, mientras que Becquerel y Fremy explicaron que se trataba de un peroxígeno alotrópico del dioxígeno. En 1865, el químico suizo Jacques-Louis Soret (1827–1890) estableció la correcta composición química del ozono cuyas moléculas refirió que estaban formadas por tres átomos de dioxígeno unidos. En este año, se realizaron los primeros intentos de desinfección de salas de hospitales mediante la liberación de ozono. La historia de la ozonoterapia comenzó en Alemania. El precursor del uso del ozono, fue el ingeniero y empresario alemán Ernst Werner M. von Siemens (1816-1892), quien en 1857, construyó el primer tubo de inducción para la generación de ozono con el cual Kleinmann realizó los primeros ensayos para la destrucción de microorganismos. y la primera insuflación del gas en animales y humanos. En 1870, el médico alemán Lender realizó la primera publicación sobre efectos biológicos prácticos, referidos a la desinfección de aguas.

En 1889, los doctores Labbé y Donatien realizaron ensayos terapéuticos en pacientes aquejados de tuberculosis y anemia y comprobaron que la tasa de oxihemoglobina de los enfermos tratados se elevaba aproximadamente en un 30 % a las tres semanas de aplicarles el tratamiento con ozono.

En 1891, los doctores Labbé y Oudin demostraron las propiedades antisépticas del ozono.

En 1892, el Dr. Hellt de Clichy publicó cuatro estudios sobre pacientes aquejados de tosferina tratados con ozono y el Dr. Auguste Calle profesor de la Escuela Superior de Medicina de Nueva York expuso en el Congreso de Boston, el éxito alcanzado en siete casos de tos ferina tratados con ozono.

En 1893, se construye la primera instalación en Ousbaden, Holanda para la desinfección y potabilización de aguas para el consumo humano.

En 1898 los doctores Luth y Thauerkauf fundan en Alemania el Instituto de Oxígeno-Ozonoterapia y publican los primeros trabajos en animales.

En 1900, Otto estudió el gas y puso en funcionamiento los primeros equipos industriales productores de ozono, en particular, el de Niza, ciudad que después de una epidemia de cólera, se equipó con una estación de purificación de agua con ozono.

En este mismo año, otorgan el premio Nobel a Nikola Tesla por la construcción de un generador de ozono para uso médico, lo que contribuyó a expandir su uso en medicina. Este científico fue el primero en ozonizar el aceite de oliva.

En 1902, en la Facultad de Medicina de Paris, Paul Ernest Hurion defendió exitosamente su tesis doctoral en medicina sobre el tratamiento de la tos ferina mediante inhalaciones de ozono.

Entre 1915 y 1918, durante la Primera Guerra Mundial, el Doctor R. Wolf, cirujano jefe de los servicios médicos del ejército alemán, utilizó el ozono para limpiar y desinfectar heridas de la guerra, así como infecciones, gangrena y úlceras de la piel.

En esta segunda década, otro químico alemán, Justus Baron von Liebig (1803-1873) fue el primero en estudiar las aplicaciones del ozono para uso humano.

En 1929, fue publicado el libro *Ozono y su acción terapéutica* por un colectivo autoral de varios países.

En 1931, Pol Maths presentó su tesis de medicina sobre el estudio crítico del ozono en sus aplicaciones terapéuticas en cirugía general, apoyado en el uso de un generador de ozono (NOVOZONO) que funcionaba con dioxígeno puro.

En 1935, el cirujano y profesor austriaco Erwin Payr (1871-1946) cuya actividad médica principal era la cirugía de cráneo y vascular, en el 59. Congreso de la Sociedad de Cirugía de Berlín, dio a conocer en una extensa publicación, sus resultados sobre los efectos cicatrizantes del ozono, hecho que marcó el comienzo de la ozonoterapia.

Entre 1936 y 1939, el Dr. Paul Aubourg cirujano del hospital Beaujon de Cliché de París publicó sus experiencias sobre la utilización del ozono en cirugía urológica en las que demostró su acción terapéutica y el carácter acumulativo de los tratamientos en la oxigenación de la sangre. En este mismo período, el Dr. Payr, en Alemania publicó los resultados de sus estudios clínicos sobre el uso local del ozono con los que demostró sus propiedades bactericidas.

En 1940, el Dr. Wolf publicó *Ozono Médico*, obra considerada la *Biblia de la ozonoterapia*.

En Francia se abrieron numerosos centros de tratamiento con ozono, sin embargo, algunas publicaciones escandalosas desacreditaron el método. Así, la ley de septiembre de 1945 *Orden de Médicos* otorgó poderes para perseguir a los médicos que ejercían la ozonoterapia.

Sin embargo, el ozono alcanzó el mayor auge en el transcurso de la segunda guerra mundial, al ser utilizado para el tratamiento de infecciones en los heridos de guerra, aunque la aparición de los antibióticos frenó su uso en la medicina tradicional en los años posteriores. Más tarde, el descubrimiento del plástico en 1950, hizo efectiva su utilización.

En 1943, el Dr. Paul Aubourg propuso la rectoclisis (insuflación de ozono por vía rectal) para el tratamiento de patologías intestinales e infecciones vesicales. También fue el descubridor del aumento del potencial oxidativo de la sangre, esto hace referencia a que se produce un aumento de la capacidad de la hemoglobina para el transporte del dioxígeno, con lo que la sangre se oxigena más y cede más dioxígeno a los tejidos.

En 1950, Jean Gozaloff hace construir un generador de ozono, el ATOC, que fue llamado posteriormente, OXYON y en este mismo año, el estomatólogo y cirujano suizo E.A. Fisch (1899-1966) quien a lo largo de su carrera, había divulgado en diversos idiomas y publicaciones una extensa cartera de experiencias con ozono defendió su tesis doctoral sobre *La ozonoterapia actual*. Por esa época, el Dr. Fisch concibió, construyó y registró su primer generador de ozono de laboratorio, el CYTOZON, con marca registrada para su empleo en Odontología, el cual utilizó en el ejercicio de su profesión.

En 1956, Wenning mostró *in vitro* la acción del ozono que se opone a la formación de los rollos de eritrocitos, modifica su potencial de membrana, disminuye la velocidad de sedimentación y aumenta en un 50 % la actividad fagocitaria de los macrófagos.

El físico, matemático y químico polaco Dr. Joachim Hänsler (1908-1981) en 1957 patentó un generador de ozono, el OZONOZAN con el cual sentó las bases de la expansión de la ozonoterapia en Alemania, así como para la terapia moderna con el empleo del ozono médico. Salvó el enorme problema de la determinación de la dosificación y la concentración exactas del ozono para su empleo en medicina, lo cual resultó decisivo en la terapia médica, pues era necesario aplicar una dosis adecuada de ozono para evitar la peroxidación excesiva que pudiera ocasionar daño en las membranas plasmáticas de las células expuestas al tratamiento. El solo hecho de poder escoger exactamente la concentración de la mezcla ozono-dioxígeno cambió por completo el enfoque terapéutico a seguir con el método.

En 1957, la Enciclopedia de Tecnología Química afirmaba: "Durante los 80 años de historia de uso del ozono a gran escala, nunca ha habido una muerte humana que se atribuyera a él".

En 1959, Andrés Sarsi construyó el generador NEOXION que durante muchos años fue el único del que dispondrían los franceses.

El polaco Dr. Hans Wolfs (1924-1980) cuyas actividades médicas e investigaciones dedicó de por vida al ozono médico, en 1961, introdujo las técnicas de autohemoterapia mayor y menor y en 1972, junto al Dr. Joachim Hänsler, fundó la Sociedad Médica de Ozonoterapia, cuyo objetivo era coordinar aspectos básicos, activar las investigaciones y conducir hacia la aceptación general de la ozonoterapia.

En 1971, el Dr. Hans Wolf junto al Prof. Dr. Siegfried Rilling fundó la Sociedad Médica Alemana de Ozonoterapia.

En ese mismo año en Estados Unidos, se fundó la Asociación Internacional de Oxígeno-Ozonoterapia que en 1973 se transformó en la Asociación Internacional del Ozono.

A partir de entonces, se han fundado muchas asociaciones, sociedades e instituciones en muchos países con el objetivo de reunir a todos los que se vinculan de una u otra manera al desarrollo, las investigaciones y aplicaciones médicas del ozono para promover sus avances y contribuir al intercambio y la colaboración científica.

En los años setentas del pasado siglo, se dan a conocer las primeras aplicaciones exitosas del ozono en la antigua Unión Soviética en pacientes quemados tratados en la clínica E.I. Ceppa, Estonia y en pacientes con asma bronquial en Minsk tratados por primera vez mediante inhalaciones con vapor de agua ozonizado.

En octubre de 1977, en el Laboratorio Central de Investigaciones Científicas de la Academia Estatal de Medicina de Nizhny Novgorod, bajo la dirección del académico Ramn B.A. Koroleva, se realizó el primer experimento en perros con disolución salina ozonizada, que luego se desarrolló ampliamente en humanos y en 1979, por primera vez en el mundo, se introdujo una disolución cardiopléjica ozonizada en el lecho coronario de un enfermo con un defecto cardiaco congénito.

Durante el estudio del nuevo método "disolución salina ozonizada" y de la tecnología para su aplicación, fueron elaborados otros métodos de aplicación del ozono, tales como su aplicación en la conservación de la sangre, ozonización sanguínea e infusión endovenosa de disolución salina ozonizada en los períodos del post-operatorio y post-reanimación.

En 1979, el Dr. Hans Wolf publicó *Las Variadas Aplicaciones del Ozono en Medicina*.

En 1979, el Dr. George Freibott trató eficientemente con ozono a un paciente haitiano con SIDA que sufría del sarcoma de Kaposi.

En 1980, el Dr. Horst Kief también informó el uso exitoso de la Ozonoterapia para pacientes con SIDA.

En 1985, el Dr. Siegfried Rilling publica *Las Aplicaciones Clínicas Básicas de la Ozonoterapia*.

En 1982, el Dr. E. Fisher publicó el manual médico alemán *Ozono Médico* por Publicaciones Médicas en Heidelberg.

En 1988, en Italia C. Verga y Muto independientemente realizaron el tratamiento de la hernia discal lumbar de modo paravertebral e intradiscal.

En 1990, el Profesor Dr. Velio Bocci, fisiólogo en la Universidad de Siena en Italia, en sus estudios sobre la acción del ozono sobre el interferón y los leucocitos humanos establece una de sus propiedades fundamentales: "la activación de células inmunocompetentes por el ozono" y en 2002, publica la obra *Oxígeno-ozonoterapia. Una Evaluación Crítica*.

En 1992, los rusos dieron a conocer sus experiencias en el tratamiento de grandes quemados con baños de suero fisiológico al límite de saturación previamente tratado con ozono burbujeante con resultados asombrosos.

En 2002, el Dr. Alexandre y seguidores publicaron el primer estudio multicéntrico retrospectivo (5 años) en más 6,000 pacientes con hernia discal de columna tratados con ozonoterapia.

En 2005, el Profesor Dr. Velio Bocci publica el libro: El ozono: una nueva droga médica.

En 2007, en Rusia por primera vez, se registra a nivel estatal, la utilización del ozono en Ginecología-Obstetricia y Neonatología.

En 2008, se publica el *Manual Ozonoterapia*, en Nizhny Novgorod. Una traducción de A. Schwartz.

Actualmente, la ozonoterapia es reconocida en muchos países, entre otros, Alemania, Argentina, Australia, Austria, Bélgica, Brasil, Bulgaria, Canadá (cuatro provincias) Chile, China, Cuba, Egipto, EE. UU. (14 estados), Francia, Grecia, Holanda, Hungría, India, Irán, Israel, Italia, Japón, Méjico, Nueva Zelanda, Pakistán, Polonia, Gran Bretaña, Repúblicas Bálticas, República Checa, Rumania, Rusia, Singapur, Suiza y Yugoslavia

DESARROLLO DE LAS APLICACIONES BIOLÓGICAS Y MÉDICAS DEL OZONO EN CUBA

En Cuba en 1972, en el Centro Nacional de Investigaciones Científicas, institución científica pionera que acumula la mayor experiencia en los estudios, investigaciones y aplicaciones del ozono en el país, se comenzaron los primeros trabajos preclínicos sobre el ozono y en 1981, quedó probada su efectividad como bactericida en la desinfección de agua potable contaminada. En 1986 fue creada la primera Sala Experimental de Ozonoterapia con la participación de grupos multidisciplinarios. Desde 1987, se realizaron los estudios toxicológicos y farmacológicos exigidos que permitieron corroborar la ausencia de daño o riesgo tóxico, mutagénico o cancerígeno tras la aplicación de este procedimiento a las dosis terapéuticas. En 1988, se realizó la Primera Conferencia Internacional de Ozonoterapia; en 1990, el Primer Congreso Iberoamericano de Ozonoterapia; en 1992, fueron creados el Centro de Investigaciones del Ozono y la Clínica Internacional de Ozonoterapia por el Centro Nacional de Investigaciones Científicas, los cuales acumulan en su haber, seis ediciones del Simposio Internacional de Aplicaciones del Ozono y cuentan con una experiencia de más de 30 años de trabajo e investigaciones en este campo, Además, se desarrolló una red nacional de ozonoterapia que agrupa más de 50 instituciones de salud en las que reciben este tratamiento gratuito más de 50 000 pacientes por año, aquejados de disímiles afecciones que abarcan innumerables especialidades médicas.

En 1998, la Dra. Olga Sonia León Fernández y colaboradores invocaron y demostraron experimentalmente el precondicionamiento oxidativo provocado por el ozono como un proceso que estimulando sistemas antioxidantes endógenos protege contra estados fisiopatológicos mediados por ERO y corroborado en estudios ulteriores en modelos de isquemia-reperfusión hepática y en estudios experimentales y clínicos en diabetes mellitus. En 2004, la Empresa de Desarrollo y Producción de Software de Calidad dio a la luz una publicación multimedia con un compendio de los *Estudios y Aplicaciones del Ozono en Cuba* realizados en el período 1980-2004 por el Centro de Investigaciones del Ozono, Centro Nacional de Investigaciones Científicas y en 2008, fue publicada por un colectivo de especialistas de ese Centro, la valiosa obra *Ozono. Aspectos Básicos y Aplicaciones Clínicas*, en la cual expusieron toda su experiencia acumulada en los estudios e investigaciones médicas con el ozono.

El rigor científico del trabajo realizado durante todos estos años, al igual que los aportes hechos en múltiples especialidades de la medicina, entre otras, Clínica, Angiología, Oftalmología, Ortopedia, Odontología, Oncología, Nefrología, Endocrinología, Ginecología, Caumatología, Cardiología, Geriatría, Radiología, Neumología, Inmunología, Otorrinonaringología, Neurología, Pediatría, Traumatología, etc., han contribuido a que Cuba haya alcanzado un reconocido prestigio internacional dentro del campo de la ozonoterapia y se haya convertido en un país de referencia en las aplicaciones del ozono para muchos otros.

Bibliografía

Vallancien B, Winkler JM. El ozono médico. El manual práctico de ozonoterapia. Primera edición revisada y completa. Publicado por autoedición. Asociación Francesa de ozonoterapia, París. Marzo de 1991.p.2-3.

Pressman S. Medical ozone. The story of ozone. Sixth edition.1997:p.3-4.

Paz de F. Sanar con la alquimia de la atmósfera: El uso del ozono para el tratamiento de la hernia discal alcanza en Cuba buenos resultados: Juventud Rebelde. Domingo, 23 de noviembre de 2008;p.4.

Evers M. Bio-oxidative therapies: oxygen, ozone and H_2O_2. The Netherlands: kerkrade; 1996:p. 235-236.

Bocci V, Borrelli E, Travagli V, Zanardi I. The Ozone Paradox: Ozone is a strong oxidant as well as a medical drug. Wiley Periodicals, Inc. Med Res Rev. 2009;29(4):646-647. Published online.

Asociación Argentina del Ozono. Curso Ozonoterapia. Bases bioquímicas, clínicas y técnicas de la terapia con ozono-oxígeno. El desarrollo histórico de la terapia con ozono-oxígeno. Publicado por autoedición. Buenos Aires: Asociación Argentina de ozonoterapia; octubre de 2007:p.7-8.

Bocci V. A new medical drug. AA Dordrecht, The Netherlands: Springer Publishers; 2005;p.5-8.

Viebahn Haensler. R. El uso del ozono en medicina. 4ta. Edición. Germany: ODREI Publishers, Iffezheim. Trad. Sandra Monter Elizalde. 2002:p.20-27.

Colectivo de Autores. Manual para el Médico y la Enfermera de la Familia. Herramientas de trabajo. Centro Habana, Ciudad de La Habana, Cuba: 2000.

Schwartz A. Historia de la ozonoterapia, Asociación Española de Profesionales Médicos en Ozonoterapia. Consultado 7 de junio de 2010. Disponible: http:/www.aepromo.org/historia.php.

Hirtz B. La historia de la medicina de ozono. Ozonoterapias. Bienestar, salud y Medicinas alternativas. Consultado 7 de junio de 2010. Disponible en: http://www.ozonoterapias.com/stag/la-historia-de-la-medicina-de-ozono.html.

Hirtz B. La historia de la medicina con ozono. Un recorrido en el tiempo sobre el ozono en la medicina. Publicado: 19 de agosto de 2010. Fuente: Pressman S. La historia del ozono. http://www.o3center.org/articles/thestoryofozone.html. Consultado 27 de enero de 2011. Disponible en: http://clinicadeozonoterapiaoaxaca.enweb.com.mx/ViewPost.aspx?ID=16.

Prodmédica. ¿Qué es la Ozonoterapia? Madrid, España. Consultado 9 de junio de 2010. http://www.prodmedica.com/ozono.html.

RILIZE. OZONO 2010. Los beneficios del ozono. Consultado 9 de junio de 2010. Disponible en: http://o3blog.com/index.php/tag/ozono-salud/.

Dr. Belloso. Ozonoterapia ¿qué es? Centro Médico Consultado 9 de junio de 2010. Disponible en: http://ozonoterapiagipuzkoa.com/ozonoterapia.html.

Hirtz B. La historia de la medicina con ozono. Un recorrido en el tiempo sobre el ozono en la medicina Publicado: 31 de agosto de 2009. Consultado 7 de junio de 2010. Disponible en: http://www.ozonoterapias.com/la-historia-de-la-medicina-con-ozono.html.

Alvarado Güémez F. Ozonoterapia. Presidente de la Asociación de Mexicana de Ozonoterapia. Consultado 16 de junio de 2010. Disponible en: http://ozonoterapiamedicasur.com/ozonoterapia3.html.

Salgado Cisneros J. y Ortiz Basulto A. Ozonoterapia. Consultado 17 de junio de 2010. Disponible en: http://ozonoterapiamedicasur.com/ozonoterapia 3.html.

Cabot Dalmau J. Cirugía Ortopédica y Traumatología Avanzada. La ozonoterapia. Consultado 7 de junio de 2010. Disponible en: http://www.drcabot.es/ozonoterapia.html.

Chronological Ozone Medical References 26th February 2007 by Arrow Durfee Consultado 17 de junio de 2010. Disponible en: http://www.healthsalon.org/79/chronological-ozone-medical-references-2/.

Rojo N.E. Oxígeno-ozonoterapia en columna vertebral. Historia de la ozonoterapia. Instituto Médico Río Cuarto Córdoba. Servicio de Tomografía Y Neurointervencionismo. Consultado 17 de junio de 2010. Disponible en: http://www.acetia.org.ar/revistas/7-2006/articulo2.htm.

Baeza Noci J. Historia del tratamiento con oxígeno-ozono en medicina y cirugía. La ozonoterapia en el tratamiento de la patología del aparato locomotor. Sevilla, 7 de octubre de 2005. Foros de debate SECOT.

Historia de la ozonoterapia. Consultado 27 de enero de 2011 Disponible en: http://www.ozono-barcelona.com/pdf/doc1.pdf.

Rojo N.E. Oxígeno-ozonoterapia en columna vertebral. Historia de la ozonoterapia. Instituto Médico Río Cuarto Córdoba. Servicio de Tomografía Y Neurointervencionismo. Consultado 17 de junio de 2010. Disponible en: http://www.acetia.org.ar/revistas/7-2006/articulo2.htm.

Clínica del Dr. Arquero. Ozonoterapia. Consultado 17 de junio de 2010. Disponible en: http://www.medicinaantiaging.com/02_ozonoterapia.htm.

Dr. Fabio Antúnez, Presidente FIOOT. Primer informe Federación Internacional de Oxígeno Ozonoterapia 2007-2010. (www.fioot.org) (www.fioot.com).

Rubin MB. The history of ozone. The Schönbein period, 1839-1868. Bull Hist Chem. 2001;26:40-56.

León OS, Menéndez S, Merino N, Castillo R, Sam S, Pérez L, Cruz E, Bocci V. Ozone oxidative preconditioning: A protection against cellular damage by free radicals. Mediators Inflamm. 1998;7:289-294.

León Fernández OS. El mecanismo de precondicionamiento oxidativo por ozono. Su validez en modelos experimentales y en la respuesta clínica. Revista Cubana de Farmacia, 2002;36(Suplemento especial 2):47. IV Congreso Nacional de Farmacología y Terapéutica. Escuela Latinoamericana de Medicina, Ciudad de La Habana, 15-18 de octubre de 2002.

Capítulo 1. Consideraciones fundamentales para las aplicaciones del ozono en medicina

Introducción

Después de 117 años de haberse descubierto el ozono por el químico físico Christian Friedrich Schönbein (1799-1868), se fabricó un generador de ozono al que se le adjudicó el nombre de OZONAZAN, capaz de modificar la mezcla gaseosa ozono-dioxígeno (O_2/O_3), dando lugar a un amplio uso de la ozonoterapia en la práctica médica. Existen diferentes formas de obtención del ozono, pero la más utilizada en la práctica médica es la electrosíntesis, descrita inicialmente por Werner M. Von Siemens. El ozono es una sustancia con peculiares propiedades físicas y químicas. Destaca su mayor solubilidad en agua que el dioxígeno, la relativa inestabilidad que presenta por lo que puede degradarse y convertirse en un ciento por ciento en dioxígeno debido a lo cual, para su aplicación médica debe ser generado en el sitio de su administración, así como su marcado carácter oxidante en comparación con aquel.

1.1. Generalidades

El ozono (trioxígeno) es una sustancia gaseosa incolora en condiciones naturales a temperatura y presión normales, de

31

color ligeramente azulado en grandes concentraciones, cuyas moléculas están compuestas por tres átomos de oxígeno. Su formación tiene lugar al disociarse los átomos que componen la estructura diatómica de las moléculas de dioxígeno (O_2) bajo la aplicación de una gran cantidad de energía (radiante de elevado poder energético o eléctrica de alto voltaje) y recombinarse cada átomo disociado con otra molécula de dioxígeno, con lo que se forman las moléculas triatómicas que lo caracterizan (O_3). Además, es muy tóxico si se le respira en grandes proporciones y en tales condiciones, puede causar la muerte.

El ozono constituye una variedad alotrópica del dioxígeno, es decir, otra forma elemental de este. Después del flúor, es el mayor agente oxidante natural conocido, de lo que deriva, su gran poder esterilizante (bactericida, fungicida, virucida y paraticida) y desodorante.

Desde finales del siglo XIX, se vienen estudiando sus propiedades desinfectantes y antisépticas y utilizando con gran eficacia en el tratamiento de aguas de abastecimiento público (aplicación más generalizada), aguas residuales, en tratamientos ambientales, etc. Si bien, en el último cuarto del siglo XX y comienzos del presente, las investigaciones, sus aplicaciones y utilización se han extendido no solo en los campos de la medicina y la salud, sino también, en las industrias farmacéutica, alimentaria y agrícola y en estas últimas, en la esterilización y conservación de alimentos, así como en el tratamiento perspectivo y sustentable de productos poscosecha con vistas a enlentecer procesos de maduración, incrementar resistencia al deterioro inactivar microorganismos e incrementar su calidad para el mercado.

Es considerado uno de los gases más importantes que se conocen y un fluido de suma importancia en la estratosfera, en la que alcanza, una concentración máxima de 1 000 $\mu g/m^3$ aproximadamente a una altitud de 20 a 30 km sobre el nivel del mar. Algunas veces, como resultado de las turbulencias del aire, penetra en las capas más cercanas a la tierra, aunque en cantidades realmente pequeñas. Se produce de manera natural en estas altas capas de la atmósfera mediante la acción de los rayos ultravioletas de gran poder energético sobre el dioxígeno atmosférico. En ellas, se acumula formando la llamada ozonosfera o capa de ozono que rodea a la tierra a una altitud de 15 a 40 km. Su estratégico valor radica en que se relaciona estrecha y directamente con la existencia y permanencia de la vida en nuestro planeta, razón por la que se le denomina el gas de la vida, ya que su gran capacidad de absorción de los rayos ultravioleta, lo sitúa como el filtro más efectivo que protege la vida en la tierra de esas radiaciones que le llegan desde el sol, las cuales poseen una energía extraordinariamente elevada, que si no transitaran a través de la capa de ozono, podrían poner en riesgo la existencia de los seres vivos en aquella, por lo tanto, nada más importante que ayudar a mantener el equilibrio biológico en nuestro planeta, contribuyendo a preservar esta valiosa capa en el espacio.

El ozono posee un olor fuerte y penetrante. Después de las tormentas eléctricas, su presencia se puede detectar fácilmente por su olor característico que recuerda el olor de los mariscos. Presenta mayor solubilidad en agua que el dioxígeno. Enfriado por debajo de −112 °C, se convierte en un líquido de color azul intenso, mientras que en estado sólido es de color casi negro.

El ozono es muy inestable, por lo que se disocia rápidamente liberando energía. Esta tendencia a descomponerse se incrementa notablemente al cambiar su estado de agregación (gaseoso a líquido, líquido a sólido), de manera que en los estados líquido y sólido, prácticamente resulta explosivo por percusión. Por esta razón, el ozono en estado gaseoso para su uso en medicina debe ser generado en el momento y lugar de su aplicación. La velocidad de su descomposición crece con rapidez al ascender la temperatura o en presencia de sustancias catalizadoras, así, el polvo, el calor y otros agentes destruyen rápidamente al ozono.

Por otro lado, el ozono es un agente oxidante mucho más enérgico que el dioxígeno por lo que consecuentemente posee una reactividad mayor que este frente a otras sustancias químicas, lo que implica que requiera condiciones mucho menos drásticas que el primero para reaccionar, de ahí, que sea preciso utilizar equipos, instrumentos, materiales, etc. constituidos por sustancias resistentes a él en su generación y manipulación.

No obstante, una larga y extensa experiencia histórica en su empleo ha evidenciado rigurosamente su absoluta seguridad cuando se le utiliza apropiada y estrictamente con la debida observancia y el cuidado necesario, de ahí, las grandes ventajas y beneficios aportados en particular, en el campo de las ciencias médicas, donde hoy día, se revelan con más claridad sus ilimitadas potencialidades desde el punto de vista de la salud, la calidad de vida y la prevención de enfermedades gracias al desarrollo científico y tecnológico alcanzado.

1.2. Formas de obtención del ozono e importancia

El ozono es una forma alotrópica del dioxígeno con un nivel más elevado de energía. Para la producción del ozono a partir del dioxígeno se necesita proporcionar energía para alcanzar ese nivel de energía particular, para lo cual existen diferentes formas o métodos de obtención: fotoquímica, electroquímica, química y electrosíntesis.

La fotoquímica

Es la que tiene lugar de forma natural en la estratosfera donde el dioxígeno que se encuentra en el aire está expuesto a la acción de los rayos ultravioleta que provienen del sol y poseen una gran energía. En tales condiciones, el doble enlace de las moléculas de dioxígeno $O=O$ se rompe con lo que quedan libres los dos átomos de oxígeno, los cuales a su vez, se recombinan con otras moléculas de este. Las moléculas recombinadas que se obtienen contienen tres átomos de oxígeno en lugar de dos, quedando constituido así el ozono O_3, el cual tiene una gran importancia por contribuir a mantener limpia de gérmenes patógenos y malos olores nuestra atmósfera, así como a evitar los daños que podrían producir las radiaciones UV que llegan desde el sol a la tierra.

La electroquímica

Esta forma de obtención consiste en hacer pasar una corriente eléctrica bajo un determinado potencial impuesto por un sistema de generación de corriente directa, a través de ácido sulfúrico diluido (que además, por ser un buen conductor de la corriente eléctrica se utiliza como el propio electrolito del proceso) dispuesto en una célula o cuba electrolítica. El proceso es denominado electrólisis y con él se pueden obtener moderadas cantidades de ozono gaseoso.

En abril de 1991 fue patentado un ozonizador electrolítico, el cual fue presentado y descrita su aplicación en el 11. Congreso Mundial de Ozono, EE. UU. en 1993.

La química

En ciertas reacciones químicas exotérmicas, en las cuales se produce oxígeno naciente, parte de él se condensa con producción de ozono. Pueden ser reacciones como las siguientes:
a) Acción del ácido sulfúrico concentrado (H_2SO_4) sobre el permanganato de potasio ($KMnO_4$) en polvo:

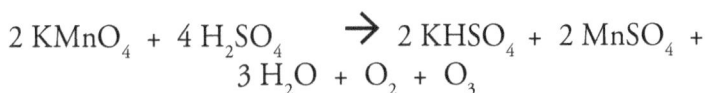

$$2\,KMnO_4 + 4\,H_2SO_4 \rightarrow 2\,KHSO_4 + 2\,MnSO_4 + 3\,H_2O + O_2 + O_3$$

b) Acción del flúor (F_2) sobre el agua (H_2O):

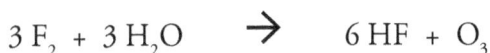

$$3\,F_2 + 3\,H_2O \rightarrow 6\,HF + O_3$$

La electrosíntesis

Esta forma de obtención resulta muy importante por su aplicación a nivel industrial por su calidad y bajo costo de producción y constituye la más generalizada. Es utilizada en el tratamiento de fuentes y abastos de agua, en la limpieza y purificación de piscinas, en industrias tales como la farmacéutica y las embotelladoras de aguas, refrescos y bebidas, etc., teniendo en cuenta las propiedades germicidas del ozono sobre microorganismos patógenos de todo tipo, cuya efectividad no solo la hace más eficaz que la cloración del agua u otros métodos químicos, sino que al no dejar vestigios de ningún tipo, los riesgos para el organismo no existen, condición que la dotan de una seguridad extrema.

Fue descubierta por Werner M. von Siemens y su mayor importancia radica en que ha constituido la base sobre la que han venido funcionando los generadores eficientes y hasta el presente, los más modernos, en todos los cuales la concentración de ozono puede variarse.

En este método, el ozono se obtiene haciendo pasar una descarga eléctrica de elevado potencial a través del dioxígeno, para lo cual se hace circular un flujo de dioxígeno puro (100 %) a través de tubos de una alta tensión de energía eléctrica, cuya magnitud puede oscilar entre 4 000 y 14 000 V. Bajo estas condiciones, los átomos de unas moléculas de dioxígeno se separan, para unirse posteriormente a otras y formar entonces el ozono. No obstante, por ser este gas una sustancia muy electrofílica y por tanto, muy inestable, sus moléculas se disocian rápidamente con liberación de energía y regeneración de dioxígeno, razón por la que debe generarse en el sitio de su aplicación.

Generalmente, el generador aporta una mezcla de ozono y dioxígeno. De ella, el ozono puro se obtiene mediante un proceso de liquefacción fraccionada.

1.3. Formación del ozono

Primeramente, bajo la absorción de una gran energía (proceso endotérmico) tiene lugar la descomposición de las moléculas de dioxígeno:

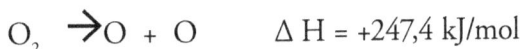

$$O_2 \rightarrow O + O \qquad \Delta H = +247,4 \text{ kJ/mol}$$

Los átomos disociados, se unen a otras moléculas de dioxígeno para formar las moléculas de ozono con liberación de energía (proceso exotérmico):

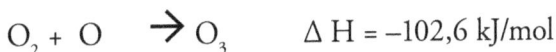

$$O_2 + O \rightarrow O_3 \qquad \Delta H = -102,6 \text{ kJ/mol}$$

De manera global el proceso (endotérmico) y el balance energético de formación de las moléculas de ozono pueden representarse así:

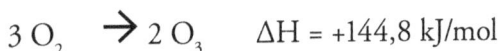

$$3 O_2 \rightarrow 2 O_3 \qquad \Delta H = +144,8 \text{ kJ/mol}$$

1.4. Propiedades físicas del ozono

El ozono es una sustancia química gaseosa en condiciones de temperatura y presión normales que posee las propiedades físicas siguientes:

- Incoloro.
- Inestable (posee una vida media de 40 min a 20 ºC.
- Olor característico, fuerte y penetrante (a mariscos, sandías). El umbral del olfato humano para percibir el olor del ozono se encuentra a partir de 0,01 ppm.
- Soluble en muchos disolventes orgánicos y muy poco en el agua, aunque en esta es unas 10 veces más soluble que

el dioxígeno, probablemente porque las moléculas del ozono son polares y las del dioxígeno no.
- Irritante.
- Punto de ebullición: -112 °C.
- El O_3 es más pesado que el aire. Densidad absoluta del ozono: 2,144 g/L gas.
- Diamagnético.

1.5. Propiedades químicas del ozono

Descomposición del ozono

El ozono, es una forma alotrópica del dioxígeno, aunque con la particularidad de que posee un nivel mucho más alto de energía, condición que le confiere una gran inestabilidad y a su vez, una menor estabilidad que el dioxígeno, lo cual determina que sus moléculas tiendan a disociarse rápidamente con liberación de energía y regeneración de las moléculas de dioxígeno. Esta energía liberada es totalmente equivalente a la consumida en el proceso de su formación.

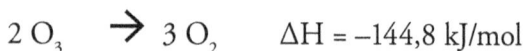

$$2\ O_3 \rightarrow 3\ O_2 \qquad \Delta H = -144,8\ kJ/mol$$

Por esta razón, cuando se le emplea en medicina, debe tenerse en cuenta que en la mezcla gaseosa O_2/O_3, el ozono se degrada y a su vez, la propia mezcla, en un 100 % en O_2, razones por las que no se debe almacenar ni transportar, sino generar en el sitio y momento de su aplicación.

La velocidad de esa degradación depende de varios factores, a saber:
- el medio donde se desarrolle el proceso.
- la naturaleza del material del recipiente (vidrio o plástico).
- la superficie del recipiente (liso o rugoso).

- el reposo o la agitación del recipiente.
- la temperatura (ambiental o del local donde se realiza su obtención. En la medida que aquella aumenta, se incrementa la velocidad de su descomposición).
- la posible acción catalítica del material de que esté hecho el recipiente que lo contenga.

Potencial de reducción-oxidación

Una reacción de oxidación-reducción es la suma de dos medias reacciones: una de oxidación y otra de reducción. El proceso químico que tiene lugar puede representarse de manera general por la ecuación siguiente:

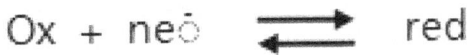

$$Ox + ne^- \rightleftharpoons red$$

En ese proceso, el reductor pierde electrones (e^-), mientras que el oxidante los gana.

A cada media reacción de transferencia de electrones le corresponde un potencial electroquímico E_0 (potencial de reducción-oxidación), el cual da una medida del carácter oxidante (o reductor) de la sustancia en cuestión.

Para el dioxígeno y el el ozono se tiene:

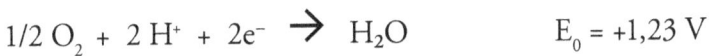

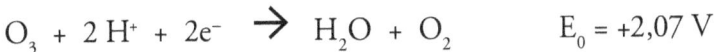

$$1/2\ O_2 + 2\ H^+ + 2e^- \rightarrow H_2O \qquad E_0 = +1,23\ V$$

$$O_3 + 2\ H^+ + 2e^- \rightarrow H_2O + O_2 \qquad E_0 = +2,07\ V$$

De acuerdo con sus potenciales de reducción, el ozono es un oxidante más fuerte que el dioxígeno.

Mesomería de la molécula del ozono

El ozono presenta una estructura molecular angular plana, en la que los tres átomos de oxígeno forman un triángulo isósceles y los enlaces O-O muestran un ángulo de enlace de 118° y un marcado carácter de doble enlace (O=O). Desde el punto de vista electrónico esta estructura se describe como un híbrido de resonacia entre las estructuras mesoméricas o resonantes siguientes:

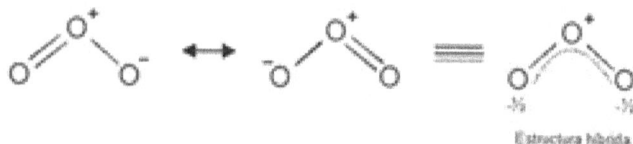

Estructura híbrida

En ellas, los electrones más externos se desplazan de manera que los átomos de oxígeno terminales resultan electrónicamente equivalentes entre sí (-1/2 indica que la carga se reparte equitativamente entre esos dos átomos de oxígeno y los dobles enlaces parciales).

Reactividad química del ozono

El ozono es un oxidante mucho más enérgico que el dioxígeno, por lo que consecuentemente posee una reactividad mayor que este, lo que se expresa en una mayor facilidad de reacción frente al resto de las sustancias orgánicas e inorgánicas, es decir, en condiciones de reacción menos exigentes y drásticas o más nobles en comparación con el dioxígeno. Esta es realmente la causa de su inestabilidad característica, así como de su gran capacidad electrofílica, razón por la que no se puede almacenar ni transportar y su aplicación queda limitada al lugar de su utilización. Mientras el dioxígeno reacciona con los metales a elevadas temperaturas, el ozono lo hace en condiciones normales con casi todos los metales, excepto el oro, platino e iridio; al amoníaco lo transforma en ácido nítrico; al caucho lo destruye rápidamente; muchas sustancias orgánicas como el alcohol se inflaman. Su reactividad es mayor con las sustancias orgánicas insaturadas que con las saturadas.

Bibliografía

Cotton FA and Wilkinson G. Advanced Inorganic Chemistry. 2da ed. Revisada y ampliada, Edición Revolucionaria, La Habana, Cuba: Instituto del Libro; p.365-366.

Bell CF y Lott KAK. Un Esquema Moderno de la Química Inorgánica. 1ra. Ed. Española. España: Editorial Alhambra S.A.; 1969:p.84.

De la Carrera y Fuentes F. Curso de Química Inorgánica Descriptiva. 2da. Ed. Revisada y aumentada. La Habana, Cuba: Cultural S.A.; 1948:p.37-38.

Sienko MJ y Plane RA. Química. La Habana: Edición Revolucionaria, Instituto Cubano del Libro; 1966:p.320-322.

Nekrasov BV. Química General. Moscú: Editorial Mir; 1981:p.40,49-52,258,301.

Babor JA e Ibarz J. Química General Moderna. Ciencia y Técnica, La Habana: Instituto Cubano del Libro; 1969;p.470-472.

Perry JH, Chilton CH y Kirkpatrick SD. Perry's Chemical Engineers' Hand Book, Tomo I. La Habana: Edición Revolucionaria, Instituto Cubano del Libro; 1967:p.3-16,3-139.

Asociación Argentina del Ozono. Curso Ozonoterapia. Bases bioquímicas, clínicas y técnicas de la terapia con ozono-oxígeno. Publicado por autoedición. Buenos Aires: Asociación Argentina de Ozonoterapia; octubre de 2007;p.9-12

Vallancien B, Winkler JM. El ozono médico. El manual práctico de ozonoterapia. Primera edición revisada y completa. Publicado por autoedición. Asociación Francesa de ozonoterapia, París. Marzo de 1991:p.15-18.

Evers M. Bio-oxidative therapies: oxygen, ozone and H_2O_2. The Netherlands: kerkrade; 1996:p. 235-236.

Viebahn Haensler. R. El uso del ozono en medicina. 4ta. Edición. Germany: ODREI Publishers, Iffezheim. Trad. Sandra Monter Elizalde. 2002:p.30-37.

Capítulo 2. Radicales libres y estrés oxidativo

Introducción

Por su importancia hemos querido tratar en este capítulo los radicales libres y el estrés oxidativo, muy afines entre sí, lo que hace realmente imposible hablar de uno sin referirse al otro. Los radicales libres son especies químicas muy reactivas que se caracterizan por poseer un electrón desapareado. Ellos, si bien se originan y toman lugar en muchos procesos en la naturaleza, también se forman y tienen su desempeño en el organismo. En este, si no fueran apropiadamente controlados por el sistema enzimático, causarían daños irreparables. Se abordan asimismo, las reacciones radicalarias y la reacción en cadena que su formación puede dar lugar. Se tratan las especies reactivas que se forman a partir del metabolismo del dioxígeno, así como su importancia para la protección de nuestro organismo y sus acciones fisiológicas. Se destaca la importancia del equilibrio entre especies prooxidantes y antioxidantes, su repercusión benefactora sobre la salud y la patológica que desencadena en el organismo el estrés oxidativo, ocasionado por el desbalance entre la producción de especies reactivas del dioxígeno y la defensa antioxidante del organismo. Se describe el papel que desempeñan y la importancia que revisten los sistemas protectores enzimáticos y no enzimáticos, así como sus mecanismos protectores y algunas de las principales especies químicas involucradas. Por su particular importancia dentro del sistema antirradicales libres no enzimático, se destaca al glutatión reducido (GSH), su proceso de obtención y las acciones que despliega.

2.1. RADICALES LIBRES

Un radical libre es un átomo, molécula, ión u otra especie química (orgánica o inorgánica) que posee al menos un electrón desapareado en su órbita más externa. De esta condición, se deriva una gran inestabilidad y una elevada reactividad con los átomos, moléculas u otras especies químicas vecinos, lo que a su vez, determina su efímera existencia (microsegundos).

Los radicales libres poseen existencia independiente aunque su vida media sea breve. Su formación puede tener lugar bajo determinadas condiciones físicas, biológicas o energéticas, a partir de especies atómicas o moleculares tras la ruptura homolítica de un enlace covalente en una molécula (a) o simplemente por la pérdida (b) o el aporte (c) de un electrón.

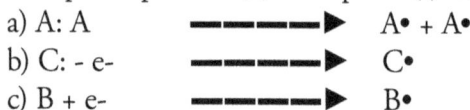

a) A: A $\longrightarrow$ A• + A•
b) C: - e- $\longrightarrow$ C•
c) B + e- $\longrightarrow$ B•

Se pueden obtener en el laboratorio, se forman en la atmósfera bajo la acción de las radiaciones de gran energía y son generados normalmente en los organismos vivos, en muchos de los procesos metabólicos celulares mediados por acciones enzimáticas o por la participación de iones de metales de transición. Determinadas situaciones circunstanciales externas pueden también contribuir a generarlos en el organismo, tales como elevadas temperaturas, exposición a sustancias tóxicas, radiaciones ionizantes o de elevado poder energético, contaminación ambiental, tabaquismo, dietas hipercalóricas, ejercicios físicos intensos, etc.

Las fuentes biológicas más importantes de radicales libres en el organismo son las mitocondrias, células fagocíticas activadas (monocitos, macrófagos, neutrófilos y eosinófilos), las peroxisomas (organelas del citosol ricas en oxidasas que generan H_2O_2), los leucocitos polimorfonucleares activados, la enzima xantina deshidrogenasa, diversos compuestos oxidados como el peróxido de hidrógeno (H_2O_2), el anión superóxido (O_2^-) y el óxido nítrico (NO), entre otros.

Los radicales libres son producidos fundamentalmente por células fagocíticas activadas como los monocitos, macrófagos y neutrófilos; incluyendo diversos compuestos oxidados como el peróxido de hidrógeno (H_2O_2), el anión superóxido (O_2) y el óxido nítrico (NO). Otras fuentes muy importantes en la producción de radicales libres son: la exposición a ciertos compuestos químicos, el estrés oxidativo típico del ejercicio físico intenso, contaminantes del aire, radiaciones ionizantes y no ionizantes, drogas, bacterias, virus.

Los radicales libres pueden encontrarse en el interior o en el exterior de las células o incluso diseminados por todo el organismo,

Reacciones radicalarias. Reacción en cadena

Las reacciones en las que participan radicales libres, generalmente como estados intermedios son llamadas reacciones radicalarias. Una secuencia de reacciones radicalarias en la que un producto o subproducto reactivo desencadena un conjunto de reacciones adicionales se reconoce como una reacción en cadena y constituye el mecanismo de reacción en que comúnmente se desarrollan tales procesos.

En ese mecanismo se distinguen generalmente, tres pasos: los que inician (a), los que propagan (b) y los que dan terminación a los procesos que intervienen (c):

a) La formación de un radical libre a partir de una especie química neutra bajo la acción de una radiación de gran contenido energético, inicia una reacción cuya reiteración da lugar a la formación de radicales libres.

Inicio de la reacción

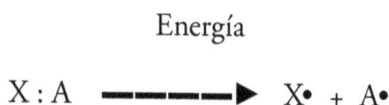

$$Energía$$

$$X : A \xrightarrow{\hspace{2cm}} X\bullet + A\bullet$$

b) Los radicales libres formados reaccionan con las especies químicas neutras presentes y promueven la formación de otros radicales libres.

Propagación de la reacción

$$X\bullet + YA \xrightarrow{\hspace{2cm}} X\text{-}Y + A\bullet$$

c) Los radicales libres formados reaccionan con otros dando lugar a especies químicas neutras y a su vez, más estables.

Terminación de la reacción

$$A\bullet + X\bullet \xrightarrow{\hspace{2cm}} AX$$

2.2. ESPECIES REACTIVAS DEL OXÍGENO

Todas las especies químicas que contienen oxígeno con capacidad oxidante se les llama especies reactivas del oxígeno (ERO) y pueden ser o no radicalarias y en este caso, se encuentran aquellas muy prooxidantes y capaces de generar radicales libres, aunque el término incluye a todas las especies reactivas oxigenadas de interés biológico, ya sean derivadas del dioxígeno, el nitrógeno, el azufre o el carbono, si bien las del primero resultan de gran interés, debido a la estructura birradicálica de su molécula por poseer dos electrones desapareados y al gran número de procesos que las generan y en los que pueden verse involucradas, en los diversos sistemas y mecanismos celulares orgánicos.

Ellas se originan como subproductos en diversos procesos endógenos que tienen lugar en las células del organismo, tales como la respiración mitocondrial (principal fuente generadora de radicales libres en el ser humano), la fagocitosis, las reacciones metabólicas y enzimáticas, entre otros y poseen una capacidad de reacción muy elevada, es decir, una gran reactividad química y en consecuencia, una vida media muy corta.

Entre las principales ERO que se forman en el organismo se encuentran las siguientes: anión radical superóxido ($^{\bullet}O_2^{-}$), oxígeno singlete ($^1O_2$), peróxido de hidrógeno (H_2O_2), radical hidroxilo ($^{\bullet}OH$); óxido nítrico ($^{\bullet}NO$), anión peroxinitrito ($ONOO^{-}$), ácido hipocloroso ($HOCl$), radical alquílico $R^{\bullet}$, radicales alcoxilo ($RO^{\bullet}$), peroxilo ($ROO^{\bullet}$) e hidroperóxido ($HOO^{\bullet}$).

Por su gran reactividad (inestabilidad) química, las ERO pueden reaccionar con las biomoléculas y membranas celulares, proceso en el que les pueden ocasionar grandes daños, incluida la muerte celular. Las biomoléculas cuya oxidación afecta más severamente el funcionamiento del organismo humano son los lípidos (ácidos grasos poliinsaturados), las proteínas, los ácidos nucleicos y los carbohidratos. No obstante, el organismo está provisto de sistemas y mecanismos biológicos que contrarrestan y neutralizan a las ERO y protegen a las células de tales nocivas acciones.

Sin embargo, las ERO pueden también resultar beneficiosas, ya que participan en mecanismos de señalización celular y son utilizadas por el sistema inmune como un medio de defensa para atacar y eliminar a los agentes invasores dañinos o a los presentes en él, como es el caso de los microorganismos patógenos, los virus, las células anormales, etc., acciones que explican las razones por las cuales son generadas normalmente por el propio organismo aunque en una extensión limitada.

Ha sido ampliamente corroborada la participación de las ERO tanto en procesos fisiológicos como fisiopatológicos.

Formación en el organismo

Las ERO se forman en el organismo de la manera siguiente:

- Anión radical superóxido ($^{\bullet}O_2^{-}$)

Cuando el dioxígeno molecular adquiere un electrón adicional.

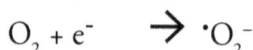

$$O_2 + e^- \rightarrow \cdot O_2^-$$

- Oxígeno singlete ($^1O_2$)

Cuando el dioxígeno molecular (que es una molécula con dos electrones desapareados en su órbita más externa) recibe energía ionizante, la cual invierte el espín de uno de los dos electrones desapareados; lo que hace que se anule la restricción del espín que es responsable de que el dioxígeno molecular no reaccione tan fácilmente.

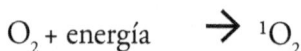

$$O_2 + energía \rightarrow {}^1O_2$$

- Peróxido de hidrógeno (H_2O_2)

Cuando ocurre la reacción de dismutación del radical superóxido.

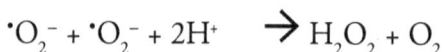

$$\cdot O_2^- + \cdot O_2^- + 2H^+ \rightarrow H_2O_2 + O_2$$

- Radical hidroxilo ($\cdot OH$)

Mediante la reacción de Fenton en la que participa el peróxido de hidrógeno y el ion Fe^{2+}, el cual previamente se obtiene por reducción del Fe^{3+} —proveniente de la ferritina— frente al radical superóxido. La suma de estas dos reacciones se conoce con el nombre de reacción de Haber Weiss.

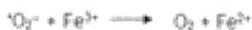

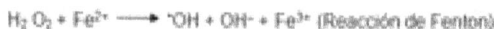

$\cdot O_2^- + Fe^{3+} \longrightarrow O_2 + Fe^{2+}$ — Reacción de

$H_2O_2 + Fe^{2+} \longrightarrow \cdot OH + OH^- + Fe^{3+}$ (Reacción de Fenton) — Haber Weiss

- Óxido nítrico ($\cdot NO$)

A partir del aminoácido L-arginina bajo la acción de la enzima óxido nítrico sintetasa.

- Anión peroxinitrito (ONOO⁻)

Mediante la reacción del anión radical superóxido con el radical óxido nítrico

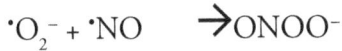

$$^\cdot O_2^- + {^\cdot}NO \rightarrow ONOO^-$$

2.3. Importancia del dioxígeno y las especies reactivas del oxígeno para el organismo

Es un conocimiento establecido que el dioxígeno es básico y fundamental para la vida, tanto animal como vegetal, en particular, para los organismos superiores animales, como el género humano, cuyo organismo ha alcanzado un elevado grado de desarrollo fisiológico gracias al eficiente aprovechamiento de él, entre otros factores.

Nuestro organismo es aerobio, lo cual significa que le resulta imprescindible el dioxígeno para la vida, principalmente por ser clave para sus procesos metabólicos celulares que deben funcionar eficientemente para garantizar la salud. Prácticamente todas sus células lo necesitan por ser su fuente más importante de obtención de energía. No obstante, se estima que durante la respiración celular mitocondrial no todo el oxígeno consumido es reducido a H_2O por el mecanismo de la citocromo oxidasa con liberación de energía en forma de ATP (adenosin-trifosfato) para satisfacer los requerimientos energéticos celulares, sino que una pequeña parte de él (< 5 %) es convertida en ERO, las cuales si bien desempeñan funciones necesarias para el organismo, al mismo tiempo, a través de mecanismos de reacción en cadena, le pueden provocar serios daños celulares directos, razón por la que son controlados adecuadamente por ciertos sistemas y mecanismos internos.

Acciones fisiológicas de las especies reactivas del oxígeno

La función principal de las ERO, es la de proteger el organismo contra los gérmenes, las infecciones, los virus y eliminar toda noxa que pudiera penetrar sus barreras de defensa y una vez que han realizado su trabajo, son llevadas a concentraciones apropiadas por sistemas y mecanismos protectores del organismo encargados de neutralizarlas o mantenerlas en concentraciones adecuadas en aquel, por tanto constituyen un verdadero mecanismo de defensa ante los posibles agentes agresores, además de actuar como segundos mensajeros intracelulares al participar en los mecanismos de señalización celular y modular las vías de transducción de señales.

Por otro lado, numerosas evidencias demuestran el importante desempeño de las ERO en la conservación del equilibrio homeostático del organismo (normal funcionamiento de los mecanismos de regulación que contribuyen a conservar el estado normal del medio fisiológico). Así, cuando las ERO se encuentran reguladas garantizan la seguridad y las defensas del organismo, no ocasionan daños a sus órganos vitales ni le causan enfermedades.

En estas condiciones:

- Participan en la fagocitosis.
- Favorecen la síntesis de colágeno.
- Activan enzimas de membranas celulares.
- Facilitan la quimiotaxis de leucocitos.
- Activan la síntesis de prostaglandinas.
- Disminuyen la síntesis de catecolaminas por las glándulas suprarrenales.
- Favorecen la acción de la enzima beta hidroxilasa.

Importancia del equilibrio entre los radicales libres y los sistemas internos de protección antioxidante en el organismo

Como ya se ha referido, además de fuente de energía, el dioxígeno es imprescindible para la defensa de nuestro organismo frente a muchas enfermedades, en el que diferentes tipos de células especializadas se encargan de contraatacar y aniquilar a los agentes invasores externos (microorganismos, bacterias, virus, etc.), causantes de enfermedades y para lograrlo, muchas de ellas emplean, entre otros medios, la producción de radicales libres y ERO, que por su gran reactividad son capaces de contrarrestar, neutralizar y destruir a los invasores.

No obstante, en algunas ocasiones, o coincidentemente con la presencia o desencadenamiento de algunas enfermedades, esas especies se producen e incrementan en tal cantidad, que pueden también afectar a las células sanas, especialmente, si estas se encuentran algo débiles o deprimidas, con bajo nivel energético o reducida actividad de sus sistemas o mecanismos de defensa. En tales condiciones, el daño que ellas pueden ocasionar a las células sanas, según la intensidad de su acción, puede transitar desde la aceleración de su proceso de envejecimiento hasta su muerte.

Situaciones similares pueden ser reforzadas o tener lugar también en casos de estrés físico o psíquico, intoxicaciones por diversas causas, acción de factores externos, tales como trabajo o ejercicio físico extenuante, influencia de contaminación ambiental, exposición a sustancias químicas tóxicas, a radiaciones ionizantes o de gran poder energético, UV entre ellas, tóxico dependencias (tabaco, alcohol, drogas), abuso en el consumo de algunos fármacos y antibióticos, instauración de enfermedades degenerativas, etc.

Acciones patológicas de las especies reactivas del oxígeno

No siempre es fácil determinar si las ERO y los radicales libres constituyen la causa de un proceso patológico o se producen como consecuencias de este. Si el incremento de su producción se debe la segunda situación, entonces, ya esto de por sí expresa una importante vinculación, pues esta condición puede potenciar el efecto patogénico de la enfermedad en cuestión.

Las ERO tienen una vida muy limitada, cumplen una función vital de protección y sus concentraciones son reducidas por los sistemas protección y defensa del organismo, pero cuando este mecanismo falla y su producción se incrementa, su existencia se prolonga y su acumulación aumenta, entonces, se convierten en muy dañinas para aquel, en el que pueden provocar:

- Lesiones directas sobre el ADN y el ARN (mutaciones y carcinogénesis).
- Peroxidación lipídica (destrucción de membranas y organelos celulares).
- Inducción de la respuesta inflamatoria: alteración de la microcirculación.
- Destrucción de proteínas en receptores de membranas, transportadores y enzimas.
- Lesiones en el endotelio vascular.
- Ruptura de la barrera hematoencefálica.
- Participación tanto en el edema citotóxico como vasogénico.
- Aceleración del envejecimiento orgánico y de los trastornos propios que le acompañan.
- Disfunciones neurológicas.
- Deficiencias inmunológicas
- Desencadenamiento de enfermedades degenerativas (arteriosclerosis, cataratas, artrosis, etc.)
- Reducción de la capacidad defensiva ante infecciones microbianas e influencias virales.
- Y muchas otras.

Estrés oxidativo

Generalmente, en el organismo humano, la producción intracelular de ERO (especies prooxidantes) se encuentra debidamente controlada por los sistemas de protección y defensa antioxidantes, por cuanto el balance oxidativo en él (balance redox) resulta esencial para el desarrollo de procesos internos tales como la regulación metabólica, la producción de energía, la activación o inactivación de biomoléculas, la transducción de señales, el recambio celular y el control del tono vascular, entre otros. Cuando este balance entre los sistemas oxidantes generadores de ERO y los antioxidantes se desequilibra a favor de los primeros por la producción excesiva de ERO, el debilitamiento de los sistemas antioxidantes, o por ambas causas, entonces se está en presencia de lo que se conoce como *estrés oxidativo* (Figura 2.1).

En estas condiciones, el exceso de ERO promueve el ataque de ellas sobre los compuestos químicos que forman parte de las células [lípidos, proteínas, ácidos nucleicos (ADN, ARN), carbohidratos], lo que a su vez, provoca daños en las estructuras celulares y una alteración en la funcionalidad celular dando lugar a una serie de eventos fisiológicos y bioquímicos que pueden generar o agudizar la enfermedad que esté presente e incluso alterar el desarrollo físico, psíquico y neurológico de una persona supuestamente sana con el surgimiento o exacerbación de diversos estados fisiopatológicos: cardiopatías, neuropatías (enfermedad de Alzheimer, parkinsonismo y otras), aterosclerosis, cáncer, diabetes mellitus, nefropatías, artritis, hepatopatías, neumologías, enfermedades respiratorias y oculares, envejecimiento orgánico, hiperlipidemias, SIDA, etc., como se ha evidenciado en casos de más de un centenar de enfermedades. Innumerables evidencias sugieren la existencia de una relación entre el estrés oxidativo y el origen de numerosas enfermedades.

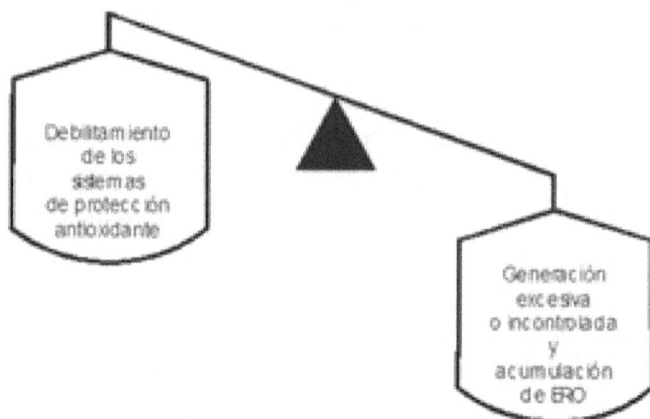

Fig. 2.1. Condición que propicia la existencia de estrés oxidativo en el organismo. La acumulación de ERO no puede ser controlada por los sistemas y mecanismos antioxidantes, lo que produce un desbalance entre ellos.

Antioxidantes

Los antioxidantes son aquellas sustancias que tienen la propiedad de prevenir, controlar y neutralizar la formación de ERO en cantidades perjudiciales para el organismo humano; estimular los mecanismos de reparación endógena al daño causado por la acción de los radícales libres y suministrar los elementos químicos necesarios que aumentan la capacidad endógena de secuestro de los que se han formado en exceso en el organismo. Sin su existencia, sería incompatible la generación de ERO con la viabilidad celular en el organismo.

El mejor antioxidante es aquel que permita prevenir y controlar la producción de radicales libres en exceso y que por otro lado, sea capaz de estimular los mecanismos de restauración de los tejidos dañados y proteger a su vez, a los sanos de la agresión de las ERO.

El ozono generado de forma natural o de modo relativamente económico por el hombre para su confiable, apropiada y correcta aplicación en medicina, presenta inobjetablemente tales excelentes características.

Luego, el balance prooxidante-antioxidante celular resulta esencial para que los procesos orgánicos funcionen eficientemente y se pueda garantizar la salud del organismo (Figura 2.2).

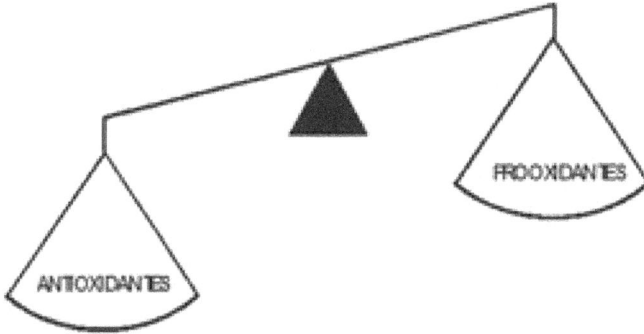

Fig. 2.2. Desbalance orgánico ideal entre antioxidantes
y prooxidantes para contrarrestar el estrés oxidativo
y esencial para que los procesos orgánicos funcionen
eficientemente y se pueda garantizar la salud del organismo.

2.4. MECANISMOS Y SISTEMAS PROTECTORES ANTIOXIDANTES DEL ORGANISMO

Como parte de su defensa natural contra invasores y agentes agresivos y resultado normal de su fisiología, las células del organismo a través de su metabolismo celular tienen la función de generar ERO para garantizar la subsistencia de la vida celular, si bien estas a su vez, son capaces de originar otros radicales libres por un mecanismo de reacción en cadena. La toxicidad que provocan los radicales libres, sobre todo, si se incrementan excesivamente y acumulan, implica un riesgo que podría culminar con daños irreparables a la estructura celular, así como con la muerte celular y junto con ello, la vida. De hecho, las ERO pueden dañar las células de forma moderada, o desarrollar la apoptosis y provocar la necrosis de forma muy severa, de no ser por la existencia de mecanismos y sistemas protectores antioxidantes o antirradicales libres esencialmente intracelulares, capaces de controlarlas y neutralizarlas.

Los mecanismos protectores antioxidantes del organismo pueden ser de carácter:

a) **Preventivo.** Basa su acción en proteínas que poseen núcleos coordinados o con capacidad para el enlace con metales.

b) **Reparador.** Lo constituyen enzimas que reparan o eliminan las biomoléculas que han sido dañadas por ERO.

c) **Secuestrador.** Consiste en la eliminación del exceso de ERO que se han formado en el organismo mediante enzimas específicas y otras especies químicas.

Por su parte, los sistemas de defensa antioxidante celular de que dispone el organismo humano según la naturaleza de los mecanismos que utilizan para contrarrestar, neutralizar o anular la reactividad de los radicales libres se clasifican en enzimáticos (endógenos, son sintetizados por las propias células y están sujetos a regulación genética y metabólica) y no enzimáticos (exógenos, ingresan a través de los alimentos), los cuales tienen la capacidad de poder actuar tanto en el espacio intracelular como en el extracelular.

2.5. Sistema protector antioxidante enzimático

El sistema protector antioxidante enzimático representa la principal y mejor barrera natural de defensa del organismo contra los radicales libres y está constituido por una serie de enzimas antioxidantes a través de cuyos mecanismos de modo concertado o independientemente, las células inactivan o anulan la reactividad de las ERO y otras especies químicas radicálicas asociadas, previenen, retardan o inhiben su generación o controlan su concentración, que si bien en determinadas circunstancias son necesarias para garantizar diversos procesos y cumplen importantes funciones en el organismo para combatir y enfrentar diversas enfermedades o agresiones, en otras, su excesiva acumulación, puede comportar graves riesgos y daños para las células sanas, por lo que en tales casos, esos mecanismos pueden también reparar los daños que ellas puedan causar a las biomoléculas o degradar las que hayan sido lesionadas. Asimismo, el buen funcionamiento en general de todo este sistema contribuye a enlentecer los procesos de envejecimiento celular que de modo natural ocurren en el organismo, así como los procesos biológicos degenerativos relacionados con la tercera edad o con enfermedades crónicas.

Entre las enzimas antioxidantes más conocidas e importantes, se encuentran: superóxido dismutasa (SOD), glutatión peroxidasa (GPx), glutatión reductasa (GRd) y catalasa (CAT) (Tabla 2.1). Estos sistemas enzimáticos son metalodependientes (Mn, Cu, Se y Zn), lo que significa que la presencia de los metales respectivos en sus correspondientes estructuras químicas determina sus acciones y su deficiencia, la afectación o pérdida de sus funciones biológicas protectoras.

Tabla 2.1. Principales enzimas antioxidantes y especie reactivas del oxígeno, que desactivan

Enzimas	Principal oxidante inactivado
Superóxido dismutasa (SOD)	Anión radical superóxido.
Glutatión peroxidasa (GPx)	Peróxido de hidrógeno e hidroperóxidos diversos.
Glutatión reductasa (GRd)	Hidroperóxidos diversos.
Catalasa (CAT)	Peróxido de hidrógeno.

Superóxido dismutasa

La superóxido dismutasa (SOD) está presente en casi todas las células aerobias y en los fluidos extracelulares y cataliza unas miles de veces la reacción de destrucción (dismutación) del anión radical superóxido (agente potencialmente tóxico) en dioxígeno y peróxido de hidrógeno antes de que reaccione con otras especies, lo que por tanto, limita su presencia en el medio y evita los daños que pueda ocasionar a las biomoléculas, así como que pueda originar otras especies aún más reactivas, como es el caso del radical hidroxilo. El peróxido de hidrógeno formado, a su vez, es eliminado bajo otras actividades enzimáticas (catalasa o glutatión peroxidasa).

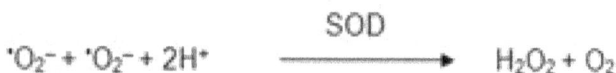

$$\cdot O_2^- + \cdot O_2^- + 2H^+ \xrightarrow{\text{SOD}} H_2O_2 + O_2$$

Se han identificado en el organismo humano varios tipos en función de su localización y del metal que utilicen como cofactor (iones Mn, Cu, Se, Zn): SOD citosólica que actúa en el citosol y requiere cobre y zinc; SOD mitocondrial que actúa en la mitocondria y precisa de manganeso y SOD extracelular que está localizada en el espacio extracelular (plasma, linfa, fluido sinovial, espacio intercelular) y precisa de cobre y zinc. Estas enzimas están presentes en casi todas las células aerobias y en los fluidos extracelulares. La mitocondrial parece ser la de mayor importancia de ellas tres.

Glutatión peroxidasa

La glutatión peroxidasa (GPx) es una enzima que se encuentra ampliamente distribuida en diferentes tejidos de los mamíferos. Se ha encontrado en el eritrocito humano, así como en el pulmón e hígado de ratas. Está formada por cuatro subunidades idénticas, cada una de las cuales contiene un residuo de selenocisteína, que resulta esencial para su actividad enzimática (selenio dependiente). Se han encontrado cinco diferentes isoenzimas de glutatión peroxidasa en mamíferos. En células animales y especialmente en eritrocitos humanos, es la principal enzima antioxidante para la destoxificación del H_2O_2. Cataliza la reducción del peróxido de hidrógeno y de los lipoperóxidos a través de la oxidación del glutatión reducido (GSH) a glutatión oxidado (GSSG).

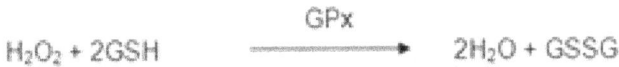

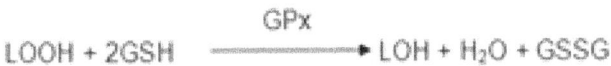

$$H_2O_2 + 2GSH \xrightarrow{\text{GPx}} 2H_2O + GSSG$$

$$LOOH + 2GSH \xrightarrow{\text{GPx}} LOH + H_2O + GSSG$$

Es considerada dentro del sistema antirradicales libres enzimático de mucha importancia, permite la degradación del radical hidroxilo ˙OH, del peróxido de hidrógeno H_2O_2, así como de lipoperóxidos e hidrolipoperóxidos.

Glutatión reductasa

La glutatión reductasa (GRd) es una flavoenzima dependiente del nicotinamín adenín dinucleótido fosfato reducido (NADPH), el cual cataliza la reducción del glutatión oxidado (GSSG) a glutatión reducido (GSH) (1), que es utilizado por la glutatión peroxidasa (GPx) para reducir al peróxido de hidrógeno (H_2O_2) (2), así como a los lipoperóxidos (LOOH) (3), los cuales son potencialmente tóxicos para el organismo. Su intervención en la generación de GSH resulta de particular importancia celular por su decisiva contribución a la defensa antioxidante del organismo.

$$GSSG + NADPH + H^+ \xrightarrow{\quad GRd \quad} 2GSH + NADP^+ \qquad (1)$$

$$H_2O_2 + 2GSH \xrightarrow{\quad GPx \quad} 2H_2O + GSSG \qquad (2)$$

$$LOOH + 2GSH \xrightarrow{\quad GPx \quad} LOH + H_2O + GSSG \qquad (3)$$

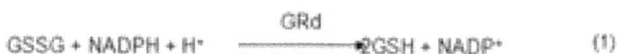

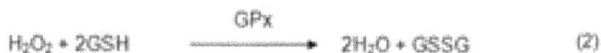

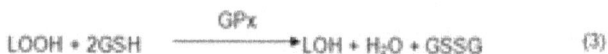

Se le encuentra en todos los organismos aeróbicos, así como en algunas plantas superiores, por lo que aparenta ser una enzima cuasi universal. En el organismo humano está presente en tejidos, células, líquidos biológicos, así como en el citoplasma, las mitocondrias y el plasma sanguíneo. Asimismo, desempeña un papel importante tanto en la etiología como la fisiopatología de muchas enfermedades.

Catalasa

La catalasa (CAT) es una de las enzimas más abundantes en la naturaleza. La mayor parte de las células aeróbicas presentan actividad catalasa. Se encuentra ampliamente distribuida en hígado y riñones, así como a nivel celular en mitocondrias y peroxisoma y en el citosol de los glóbulos rojos. Es prácticamente nula en el tejido nervioso. Contiene hierro en su sitio activo (hierro dependiente).

Es una de las enzimas más eficientes y cataliza la reacción de transformación del peróxido de hidrógeno que se genera en el propio metabolismo celular, al cual captura y convierte en dioxígeno y agua antes de que pueda escapar de la célula, sin que pueda ser saturada en ese proceso por el peróxido a ninguna concentración. También presenta funciones peroxidativas, por lo que es capaz de neutralizar peróxidos lipídicos y transformarlos en alcoholes. La reacción involucra la reducción del sustrato por los átomos de hidrógeno aportados por una molécula del donante que puede ser el propio peróxido de hidrógeno:

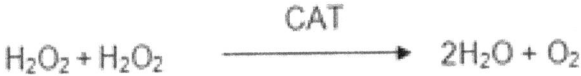

$$H_2O_2 + H_2O_2 \xrightarrow{\text{CAT}} 2H_2O + O_2$$

Citocromo oxidasa

La enzima citocromo oxidasa es una proteína transmembrana que se encuentra incluida en bicapas lipídicas de bacterias y en mitocondrias. Es cobre dependiente.

En la cadena de transporte de electrones, esta enzima recibe un electrón de cada uno de las cuatro moléculas de citocromo c, los cuales transfiere a una molécula de oxígeno, con lo que la reduce a dos moléculas de agua. De manera acoplada a este proceso, tiene lugar una translocación de protones a través de la membrana, lo que genera un gradiente electroquímico que la enzima ATP sintasa emplea para sintetizar ATP. Asimismo, degrada al anión superóxido y al peróxido de hidrógeno.

Santina oxidasa

La santina oxidasa (Xo) es una enzima ampliamente distribuida en el organismo y cuya actividad enzimática se encuentra vinculada a ciertas condiciones patológicas, tal como el síndrome de isquemia-reperfusión. En su estructura presenta molibdeno, cuyos átomos constituyen los sitios activos de la enzima y además, hierro. Se le encuentra normalmente en el hígado y el endotelio vascular. Impide la formación de anión superóxido $^{\bullet}O_2^{-}$ y cataliza normalmente en el organismo humano la conversión de hiposantina en santina y luego, en ácido úrico. Asimismo, desempeña una importante función en el catabolismo de purinas.

Condiciones que afectan las enzimas antioxidantes protectoras

Las enzimas antioxidantes protectoras bajo determinadas condiciones y circunstancias, o exposición a específicos agentes que desnaturalicen las proteínas respectivas pueden perder su actividad enzimática y por tanto, su capacidad protectora, lo que posibilitaría la aparición o el reforzamiento de enfermedades en el organismo. Muchos y variados son los factores que pueden contribuir al deterioro de estos sistemas, desde los cambios que hayan experimentado los hábitos de vida y de alimentación, el estrés físico y psíquico, el desequilibrio ácido-base, la exposición a la contaminación ambiental (contaminantes biológicos y químicos, excesivo ruido, calor, diferentes radiaciones energéticas, etc.), determinados estados carenciales de microelementos, la edad avanzada, enfermedades crónicas, etc.

Muchos de los cambios en la vida moderna actual condicionan que se pase mucho tiempo en locales cerrados, con deficiente ventilación y también que el aire libre o el que nos rodea por alguna razón, experimente un grado mayor de contaminación o deterioro agravado entre otras, por la presencia de fumadores, el uso o manipulación de diferentes sustancias y productos, etc. por lo que al disminuir la cantidad de dioxígeno que recibe el organismo, se puede condicionar que las enzimas protectoras contra el exceso de radicales libres y especies oxidantes disminuyan también su actividad. Asimismo, muchos de los alimentos procesados industrialmente que actualmente forman parte de la dieta contienen cantidades considerables de antioxidantes artificiales para su mejor conservación por lo que su ingestión también puede ser causa de que la actividad de las enzimas en cuestión sea entonces menor que la requerida, situación que contribuye a que se inhiban y no estén entonces, en disposición de actuar con absoluta capacidad para defender a las células.

Por otro lado, el estrés es causa en muchos casos, de agotamiento y debilitamiento del organismo, lo cual lo coloca durante períodos prolongados en situaciones extremas de desgaste y condiciones que frecuentemente originan o dan lugar a la aparición de diversas dolencias y a la aceleración del envejecimiento. El estrés ejerce sus perjudiciales acciones, en primer lugar, a través del agotamiento energético celular y de la caída de sus mecanismos defensivos naturales, tales como las enzimas protectoras antioxidantes.

La edad es también un factor que incide en la disminución de la actividad enzimática protectora y en la eficiencia celular para el óptimo aprovechamiento de la energía de los alimentos, especialmente, cuando a lo largo del tiempo y sobre todo, en los casos en que después de haber sufrido determinadas enfermedades, se han acumulado factores que condicionan o promueven la inhibición progresiva de las enzimas protectoras energéticas.

2.6. Sistema protector antioxidante no enzimático

El sistema antioxidante no enzimático constituye la segunda barrera de defensa del organismo y está integrado por un conjunto de compuestos de diverso tipo, cuya mayoría, se obtiene a partir de los alimentos vegetales, los cuales aunque puedan encontrarse en bajas concentraciones en el medio, poseen la capacidad de retrasar, inhibir, amortiguar o prevenir la oxidación de las biomoléculas, así como la producción de radicales libres o los efectos deletéreos de estos mediante su captura, neutralización o reducción de manera rápida e irreversible. Los antioxidantes no enzimáticos actúan tanto a nivel celular como extracelular. Entre los más importantes se tienen, el glutatión reducido, las vitaminas E (α-tocoferol), C (ácido ascórbico) y A (β-caroteno), los polifenoles (flavonoides, ácidos

fenólicos y taninos), ubiquinona (coenzima Q) y varios deriva-
dos, ácido α-lipoico, ácido úrico, bilirrubina, algunos azúcares,
aminoácidos, proteínas transportadoras de metales (ferritina,
transferrina, lactoferrina, cupreína) y otros.

Vitamina E (α-tocoferol)

La vitamina E es de las llamadas vitaminas citoprotectoras por su
marcada actividad antioxidante. Asimismo, constituye el antioxidante liposoluble (lipofílico) más importante del organismo.
En el organismo se localiza en las membranas mitocondriales y
del retículo citoplasmático. Su naturaleza apolar le posibilita so-
lubilizarse en el medio hidrofóbico de las membranas celulares
cuyos lípidos y principalmente, las lipoproteínas de baja densidad (LDL), protege de la cadena de reacciones de peroxidación
lipídica, mediante la detención de los procesos, acción con la
que impide el deterioro y garantiza la estabilidad e integridad de
aquellas. Se le puede encontrar en elevadas concentraciones en
el hígado, las glándulas suprarrenales y el corazón.

La vitamina E neutraliza lipoperóxidos y al oxígeno singlete,
captura a los radicales hidroxilo $^\cdot OH$ y a los aniones superóxido $^\cdot O_2^-$.

Vitamina C (ácido ascórbico)

La vitamina C también forma parte de las llamadas vitaminas
citoprotectoras por su marcada actividad antioxidante. Constituye el antioxidante hidrosoluble más abundante en la sangre y la
primera barrera de defensa antioxidante del plasma. En la corteza
suprarrenal y en la glándula pituitaria se localizan sus concentraciones más elevadas. Se le considera un poderoso protector de la
peroxidación lipídica, así como el antioxidante más importante
del organismo. Desempeña un papel protagónico en la formación
del tejido conectivo imprescindible para garantizar la estructura
ósea y muscular del cuerpo, así como en la piel. Su acentuado
carácter hidrofílico le permite ubicarse tanto en el interior de las

células como en los espacios intercelulares, donde realiza una importante acción contra los radicales libres. Captura radicales hidroxilo, superóxido, aniones hidroperóxido, neutraliza al oxígeno singlete y regenera la capacidad antioxidante de la vitamina E.

Vitamina A (β-caroteno)

El β-caroteno es también una de las llamadas vitaminas citoprotectoras por su marcada actividad antioxidante. Su forma reducida inactiva directamente a las ERO o actúa como sustrato de las enzimas antioxidantes. Es capaz de neutralizar la gran reactividad del oxígeno singlete. Una sola molécula puede absorber hasta 1 000 moléculas de oxígeno singlete, por lo que da una idea de cuánto pueden limitar el daño de los radicales libres en el organismo las especies químicas antirradicales libres. Presenta una eficiente capacidad para bloquear la entrada de gérmenes en el organismo y combatir las infecciones. El marcado carácter liposoluble que posee le permite participar junto a la vitamina E en la interrupción de la cadena de reacciones de peroxidación lipídica con lo que también protege la estabilidad, así como la integridad de las membranas biológicas.

Los polifenoles

Los polifenoles son considerados potentes antioxidantes y capaces de captar ERO con potenciales y constatados beneficios para la salud. Pueden actuar como potentes inhibidores del daño oxidativo de las LDL por varios mecanismos y presentan gran capacidad para inhibir, activar o proteger enzimas específicas en el organismo.

Los flavonoides, en particular, desempeñan un papel muy importante en la defensa contra el cáncer. Asociada a su consumo se detecta un incremento importante de la capacidad antioxidante en la sangre, hecho que sustenta su acción antioxidante *in vivo*. Entre sus fuentes principales se encuentran los vegetales, las legumbres, hortalizas, cereales, también las frutas, semillas, así como otras partes y componentes de las plantas. Conforman toda una familia heterogénea de compuestos naturales, entre los cuales se tienen los flavonoides, ácidos fenólicos y taninos. Las mayores concentraciones de polifenoles suelen encontrarse generalmente en la corteza de las frutas. Se sabe que cada polifenol tiene características propias y que su acción conjunta logra un mejor efecto protector de la salud.

La ubiquinona (coenzima Q)

La ubiquinona en su forma reducida ($CoQH_2$) posee una importante función antioxidante. Es capaz de mantener la eficacia general de la función antioxidante celular. Su carácter apolar le permite ubicarse en la bicapa lipídica de las membranas celulares donde reacciona con los radicales superóxido; radicales perferrilo y peróxidos lipídicos acción con la que impide tanto la iniciación como la propagación de la cascada de reacciones de oxidación que se desencadena en la peroxidación lipídica.

2.7. El glutatión

El glutatión (GSH) es una pequeña proteína (tripéptido) constituida por los aminoácidos: ácido glutámico, glicina y cisteína, es el compuesto de bajo peso molecular con grupo sulfhidrilo (-SH) más importante en plantas y animales. Presenta una marcada acción citoprotectora y desempeña una función importante contra los radicales libres RL, para lo cual se vale del grupo tiol libre de la cisteína. En el organismo se encuentra sujeto a un constante recambio en hígado, riñones, pulmones, corazón, intestinos y músculos, los cuales constituyen los principales órganos responsables de su homeostasis.

Se produce de forma natural en las células de los animales y también se le puede obtener a través de la dieta en alimentos tales como frutas y vegetales, pescados, carnes y otros.

Resulta un ingrediente clave para potenciar al máximo la actividad antioxidante de las vitaminas C y E, la acetilcisteína, el ácido α-lipoico y trazas de selenio. Junto a este, regenera la vitamina C gastada. Asimismo, el glutatión, el selenio y la vitamina C juntas regeneran la vitamina E. Esta relación sinérgica mantiene las defensas antioxidantes de la célula intactas todo el tiempo.

Presenta una particular importancia para la salud y la calidad de vida, así como para la propia vida. Se le considera el mejor antioxidante dentro de la célula. Cuando escasea en ella existe la posibilidad de enfermar e incluso morir.

Ahora es conocido que el glutatión puede retardar el envejecimiento, así como elevar el sistema inmunológico. El glutatión no es solamente un poderoso antioxidante, es también esencial para preparar la síntesis del ADN para la multiplicación celular. Si el ADN es dañado, hay enzimas que necesitan ser activadas para repararla y esta es una de las muchas funciones orgánicas del glutatión. Por su importancia para la salud, se debe tener presente que disminuye con el envejecimiento, el trabajo y los ejercicio físicos excesivos y también en presencia de ciertas patologías tales como diabetes, fibrosis quística, VIH-SIDA, cáncer, cirrosis, infecciones severas, malnutrición proteica y tratamientos quimioterapéuticos, entre otros, de ahí, la conveniencia de acceder a las fuentes apropiadas que permitan reponerlo o aportarlo conveniente y oportunamente al organismo.

Regeneración

El glutatión existe en los estados reducido (GSH) y oxidado (GSSG), aunque se le encuentra mayormente en su forma reducida (> 90 %). El GSH puede regenerarse a partir de GSSG por la enzima glutatión reductasa, dependiente del nicotinamido-difosfonucleótido reducido (NADPH) sustancia química necesaria para la reducción del glutatión oxidado:

$$GSSG + NADPH + H^+ \rightarrow 2GSH + NADP^+$$

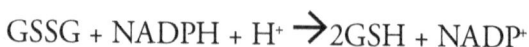

El ciclo redox del glutatión es la mayor fuente de protección contra bajos niveles de estrés oxidativo, aunque la catalasa es más importante a la hora de proteger contra el estrés oxidativo severo.

Efectos beneficiosos

Entre los efectos beneficiosos que se pueden esperar de un suplemento de glutatión se encuentran:

- Prevención de las cataratas.
- Protección de la retina.
- Prevención del cáncer.
- Posible disminución del crecimiento de tumores.
- Desintoxicación del hígado, las células y el sistema linfático.
- Prevención de la artritis.
- Contribución a la eliminación de las flemas de los pulmones.
- Prevención de las enfermedades cardíacas.
- Eliminación de xenobióticos.
- Estabilización de la concentración sanguínea de glucosa.
- Prevención de la diabetes.
- Protección del sistema digestivo.
- Estimulación del sistema inmunológico.
- Retardo del proceso de envejecimiento.
- Optimización de los resultados de los atletas.
- Reducción de los daños causados al cerebro por una embolia.
- Reducción de los daños provocados al corazón por una crisis cardíaca.
- Disminución de la concentración sanguínea de colesterol.
- Protección de los glóbulos rojos.

Acciones que despliega

Entre las principales acciones que despliega el glutatión se encuentran:

- Erradicación de los radicales superóxido, hidroxilo y el oxígeno singlete.
- Desintoxicación del peróxido de hidrogeno intracelular.
- Inactivación de peróxidos e hidroperóxidos diversos.
- Protección del ácido desoxirribonucleico (ADN) celular.
- Neutralización del 4-hidroxinonenal.
- Conservación de la homeostasis del Ca^{2+}.
- Desempeño de un papel importante en la transducción de señales y la expresión genética.

Luego, es posible afirmar que la existencia y eficiente funcionamiento en el organismo de los sistemas de protección antioxidante enzimático y no enzimático condiciona la salud y la calidad de vida del organismo (Figura 2.3).

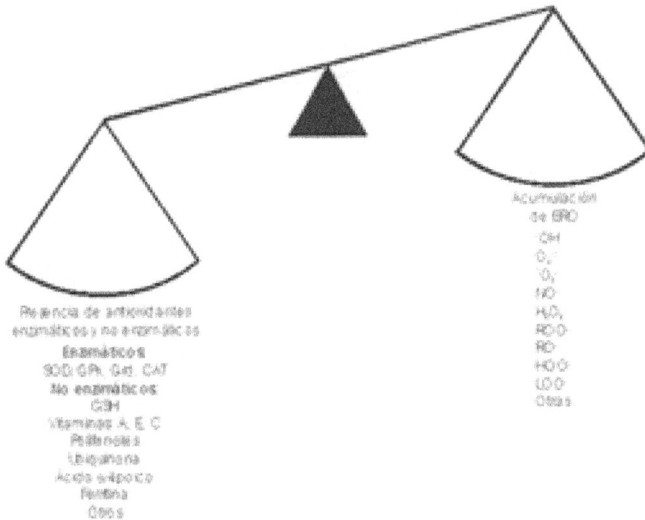

Fig. 2.3. Condición que propicia la inexistencia de estrés oxidativo y por tanto, calidad de vida y un estado orgánico saludable: el organismo con la participación de los sistemas de protección antioxidante enzimático y no enzimático es capaz de vencer el desequilibrio entre antioxidantes y las ERO generadoras de estrés oxidativo.

El ozono cuando se le administra correcta y apropiadamente al organismo es capaz de mejorar la metabolización del oxígeno, los azúcares y las grasas hacia la producción de energía, así como de revitalizar y estimular los sistemas y mecanismos enzimáticos cuyas acciones protegen eficazmente al organismo contra la acumulación excesiva y los perjudiciales daños oxidativos que le puedan provocar agentes prooxidantes y radicales libres y paralelamente contribuye al aumento de la calidad de vida de las personas, además de constituir un tratamiento muy seguro.

Bibliografía

María Martínez Sarrasague, Domingo Andrés Barrado, Marcela Zubillaga, Alfredo Hager, Tomás De Paoli, José Boccio. Conceptos actuales del metabolismo del glutatión. Acta Bioquím. Clín. Latinoam. La Plata. 2006;40 enero-marzo(1). Consultado 20 de mayo de 2011. Disponible en: http://www.scielo.org.ar/scielo.php?pid=S0325-29572006000100008&script=sci_arttext.

Céspedes Miranda EM., Hernández Lantigua I y Llópiz Janer N. Enzimas que participan como barreras fisiológicas para eliminar los radicales libres: II. Catalasa. Rev Cubana Invest Bioméd. 1996;15(2). Consultado 20 de mayo de 2011. Disponible en: http://bvs.sld.cu/revistas/ibi/vol15_2_96/ibi01296.htm.

Izquierdo G y Cevallos G. Efectos de los antioxidantes en el envejecimiento celular. Capítulo 1. Consultado 16 de mayo de 2011. Disponible en: http://www.entornomedico.org/salud/nutricion/vitaminas.html.

Jiménez R. Antioxidantes: radicales libres y sistemas de defensa antioxidante. Consultado 13 de mayo de 2011.

Disponible en: http://www.informacionconsumidor.org/ Opinioacuten/ArticuloOpinion/tabid/72/ItemID/2

Apiterapia y antioxidantes. Consultado 4 de junio de 2011. Disponible en: http://www.sada.org.ar/Articulos/Apiterapia/antioxidantes.htm.

Prodmédica. ¿Qué es la ozonoterapia? Cap. 6. Madrid, España. Consultado 30 de noviembre de 2010. Disponible en: http://www.prodmedica.com/ozono.html.

Martínez Sarrasague M, Andrés Barrado D, Zubillaga M, Hager A, De Paoli T, Boccio J. Conceptos actuales del metabolismo del glutatión. Acta Bioquímica Clínica Latinoamericana. 2006 enero-marzo;40(1):45-51. La Plata Consultado 20 de mayo de 2011. Disponible en: http://www.scielo.org.ar/scielo.php?pid=S0325-29572006000100008&script=sci_arttext.

Centro Médico del Ozono. Beneficios de la ozonoterapia. La Laguna, Tenerife, Islas Canarias: Consultado 30 de noviembre de 2010. Disponible en: http://www.ozonoterapiatenerife.com/efecto.htm.

Martínez Sánchez G. Especies reactivas del oxígeno y balance redox. Parte I: Aspectos básicos y principales especies reactivas del oxígeno. Rev Cubana Farm. 2005;39(3).

Área de Biología Celular, Departamento de Biología Ambiental y Salud Pública, Facultad de Ciencias Experimentales, Universidad de Huelva, España. Estrés Oxidativo. Consultado: 30 de noviembre de 2010. Disponible en: http://www.uhu.es/franasco.cordoba/asignaturas/postgrado/estres/doc/estres.pdf.

Zárraga JC, Velázquez I, Rodríguez A y Castells Y. Química. México: McGraw-Hill; 2003.

Boveri A. DERMOFARMACIA. Antioxidantes: efectos biológicos y sobre el envejecimiento. Folia Dermatológica Peruana. 1999;10 (4 de diciembre). Consultado 4 de mayo de 2011. Disponible en: http://sisbib.unmsm.edu.pe/bvre-vistas/folia/vol10_n4/antioxidantes.htm.

Alemán Palacios L. Principales enzimas antioxidantes. Tesis en la carrera de licenciatura de Biología, Universidad de Oriente, Núcleo de Sucre-Cumaná, Venezuela. Consultado 17 de mayo de 2011. Disponible en: http://www.monografias.com/trabajos24/enzimas-antioxidantes/enzi-mas-antioxidantes.shtml.

Martínez Álvarez JR, Valls Bellés V y Villarino Marín A. Sociedad Española de Dietética y Ciencias de la Alimentación (SEDCA), Facultad de Medicina. Universidad de Valencia, España. Edición y Coordinación: Centro de Información Cerveza y Salud. Madrid: Marzo de 2007. Consultado: 16 de mayo de 2011) Disponible en: www.cervezaysalud.com.

Sistemas antioxidantes enzimáticos. Información general. News medical. Consultado 20 de mayo de 2011. Disponible en: http://www.news-medical.net/health/Antioxi-dant-Enzyme-Systems-%28Spanish%29.aspx.

Salud Totem. La importancia del glutatión. Consultado 15 de mayo de 2010. Disponible en: http://www.healthtotem.com/sp/refensal/glut.html.

Guija Poma E. Radicales libres, antioxidantes y salud. Rev Soc Quim. Perú. 2003;69(4):243-252.

Cisneros Prego E, Pupo Balboa J y Céspedes Miranda E. Enzimas. Sus partículas como barreras fisiológicas para eliminar los radicales libres. III. Glutatión peroxidasa, Rev Cub Inv Biomed. 1997; enero-junio 16(1).Consultado 15 de mayo de 2011. Disponible en:http://worldscience.org/topic-pages/e/eliminar+los+radicales.html.

Zamora S JD. Antioxidantes: micronutrientes en lucha por la salud. Rev Chil Nutr. Santiago. 2007;34 marzo(1). doi: 10.4067/S0717-75182007000100002.

Martínez Sánchez G, Delgado Hernández R, Garrido Garrido G, Guevara García M, García Rivera D, Páez Betancourt E y Núñez Sellés AJ. Vimang. Nuevo producto natural antioxidante. Mitos y realidades de la terapia antioxidante. 2da ed. Ciudad de La Habana: Centro de Química Farmacéutica. Ministerio de Salud Pública de la República de Cuba; 2003:p.5-14.

León Fernández OS, Candelario Jalil E, Merino García N y Martínez Sánchez G. El balance redox celular. Su significado en estados de enfermedad, a nivel experimental y en el diagnóstico clínico. Revista Cubana de Farmacia. 2002;36(Suplemento especial 2):47. IV Congreso Nacional de Farmacología y Terapéutica. Escuela Latinoamericana de Medicina, Ciudad de La Habana, 15-18 de octubre de 2002.

Avello M y Suwalsky M. Radicales libres, estrés oxidativo y defensa antioxidante celular. Consultado: 4 de mayo de 2011. Disponible en: http://www.ciencia-ahora.cl/Revista17/03RadicalesLibres.pdf.

Asociación Argentina del Ozono. Curso Ozonoterapia. Bases bioquímicas, clínicas y técnicas de la terapia con ozono-oxígeno. El desarrollo histórico de la terapia con ozono-oxígeno. Publicado por autoedición. Buenos Aires: Asociación Argentina de ozonoterapia; octubre de 2007:p.7-8.

Glutation. Alimentos sanos. 30 de abril de 2008. Consultado: 4 de mayo de 2011. Disponible en:www.tenersalud.com/2008/04/30/glutatión/.

Vallancien B, Winkler J-M. El ozono médico. El manual práctico de ozonoterapia. Primera edición revisada y completa. Publicado por autoedición. Asociación Francesa de ozonoterapia, París. Marzo de 1991.p. 9-13.

Rodríguez Perón J.M., Menéndez López J.R., Trujillo López Y. Radicales libres en la biomedicina y estrés oxidativo. Rev Cub Med Mil. 2001 mar; 30(1):36-44. [revista en internet]. Consultado 25 de junio de 2011; Disponible en: http://scielo.sld.cu/scielo.php?script=sci_arttext&pid=S0138-65572001000100007&lng=es.

Companioni Gásquez M y Clapés Hernández S. Estrés oxidativo. Escuela Latinoamericana de Medicina. Ciudad de La Habana: Abril, 2002.

Cammack R. Electron spin resonance. In: The biochemistry of plants, Vol. 13. New York: Academic Press; 1987:p.229-57.

Bocci V, Luzzi E, Corradeschi F, Paulesu L, Rossi R, Cardaioli E, Di Simplicio P. Studies on the biological effects of ozone: 4. Cytokine production and glutathione levels in human erythrocytes. J Biol Regul Homeost Agents. 1993;7:133-138.

Poli G, Schaur RJ, Siems WG, Leonarduzzi G. 4-Hydroxynonenal: A membrane lipid oxidation product of medicinal interest. Med Res Rev. 2008;28:569-631.

Dianzani MU. 4-Hydroxynonenal and cell signalling. Free Radic Res. 1998;28

Capítulo 3. Acciones biológicas
inherentes al ozono

Introducción

Los principios de la bioactividad del ozono se presentan sobre la base de sus interacciones primarias con ciertos compuestos, presentes en todos los tejidos vivos.

La existencia del ozono como tal en cualquier sistema biológico es extremadamente breve. Las insaturaciones (dobles enlaces) presentes en las moléculas (biomoléculas) de innumerables compuestos biológicos provocan que estos sean capaces de reaccionar con el ozono a velocidades de reacción del orden de los 10^6 mol/(L · s). Estas velocidades de reacción determinan que en presencia de tales clases de sustancias, la existencia del ozono sea de solo unas fracciones de segundo.

La velocidad de reacción con los compuestos orgánicos saturados, sin embargo, resulta muy pequeña, por lo que con preferencia en el organismo el ozono reacciona con los insaturados.

Es lógico comprender que los efectos sistémicos de la ozonoterapia, así como la mayor parte de sus efectos locales sobre los tejidos y sistemas orgánicos, se logran a través de los metabolitos del ozono que se originan en su reacción con esas biomoléculas en condiciones fisiológicas, entre los cuales se tienen: hidroxihidroperóxidos, hidroperóxidos, diperóxidos, peróxido de hidrógeno, peróxidos, ozónidos, aldehídos y otros.

La ozonoterapia constituye un tratamiento de medicina natural capaz de revitalizar y estimular procesos enzimáticos naturales vitales, protectores y antirradicálicos de las células. Las diferentes modalidades de tratamiento son rápidas, eficaces, económicas y además, ambulatorias.

Al entrar en el maravilloso mundo de las aplicaciones del ozono en el campo de la medicina, pudiera pensarse que al administrarlo directamente al organismo pasa inmediatamente al plasma sanguíneo permaneciendo en él por algún tiempo, pero no es así. Si así fuera, como el ozono es muy tóxico provocaría un gran daño de tipo tóxico en el organismo que no se podría evitar. Sin embargo, lo que sucede realmente en la práctica es que al ser administrado reacciona inmediatamente con un grupo de biomoléculas presentes en los diferentes fluidos biológicos y se agota rápidamente durante la reacción dando lugar a la formación de ERO y productos de oxidación lipídica (POL), considerados mensajeros químicos del ozono y responsables directos de todas sus acciones biológicas y terapéuticas.

Las bondades biológicas del ozono pueden ser clasificadas de amplio espectro, pues puede aportar un conjunto importante de efectos beneficiosos a nuestro organismo. Así, desarrolla una potente acción germicida y antiparasitaria, ejerce una eficaz acción reguladora del metabolismo e incrementa en particular el del dioxígeno, así como la oxigenación a nivel celular y la fagocitosis. Asimismo, desencadena favorablemente una eficaz acción inmunomoduladora a través de la síntesis y liberación de citosinas, todo lo cual se manifiesta en un aumento del potencial defensivo del organismo.

Los riesgos de toxicidad asociados a él son realmente mínimos, la seguridad es extraordinariamente elevada siempre que se cumpla con las dosis médicas recomendadas, sin embargo, en todo momento, se debe estar alerta ante cualquier situación que se pueda presentar y por eso, se recomienda sin temor a equivocación, que todo buen ozonoterapista que se respete debe tener siempre a su alcance un carro de paro con los medicamentos respectivos de urgencia.

3.1. Acciones biológicas beneficiosas del ozono

Los metabolitos del ozono ejercen un beneficio biológico de gran importancia, pues de forma sistémica activan los sistemas de defensa enzimático y no enzimático del organismo, así como al sistema inmune, lo que propicia que la acción fagocítica de los macrófagos tenga una eficacia mayor. Asimismo, acorta el tiempo de unión del dioxígeno a la hemoglobina, lo que activa la respiración a nivel celular, con lo que la mejoría que se efectúa en la circulación es extraordinaria en la claudicación arterial. Por otro lado, el ozono es capaz de revitalizar las células que se encuentren dañadas, lo que asegura que el metabolismo del dioxígeno sea más eficiente y se alcance una mayor defensa contra los radicales libres y otras especies prooxidantes, hecho que ayuda a evitar la aparición de enfermedades. Entre esas acciones beneficiosas se pueden citar:

- Activación del metabolismo del dioxígeno e incremento de la oxigenación celular (Figura 3.1).
- Aumento de la transferencia de oxígeno a los tejidos y consecuentemente de la oxigenación tisular (Figura 3.1).
- Acciones analgésica y anti-inflamatoria.
- Incremento de la flexibilidad y plasticidad de los eritrocitos y consecuentemente, de las propiedades reológicas de la sangre.
- Acción antiagregante plaquetaria.
- Mejora de la microcirculación sanguínea gracias a su acción vasoreguladora sobre el endotelio.
- Incremento y mejora de la circulación en general.
- Activación de la fagocitosis.
- Acción desinfectante directa en la aplicación local.

- Efecto sistémico antibacteriano, antiviral, antifúngico y antiparasitario.
- Estimulación de los sistemas de defensa antioxidante.
- Regulación del estrés oxidativo.
- Inducción de la síntesis y liberación de citocinas.
- Mejora del metabolismo de las lipoproteínas.
- Intervención en la formación y activación de autacoides.
- Modulación-activación del sistema inmune.

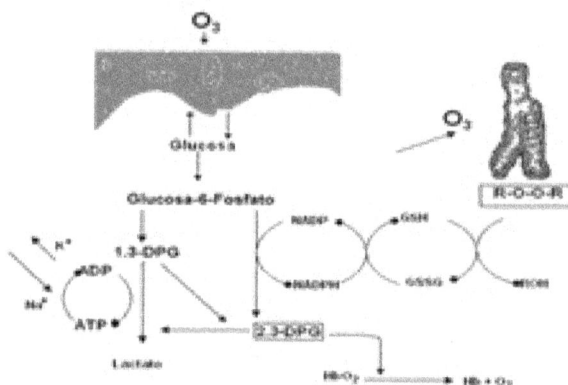

Fig. 3.1. El ozono favorece la formación de 2,3-difosfoglicerato (2,3-DPG) principal responsable del aporte de dioxígeno a nivel celular periférico. Su formación favorece el transporte del dioxígeno por la hemoglobina y facilita e incrementa su liberación (la oxigenación) en los tejidos.

3.2. Formas de acción del ozono

Las acciones físico químicas que caracterizan al ozono se basan principalmente en sus particulares capacidades:
- Oxidantes: Potencial de reducción E_0 = +2,07 V
- Ozonolíticas: En esta acción actúan íntegramente sus moléculas sobre todas las sustancias orgánicas con for-

mación de ozonuros (HO_3). Los ozonuros que se obtienen son inestables.

Acción germicida del ozono

El ozono es una especie química molecular muy oxidante, mucho más que el dioxígeno. Esta acción oxidativa es la que lo hace realmente muy efectivo contra todo tipo de gérmenes patógenos, vale decir, un germicida de amplio margen de utilización, ya que aquellos no pueden detener ni contrarrestar esa acción ofensiva por estar desprovistos de un sistema enzimático que los pueda proteger de ella conveniente y eficazmente. Esta capacidad de capturar, inactivar, destruir y eliminar a esos agentes agresivos, convierte al ozono en un potente producto químico antimicrobiano, es decir, en un poderoso agente antibacteriano, antiviral, antifúngico y antiparasitario, lo que no deja lugar a dudas que constituye un hecho realmente de suma importancia en medicina por lo que debe tenerse en cuenta para su aplicación en el tratamiento de aquellas patologías en las que la resistencia microbiana a los antibióticos no permita la cura o mejoría de una afección de ese tipo o en su lugar, haya riesgo de ocurrencia de sepsis crítica o generalizada. Procedimiento en el que no se descartan las ventajas de su posible asociación o combinación con otros tratamientos, incluidos los convencionales.

Mecanismo de la lisis antimicrobiana del ozono

El ozono puede destruir los gérmenes patógenos que llegan a penetrar la barrera de defensa del organismo y que sean portadores de una gran virulencia, gracias al potente poder oxidante que posee.

El ozono y sus metabolitos realizan una ofensiva contra las envolturas y las membranas protectoras de esos microorganismos a través de la peroxidación de los fosfolípidos, lipoproteínas y polipéptidos que las constituyen y la oxidación de las moléculas de *N*-glucosamina de sus envolturas, con lo que impiden su fusión con la membrana celular.

Como consecuencia de esa acción tiene lugar la ruptura de los ácidos nucleicos (ADN y ARN) de los microorganismos, lo que es posible por carecer estos de un adecuado sistema enzimático protector que los defienda de tales eficaces acciones, cuyo resultado final es su inactivación y destrucción.

Capacidad inmunomoduladora del ozono

Estudios realizados *in vitro* e *in vivo*, por Bocci y cols. han demostrado la capacidad del ozono y sus metabolitos para desarrollar una acción inmunomoduladora que le permite revitalizar las células inmunocompetentes, así como activar y mejorar la respuesta del sistema inmune tanto a nivel celular, como humoral, frente a las afecciones que se instalan y desarrollan en el organismo como consecuencia del debilitamiento de ese sistema y por tanto, de su limitación para enfrentar eficazmente diferentes agresiones. Asimismo, ha sido evidenciado un incremento en la proliferación y actividad de linfocitos y macrófagos, así como en interleucinas, citocinas e inmunoglobulinas bajo el efecto de los metabolitos del ozono.

Ha sido rigurosamente demostrado por el profesor Bocci y cols., que los metabolitos del ozono activan y liberan interferones (IFN-α, IFN-β y IFN-$\boxtimes$), interleucinas (IL-2, IL-4, IL-6, IL-8 y IL-10), así como factores de necrosis tumoral (TMF-α), estimulantes de colonias de macrófagos granulocíticos (GM-CSF) y de crecimiento (TGF-β1). Los interferones con su actividad antiviral previenen la replicación viral y ejercen una acción inmunomoduladora, con lo que son activadas las células T-citotóxicas (CD8), así como macrófagos, neutrófilos, eosinófilos, etc., lo que contribuye a la eliminación de virus, células neoplásicas, bacterias, parásitos, hongos, etc. En ese proceso, se producen anticuerpos específicos necesarios que complementan la respuesta inmune.

La ausencia de eventos adversos y la seguridad extraordinariamente elevada expresada en la ausencia de daño o riesgo tóxico, mutagénico, cancerígeno o teratogénico ampliamente demostrado que acompaña el empleo del ozono en las dosis médicas recomendadas, hacen de él un excelente inductor de la síntesis y liberación de citosinas susceptible de un uso eficaz en el tratamiento de enfermedades y deficiencias relacionadas con el sistema inmune.

Acción del ozono sobre los autacoides

Los autacoides por la función biológica que desempeñan son considerados mensajeros químicos endógenos, se localizan en casi todos los tejidos y fluidos del organismo. En él, realizan diferentes acciones fisiológicas y farmacológicas y participan tanto en procesos biológicos normales como en patológicos. Su producción se incrementa ante numerosos estímulos, con lo que se origina un amplio conjunto de efectos en el organismo, razones por las que tienen una gran importancia biológica.

Se conocen dos familias de autacoides derivadas de los fosfolípidos de las membranas celulares, los eicosanoides y otros fosfolípidos modificados representados por el factor activador de plaquetas.

Los primeros provienen de ácidos esenciales (ciertos ácidos grasos poliinsaturados de carácter lipídico (principalmente del ácido araquidónico) y actúan como mediadores para el sistema nervioso central, los eventos de la inflamación y de la respuesta inmune. Entre ellos, se tienen: las prostaglandinas, la prostaciclina, el tromboxano A2 y leucotrienos.

- Las prostaglandinas son consideradas mediadores del estímulo de las terminaciones nerviosas del dolor.
- La prostaciclina se considera una sustancia muy beneficiosa por ser un potente antiagregante plaquetario y un vasodilatador por excelencia, por lo que desempeña un

importante papel en la reducción de los procesos inflamatorios.

- El tromboxano A2, es un potente agregante plaquetario
y vasoconstrictor
- Los leucotrienos son ácidos grasos poliinsaturados y participan en los procesos de inflamación crónica.

Un desequilibrio entre prostanoides (prostaglandinas, prostaciclina y otros eicosanoides) leucotrienos, ácidos grasos
esenciales y de propanotriol, conducen a un estado de salud
negativo con nefastas e importantes consecuencias.

Las evidencias experimentales revelan que la acción principal del ozono con respecto a los autacoides, parece estar
relacionada en garantizar un adecuado balance entre estas
sustancias de manera que primen aquellas cuyas acciones
y los efectos que desencadenan resulten favorables para el
organismo.

**Acción reguladora del ozono sobre diferentes indicadores
bioquímicos**

En los extensos estudios realizados en Cuba, se ha podido
comprobar la acción reguladora del ozono sobre un conjunto
importante de diferentes indicadores bioquímicos.

Concentraciones patológicas de colesterol, triglicéridos,
glicemia y creatinina se han normalizado en pacientes y modelos animales estudiados después de concluidos los ciclos
de tratamiento indicados, mientras que aquellos que las han
presentado con valores normales se han mantenido a lo largo
de ellos.

El ozono mediante el desencadenamiento de determinados
procesos endógenos desencadena un efecto reactivador de los
mecanismos intracelulares que influyen sobre los procesos
metabólicos, con lo que contribuye al control y regulación
de esos indicadores y por supuesto, a normalizar el funcionamiento del organismo y por tanto, a rescatar sus potencia-

lidades y garantizar su salud. Entre las acciones de este tipo se pueden citar:

- Contribución a la oxidación de las coenzimas NADH y NADPH.
- Incremento del transporte de dioxígeno y de la oxigenación a nivel mitocondrial.
- Aumento del 2,3-difosfoglicerato.
- Oxidación de grasas insaturadas.
- Hidrosolubilización de grasas liposolubles.
- Aumento de la producción de hematocritos.
- Reducción del colesterol, los triglicéridos y otras grasas.
- Reducción del colesterol unido a lipoproteínas de baja densidad (C-LDL).
- Aumento de colesterol unido a lipoproteínas de alta densidad (C-HDL).
- Regulación de las concentraciones de calcio y mantenimiento de su homeostasis.
- Promoción de una mayor oxigenación de los tejidos.
- Favorece el metabolismo del dioxígeno.
- Incremento del metabolismo de las lipoproteínas.

3.3. Ozonoterapia

Se denomina ozonoterapia a todo acto terapéutico realizado mediante el uso directo de una mezcla gaseosa de dioxígeno y ozono (O_2/O_3) a las concentraciones y dosis médicas indicadas, aportada por un generador de ozono a partir de dioxígeno puro de calidad médica. En ella, el ozono representa el 5 %. De modo equivalente, se considera ozonoterapia a los actos médicos realizados con productos ozonizados cuyos efectos terapéuticos se deriven directamente de la acción del ozono o de sus metabolitos. Este es el caso del agua, los aceites de oliva o girasol ozonizados, entre otros.

Mecanismo de acción de la ozonoterapia

Una vez que el ozono ha sido introducido en el organismo, dada su gran solubilidad en el agua, rápidamente se disuelve en el plasma y en los fluidos biológicos. En ellos, debido a su fuerte carácter oxidante, reacciona inmediatamente con un grupo de biomoléculas presentes en esos fluidos corporales, tales como proteínas, carbohidratos y especialmente, con los ácidos grasos poliinsaturados y a continuación, se forman sus metabolitos, los cuales están constituidos principalmente por ERO, así como por productos de oxidación lipídica (POL), todos los cuales constituyen importantes mensajeros del ozono y al mismo tiempo, responsables principales de sus acciones biológicas y terapéuticas en el organismo. Este proceso desencadenado por la ozonoterapia provoca un pequeño y transitorio estrés oxidativo (reconocido como precondicionamiento oxidativo) que a su vez, activa el sistema enzimático de antioxidantes endógeno, cuya respuesta da lugar a una serie o cascada de eventos con la capacidad de restaurar en él, el equilibrio entre agentes prooxidantes y antioxidantes con un balance favorable para el organismo (Figura 3.2).

3.4. Estrés oxidativo y ozonoterapia

El estrés oxidativo como ha sido referido antes, puede ser definido como la prevalencia dentro de la célula de actividad prooxidativa en relación con la actividad de defensa antioxidante, estado que puede ser causado entre otros, por el desencadenamiento de enfermedades, el debilitamiento o depresión de las propias células sanas, reducida actividad de sus sistemas o mecanismos de defensa, el estrés físico o psíquico, intoxicaciones, factores externos y ambientales, inadecuados estilos de vida y alimentación, así como por la administración o consumo de fármacos, entre otros, todo lo cual impone requerimientos físicos, psíquicos, neurológicos, etc. que demandan reajustes internos por parte del organismo y también por los procesos relacionados con el propio envejecimiento (Figura 3.3).

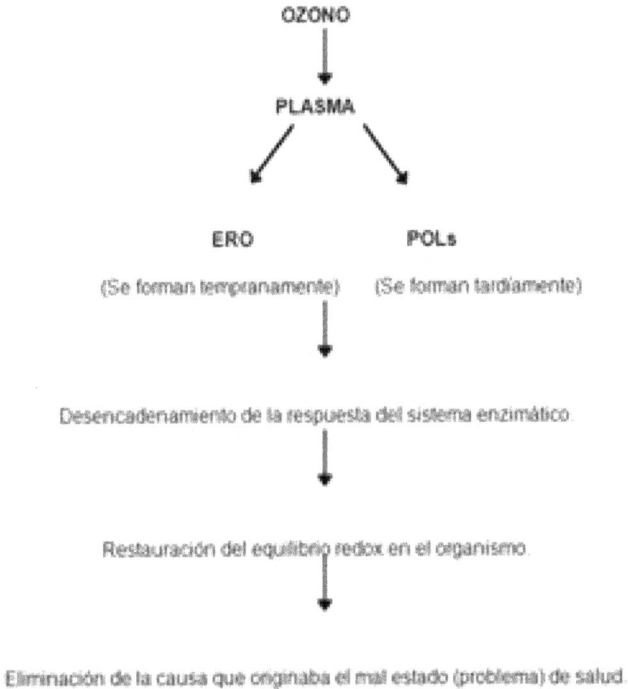

OZONO

↓

PLASMA

ERO POLs

(Se forman tempranamente) (Se forman tardíamente)

↓

Desencadenamiento de la respuesta del sistema enzimático

↓

Restauración del equilibrio redox en el organismo

↓

Eliminación de la causa que originaba el mal estado (problema) de salud

Entre los metabolitos efectores de este proceso se encuentran:

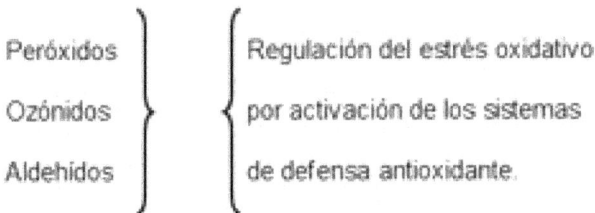

Peróxidos   Regulación del estrés oxidativo

Ozónidos   por activación de los sistemas

Aldehídos   de defensa antioxidante.

Fig. 3.2. Mecanismo a través del cual actúa el ozono que llega al plasma y mediante el que genera un precondicionamiento oxidativo en el organismo.

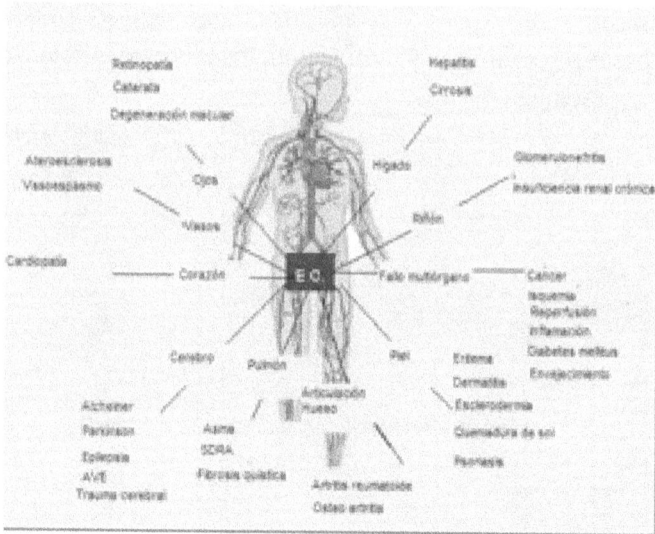

Fig. 3.3. Las enfermedades, entre otros factores, ponen en condiciones (estado) de estrés oxidativo al organismo. SDRA Síndrome respiratorio agudo. AVE Accidente vascular encefálico.

La ozonoterapia produce una mejora en sentido general de muchos procesos bioquímicos y fisiológicos, con lo que se favorece la salud y la capacidad de trabajo, sobre todo, a partir del momento en que se comienzan a hacer patentes esos efectos. Asimismo, compensa y retarda el deterioro que paulatinamente se va produciendo en el organismo con el envejecimiento, así como los cambios degenerativos que normalmente acompañan este proceso y que también pueden desencadenar enfermedades en él, principalmente las crónicas, de ahí, que se justifique su empleo con carácter preventivo en las personas sanas. Luego, en atención al principio básico de que los mejores tratamientos son aquellos que promueven los mecanismos de defensa naturales, así como los preventivos, se puede asegurar sin temor a equivocación que la ozonoterapia se revela como un tratamiento de excelencia.

3.5. APLICACIÓN DE LA OZONOTERAPIA
POR ESPECIALIDADES

El uso del ozono en la práctica médica abre un amplio campo de posibilidades dentro de sus especialidades, en las que se puede emplear con resultados muy beneficiosos y la plena garantía de una elevada seguridad en su aplicación a las dosis médicas recomendadas, las cuales aseguran un aumento de la calidad de vida de los pacientes y en muchos casos, la curación de sus enfermedades.

Puede afirmarse con rigor que los logros podrían ser mayores, si como ocurre en muchas ocasiones, los pacientes no llegaran remitidos a las consultas de ozonoterapia después de haber sido tratados sin resultados por otras especialidades, situación en las que asumen la ozonoterapia como una última alternativa, opción o recurso para intentar alcanzar algún alivio o mejora en sus dolencias o un posible beneficio para sus estados de salud.

La ozonoterapia se aplica en un amplio campo de las ciencias médicas, siendo de gran utilidad en un extenso conjunto de especialidades (Figura 3.4) entre las que se encuentran las que se relacionan a continuación:

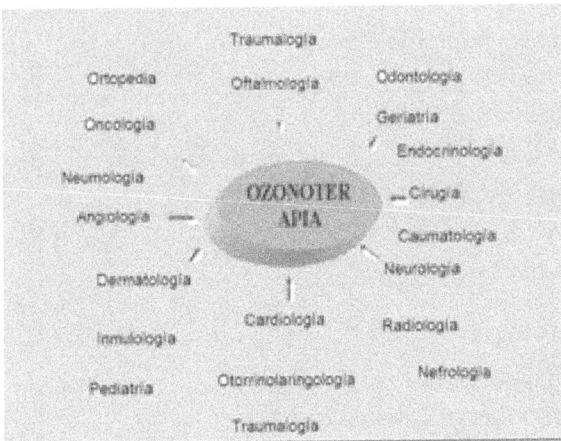

Fig. 3.4. Algunas de las muchas especialidades médicas a las que se asocian los beneficios que ofrece la ozonoterapia.

Angiología

- Arteriopatías.
- Aterosclerosis obliterante.
- Tromboflebitis.
- Insuficiencia circulatoria.
- Insuficiencia venosa.
- Linfangitis.
- Microvárices.
- Pie diabético.
- Úlceras de miembros inferiores.
- Úlceras en el paciente sicklémico.
- Escaras

Cardiología

- Angina cardíaca.
- Cardiopatía isquémica.
- Estenosis cardíaca.
- Síndrome de hipertensión venosa.
- Infarto del miocardio.

Dermatología

- Lesiones microbiológicas.
- Dermatitis por contacto.
- Herpes simple y zoster.
- Psoriasis.
- Quemaduras
- Cicatrización de heridas.
- Úlceras herpéticas.

Estomatología

- Gingivoestomatitis.
- Infecciones bucales en general.
- Pericoronaritis.
- Alveolitis.

- Lesiones bucales (aftas).
- Lesiones producidas por prótesis.

Geriatría

- Alzheimer.
- Parkinson
- Demencia senil.
- Revitalización general.

Medicina interna

- Afecciones intestinales.
- Colitis ulcerosa (Enfermedad de Crohn).
- Cirrosis hepática.
- Eccemas.
- Constipación.
- Gastritis.
- Hemorroides.
- Hepatitis.
- Hepatopatías crónicas.
- Hipercolesterolemia.
- Inmunodeficiencia adquirida.
- Linfoedema colibacilosis.
- Proctitis.
- Úlceras gástrica y duodenal.

Neumología

- Asma bronquial.
- Insuficiencia respiratoria crónica.
- Enfermedad pulmonar obstructiva crónica.
- Bronquitis crónica.
- Enfisema pulmonar.

Neurología

- Cefaleas.
- Enfermedades neurodegenerativas.

- Neuropatía diabética.
- Trastornos cerebrales.
- Neuropatía periférica epidémica.
- Neuralgias del trigémino.
- Infarto cerebral.
- Accidente vascular encefálico.

Oftalmología

- Atrofia del nervio óptico.
- Catarata.
- Degeneración macular senil.
- Glaucoma de ángulo abierto.
- Neuropatía óptica.
- Retinopatías.
- Retinosis pigmentaria.

Oncología

- Terapias aditivas en las condiciones carcinogénicas, ya que la ozonoterapia realiza su acción principal sobre las causas que dan origen a la formación del cáncer, potenciando de esta manera y mediante acciones inmunológicas, los tratamientos convencionales y contribuyendo a mejorar la calidad de vida de los pacientes.
- Cáncer de lengua y labios.
- Cáncer de colon y recto.
- Cirrosis hepáticas.
- Melanomas.
- Cáncer de mama.
- Cáncer de cabeza y cuello.
- Cáncer vaginal.
- Cáncer de piel.
- Adenocarcinoma prostático.
- Otros.

Ortopedia y Reumatología

- Artritis reumatoide.
- Artrosis.
- Ciatalgia
- Lumbalgias
- Complicaciones sépticas postoperatorias.
- Hernias discales.
- Periartritis.
- Osteocondrosis vertebral.
- Tratamiento local de procesos sépticos (osteomielitis).
- Hombro doloroso.
- Bursitis subacromial.
- Síndrome subacromial.
- Artrosis acromio-clavicular.
- Sinovitis articulación húmero-radial.
- Síndromes canaliculares (síndrome del túnel carpiano).
- Artrosis trapecio-metacarpiana.
- Tendosinovitis.
- Artrosis cadera.
- Artrosis rodilla.
- Artropatías.
- Espolón calcáneo.
- Fibromialgia (punto gatillo)
- Esclerosis múltiple.
- Esclerodermia.
- Liquen plano.
- Traumatismo raquimedular.
- Osteoporosis.
- Osteomielitis.
- Retardo en la consolidación ósea.

Otorrinolaringología

- Amigdalitis crónica.
- Faringitis infecciosa.

- Hipoacusias.
- Síndrome cocleovestibular.
- Otitis.
- Lesiones de garganta, nariz y oídos.

Pediatría

- Malnutrición por defecto.
- Síndrome de mala absorción intestinal secundario a parasitismo por giardiasis.
- Inmunodeficiencia.
- Parálisis cerebral.
- Síndrome cloqueovestibular.
- Asma bronquial.
- Amigdalitis.
- Otitis.
- Otras.

Psiquiatría

- Síndrome depresivo.
- Inducción del sueño.

3.6. Algunas afecciones en las que la ozonoterapia reporta notables resultados

Trastornos circulatorios

Las enfermedades arteriales periféricas, principalmente las que tienen lugar en las extremidades inferiores y están caracterizadas por sensación de pesadez y frío, así como por dolor después de caminar moderadas distancias, constituyen una de las principales indicaciones del ozono. Se debe destacar que el tratamiento con ozono en estos casos, ha evitado durante años que muchos de los pacientes portadores de estas dolencias hayan tenido que ser amputados.

Los trastornos periféricos que acompañan a la diabetes mellitus, enfermedad capaz de afectar a todos los órganos del cuerpo, resultan muy sensibles al tratamiento, pues como ha sido referido antes, la ozonoterapia incrementa la producción del 2,3-DPG, lo cual coadyuva al proceso de oxigenación a nivel tisular, situación que a su vez, mejora la oxigenación celular y por supuesto, la de los tejidos periféricos.

Claudicación arterial intermitente

En los casos de claudicación arterial intermitente, el tratamiento mejora notablemente el suministro de oxígeno a los tejidos, músculos y células, con lo que impide la agregación plaquetaria y mejora la flexibilidad arterio-venosa, asimismo, disminuye el rozamiento eritrocitario dentro de la luz del vaso, lo que reduce la sintomatología que suele aquejar este padecimiento, lo que permite caminar distancias mayores sin experimentar cansancio extremo y por supuesto, garantiza un aumento de la calidad de vida de los pacientes.

Enfermedades dermatológicas, heridas y lesiones cutáneas

La eficacia antimicrobiana de los aceites ozonizados ha sido reiteradamente comprobada frente a disímiles virus, especies bacterianas o de hongos de importancia clínica pertenecientes a géneros tales como Candida, Escherichia, Pseudomonas, Staphylococcus, Streptococcus, lo hace un valioso desinfectante terapéutico en procesos sépticos, así como en heridas y lesiones de todo tipo. El solo hecho de mejorar la circulación acelera la curación de las heridas, además de su valiosa contribución a la formación de tejido de granulación, se cuenta con mucha evidencia de pacientes portadores de úlceras varicosas de años de evolución que mejoraron en un primer ciclo del tratamiento con ozono casi hasta su cicatrización. En otras ocasiones, el tratamiento con ozono ha contribuido tanto a la limpieza del proceso infeccioso que ha permitido la realización de injertos exitosos.

En estos casos, por lo regular, resultan muy útiles las combinaciones terapéuticas de diferentes tratamientos con ozono: bolsa, insuflación rectal y aceite ozonizado.

Onicomicosis. En este caso particular, el resultado con el aceite ozonizado se logra a largo plazo, pues se conoce que para que los hongos mueran se debe mantener el tratamiento durante tres a seis meses.

Escaras o úlceras **por decúbito.** El tratamiento con aceite de girasol ozonizado ofrece muy buenos resultados. Se obtiene una rápida aseptización de la zona que ayuda a la regeneración celular hasta alcanzar la curación total de las lesiones.

Herpes simple genital recidivante. El tratamiento con aceite de girasol ozonizado permite lograr una disminución importante en el número de recidivas, así como un decrecimiento en su intensidad y duración. Resultan útiles las combinaciones terapéuticas con ozono.

Herpes zóster. El tratamiento por vía rectal y local con aceite de girasol ozonizado permite lograr una disminución importante en las lesiones respectivas de la piel en pocos días y se alcanza la curación total en poco tiempo, lo que demuestra cuán útiles resultan las combinaciones terapéuticas con ozono.

Enfermedades infecciosas

El marcado carácter y eficaz acción germicida del ozono también se pone de manifiesto en diferentes afecciones microbiológicas del tracto urinario, el sistema digestivo, los ojos, los sistemas genitales femenino y masculino; en las sepsis acompañantes de quemaduras críticas, etc.

Infecciones vaginales. El tratamiento por vía intravaginal de las infecciones vaginales resulta muy exitoso, aunque un resultado mayor se alcanza cuando se combina con el tratamiento por insuflación rectal y aplicaciones de aceite ozonizado.

Enfermedad pulmonar obstructiva crónica

En este caso, el tratamiento con ozono ha demostrado ser de sumo valor, por cuanto contribuye a mejorar la calidad de vida de los pacientes en un elevado porcentaje como una directa repercusión de su importante acción inmunomoduladora sobre los sistemas antioxidantes del organismo.

Enfermedades cerebrovasculares

Las enfermedades de este tipo en los tiempos actuales constituyen un gran problema de salud, debido a su marcada tendencia a producir y dejar penosas secuelas y grandes limitaciones físicas y neurológicas en aquellos pacientes que logran sobrevivir. Se ha demostrado que los resultados de la ozonoterapia aplicada en estos casos resultan muy beneficiosos por cuanto mejoran esas condiciones e incrementan la calidad de vida de los pacientes. Asimismo, ha quedado muy evidenciado que mientras más temprano se practique el tratamiento mejores son los resultados.

Síndrome metabólico. Es importante destacar la importancia que tiene la ozonoterapia como coadyuvante en el control del *síndrome metabólico*, al evitar o disminuir el riesgo de padecer enfermedades cerebrovasculares entre las cuales se pueden citar la diabetes mellitus, la hipertensión arterial, el infarto del miocardio, las insuficiencias renal y cardiaca, como resultado directo de su acción sobre los sistemas enzimáticos de defensa antioxidante que contribuye a disminuir las ERO, evitar la oxidación de las LDL y la consiguiente formación y deposición de ateromas en las paredes arteriales, reducir la agregación plaquetaria y eritrocitaria, con lo que se reduce el riesgo de su posible padecimiento o se evita su progresión y se mejoran las secuelas que puedan haber causado, lo que contribuye notablemente a propiciar una calidad de vida superior.

Enfermedades neurológicas

Las personas aquejadas por enfermedades neurológicas han sido unas de las más favorecidas por la ozonoterapia, pues esta les puede ayudar a recuperar las funciones biológicas perdidas, principalmente, en los accidentes vasculares encefálicos. En otros casos, como en las patologías neurodegenerativas tales como las demencias, la enfermedad de Parkinson, el Alzheimer, la ataxia de Friedrich y la esclerosis múltiple, su mayor aporte se circunscribe en enlentecer los respectivos procesos degenerativos que las caracterizan. El mayor éxito radica en la posibilidad de comenzar el tratamiento en la fase más temprana de estas enfermedades.

Neuropatía periférica epidémica. Esta enfermedad ocupa un lugar importante dentro de las neurológicas por su forma epidémica de aparición y por aquejar a un número importante de personas en la población con una profusa sintomatología (mialgias, calambres, cefaleas, pérdida del equilibrio, decaimiento, pesadez, sensación de frío, parestesias, incapacidad para caminar moderadas distancias sin la ocurrencia de dolor). En este caso, el incremento en la producción del 2,3-DG que propicia la ozonoterapia, que coadyuva al proceso de oxigenación a nivel tisular y que a su vez, mejora la oxigenación celular y de los tejidos periféricos contribuye a disminuir, enlentecer o detener la progresión del deterioro neuronal y con ello, todas las manifestaciones desagradables que acompañan la enfermedad, lo que repercute en un aumento de la calidad de vida de los pacientes portadores de esta patología.

Enfermedad angiológica (pie diabético con neuroangiopatía)

Fue precisamente en portadores de esta enfermedad en los que por primera vez se aplicó la ozonoterapia en Cuba, específicamente, en los casos de pie diabético con una drástica disminución de las amputaciones e importante elevación de la calidad de vida de los pacientes, así como también, en portadores de neuroangiopatía, en los que se comprobó una importante mejoría en la velocidad de conducción del nervio peroneo distal y proximal, en ambas piernas, así como expresión de concentraciones normales de glicemia sérica y acusada oxigenación de los tejidos después del tratamiento con ozono.

Enfermedades otorrinolaringológicas

Amigdalitis crónica. La aplicación directa de la mezcla gaseosa O_2/O_3 por infiltración en las glándulas resulta muy efectiva, principalmente, en la amigdalitis crónica como lo demuestran los excelentes resultados y toda la experiencia acumulada en el Centro de Investigaciones Médico Quirúrgicas de Cuba tras el exitoso tratamiento de más de 5 000 pacientes. El procedimiento puede ser combinado con otras vías de administración del ozono.

Otitis externa crónica difusa. El procedimiento es susceptible de combinarse con otras vías de administración de la mezcla gaseosa O_2/O_3, como la rectal y la ventosa de presión. Entre los gérmenes que eficazmente se eliminan con este tratamiento, se encuentran: *Pseudomonas, Candidas, Enterobacterias, hongos* y otro. El tiempo de curación (dos a tres semanas) varía en dependencia del germen presente.

Enfermedades estomatológicas

En estas enfermedades, el empleo del aceite ozonizado garantiza un tratamiento eficaz de los conductos radiculares infectados, así como de la alveolitis, la gingivitis, la gingivoestomatitis y otros traumatismos. Los resultados son apreciables en pocos días en dependencia del tipo de lesión.

Enfermedades geriátricas

El ozono, como eficaz estimulante de las defensas naturales, por su carácter revitalizante y su favorable acción sobre los procesos que desencadena el envejecimiento, resulta potencialmente de gran beneficio para las personas de la tercera edad, incluso desde el punto de vista preventivo por cuanto es capaz de mejorar los problemas de salud e incrementar la capacidad desde el punto de vista físico, psíquico y mental. Las personas de edad avanzada en particular, tras recibir el tratamiento, experimentan una mejora cualitativa en su calidad de vida y un mayor bienestar. Además de poseer la capacidad de enlentecer los procesos propios del envejecimiento, así como las enfermedades crónicas o no que suelen acompañar a este grupo etario.

Enfermedades oftalmológicas

El ozono ejerce una gran protección del nervio óptico, facilita su recuperación parcial, si este ha sido dañado e incrementa la microcirculación ocular. Su acción ejerce una influencia positiva sobre la visión deficiente, aumenta la agudeza visual y detiene su deterioro, así como la progresión de la enfermedad en el glaucoma y la retinosis pigmentaria, con el consecuente aumento de la calidad de vida, del bienestar y la seguridad del paciente.

Enfermedades del intestino

Inflamatorias. En los procesos inflamatorios del intestino grueso (colitis) y delgado (fístulas), así como del colon descendente (recto) (proctitis), la aplicación del ozono por insuflación rectal, produce gran alivio y mejoras al paciente.

Procesos sépticos. La eficacia antimicrobiana de los aceites ozonizados ha sido reiteradamente comprobada frente a disímiles virus, especies bacterianas o de hongos de importancia clínica pertenecientes a géneros tales como Candida, Escherichia, Pseudomonas, Staphylococcus, Streptococcus y otros, en diferentes afecciones de la dermis, la epidermis, las uñas, el tracto urinario, los ojos, los sistemas digestivo, genitourinario femenino y masculino, así como en sepsis acompañantes de quemaduras críticas, etc.

Giardiasis en el síndrome de mala absorción intestinal.
Se ha demostrado la eficacia del tratamiento con aceite ozonizado por la vía oral en la curación de la infestación por Giardia lamblia en el síndrome de mala absorción intestinal, así como también, en la inactivación de los trofozoitos respectivos, lo que garantiza evitar posibles reinfestaciones posteriores, como puede ocurrir con otros tratamientos convencionales. El tratamiento puede ser combinado con otras aplicaciones tales como la insuflación rectal y la autohemoterapia menor.

Enfermedades virales

Los resultados obtenidos en el tratamiento de enfermedades producidas por virus son realmente importantes, En el caso del virus del SIDA, se conoce que disminuye sus réplicas y aporta una gran mejoría a los pacientes. Igualmente, se ha tenido éxito en el tratamiento del virus de la hepatitis, los herpes y el papiloma humano, lo que ha repercutido en un acortamiento de la enfermedad, así como en un mayor bienestar del paciente.

Enfermedades ortopédicas y reumatológicas

En las enfermedades relacionadas con el esqueleto y el sistema locomotor (lumbalgias, ciatalgia, artritis reumatoide, soriasis, lupus eritematoso, hernias discales, artrosis generalizadas, de hombros, cadera y rodillas) el éxito del tratamiento con ozono se revela en la disminución del dolor y el malestar, así como del proceso inflamatorio que acompaña las patologías respectivas. El tratamiento reiterado puede incluso asegurar la curación de la enfermedad y además ser de posible contribución a la regeneración del cartílago.

Hernias discales. En el tratamiento de las hernias discales por las vías intradiscal, peridural y paravertebral es sorprendente. En la mayor parte de los casos, se logra una importante reducción del tamaño de la hernia y en muchos de ellos, el regreso de la masa pulposa al disco herniado, en un tiempo verdaderamente corto. Asimismo, en su ejecución, se combinan diferentes vías de aplicación con la rectal, lo que permite lograr una remisión importante de la sintomatología y las limitaciones físicas que suelen acompañar a esta afección generalmente de carácter traumático (dolores agudos, calambres, pérdida del equilibrio, adormecimiento, parestesia, sensación de pesadez de miembros inferiores, inflamación y de grandes limitaciones físicas) entre la primera y tercera infiltraciones, además de contribuir a una notable mejora de la calidad de vida, gracias a las acciones anti-inflamatoria y analgésica, entre otras del ozono. El número de sesiones está en dependencia del procedimiento empleado y la propia evolución del paciente.

Por otra parte, varios ciclos de tratamiento pueden asegurar una evolución muy satisfactoria y contribuir a una importante recuperación y a la remisión del paciente a más largo plazo o prácticamente permanente, a lo que además, se suman los beneficios que proporciona poder evitar los posibles riesgos, así como los traumas y secuelas ocasionalmente permanentes que acompañan a las acciones quirúrgicas involucradas.

Rodillas y hombros. La inyección intra-articular de ozono, en el caso de rodillas y hombros, se puede calificar de muy buena y efectiva por aportar un alivio extraordinario del dolor de la articulación en cuestión, ya sea en la enfermedad aguda o crónica. El tratamiento puede representar una buena alternativa, pues disminuye la inflamación y el dolor, así como la temperatura del miembro afectado y favorece la movilidad articular, todo lo cual determina una mejora en la calidad de vida del paciente.

La artritis reumatoide. En el caso particular de la articulación temporomaxilar, la aplicación combinada de los tratamientos por las vías intra-articular de ozono y sistémica rectal resultan muy efectivas. La sintomatología, el dolor y las molestias durante el movimiento y la masticación, se alivian a partir de la tercera aplicación con un aumento extraordinario de la calidad de vida.

Osteomielitis crónica. Como un factor coadyuvante en el tratamiento de la osteomielitis crónica, el tratamiento con ozono por insuflación rectal resulta muy alentador por sus resultados impresionantes, pues se apreciar una mejoría a partir de la primera semana de tratamiento en comparación con el tratamiento convencional. Además, supera en un 60 % su efectividad de este tratamiento y se logra a muy bajo costo. Por otro lado, se puede combinar con otras modalidades de ozonoterapia.

Enfermedades oncológicas

Es conocido que la enfermedad oncogénica transcurre a través de un proceso de diferenciación celular que tiene lugar cuando por alguna razón o bajo determinadas circunstancias, las células normales se ven fuertemente privadas del normal abastecimiento o suministro de dioxígeno durante un largo período. En estas condiciones anaeróbicas, para lograr su supervivencia, ellas se ven obligadas a cambiar su metabolismo aeróbico de obtención de energía por otro que va acompañado de la formación de ácido láctico, el cual condiciona el establecimiento de un medio ácido cuya presencia estimula el crecimiento celular tumoral. Asimismo, los productos del propio estrés oxidativo de la célula maligna favorecen los procesos de formación de nuevos vasos sanguíneos indispensables para el crecimiento tumoral, todo lo cual repercute en un crecimiento, desarrollo y proliferación acelerados del tejido tumoral.

En tal situación, el ozono que pueda ser suministrado contribuirá a incrementar la oxigenación celular y con ella, a restablecer la condición aeróbica necesaria para que comience a predominar la vía aeróbica para la producción de energía, se interrumpa la formación de ácido láctico, desaparezca la estimulación del crecimiento celular tumoral y al mismo tiempo, que disminuya la formación de nuevos vasos sanguíneos, se frenen los procesos que conducen a la malignización de los tejidos.

Por otro lado, la respuesta de los sistemas de defensa celulares desencadenada por la acción de los metabolitos del ozono, junto a su acción inmunomoduladora con la activación de las células inmunocompetentes deben contribuir a alcanzar una condición que asegure un determinado control de la enfermedad y por consiguiente, una mayor calidad de vida.

Aunque se han obtenido resultados que hacen sentir optimismo, se debe enfatizar que el tratamiento con ozono en este caso *no es curativo*, sino una acción complementaria y de apoyo a otras terapias aplicadas, no obstante, los resultados alientan a continuar la búsqueda. Asimismo, vale tener en cuenta que la ozonoterapia se asocia muy bien y con resultados satisfactorios con los tratamientos convencionales de quimioterapia y radioterapia que se aplican en estas enfermedades, exenta además, de posibles riesgos, complicaciones, mayores traumatismos o invasividad del paciente, sino más bien, favoreciendo un estado general más favorable y una mayor calidad de vida, con un probable alargamiento de la vida y hasta un posible grado de recuperación en estados muy precoces.

No obstante, como el uso del ozono médico es un procedimiento terapéutico válido y complementario cuando de cáncer se trata, el principio resulta particularmente positivo, por cuanto el objetivo en este caso, es prolongar la vida, mejorar y mantener una terapia oncológica mucho menos invasiva y traumática, así como aumentar la calidad de vida y el bienestar del paciente y aliviar la pena y el dolor de la familia, sin dejar de considerar que en el futuro el tratamiento de esta dolencia como de otras con el ozono pudiera ser aún más prometedor.

Así pues, las diferentes especialidades médicas tienen a su disposición en las aplicaciones del ozono acciones conocidas (activación del sistema inmune, aumento de la oxigenación celular y el incremento de la acción del sistema enzimático) y otras por desentrañar y convenientemente utilizar que pudieran representar un mayor beneficio para la salud, así como una mayor calidad de vida para los pacientes.

3.7. Consideraciones riesgo-beneficio entre el ozono y los esteroides

Es muy difundido el uso de los esteroides como terapia antiinflamatoria, para aliviar y paliar las crisis dolorosas que se presentan específicamente, en las especialides de Reumatología y Ortopedia, aunque se acompañan de efectos colaterales y a largo plazo, pudieran desencadenar afecciones estrechamente relacionada con el sistema inmune y riesgos de provocar enfermedades metabólicas, diabetes de origen esteroidea, así como efectos desmineralizantes (osteoporosis).

En contraposición a lo anterior, el empleo del ozono en medicina constituye un recurso totalmente disponible al alcance de los servicios médicos más exigentes que ofrece un ilimitado potencial de beneficios que no pone en riesgo el sistema de defensa natural del organismo como ocurre con los esteroides. El uso del ozono con fines médicos puede ser aplicado independientemente del tratamiento médico y de los exámenes e investigaciones a realizar, pues no interfiere en sus respectivos resultados, por el contrario, mejora el bienestar físico y mental, así como el estado y la disposición en general del paciente. Además, es un tratamiento seguro, no comporta reacciones adversas, ni efectos colaterales e indeseables para los pacientes, en su lugar, les proporciona un aumento de la calidad de vida y resultados en muchas ocasiones, superiores a los que se obtienen con el uso de los esteroides.

Ozono

De manera general, el ozono aplicado en medicina, presenta las características siguientes:

- Anti-inflamatorias.
- Analgésicas.
- Cicatrizantes. Favorece el proceso de granulación de los tejidos en las heridas.
- Antisépticas. No presenta ningún riesgo de sepsis.
- Antidepresivas, provoca inducción del sueño.
- No desencadena trastornos digestivos.
- No provoca retraso en las intervenciones quirúrgicas.
- Produce un alivio importante del dolor en el paciente y en ocasiones, los resultados son tan evidentes que contribuye favorablemente a replantear el tratamiento y descartar procedimientos memos invasivos, complejos, delicados, etc.
- Ofrece beneficiosas acciones generales.
- Admite la aplicación en ciclos repetitivos sin riesgos.
- Su inyección resulta dolorosa, por lo que se sugiere aplicarla lentamente.
- Se necesita disponer de un generador de ozono para su aplicación inmediata.
- No ofrece riesgos de toxicidad alguna.
- No se acompaña de eventos adversos.

Esteroides

De manera general, los esteroides son sustancias químicas que aplicadas convenientemente en el campo de la medicina presentan las acciones siguientes:

- Anti-inflamatorias.
- Analgésicas.
- Se acompañan de efectos desmineralizantes, con agravamiento de las lesiones (osteoporosis). Causan atrofia cutánea en el sitio de la inyección.

- Proinfecciosas. Acarrean riesgo séptico.
- Provocan retraso e incluso contraindicaciones para la intervención quirúrgica.
- Desencadenan efectos generales negativos (trastornos endocrinos).
- Comporta riesgos su empleo reiterado. Asimismo, pueden desencadenar enfermedades tales como la de Addison, Cusching, diabetes mellitus, etc.
- Provocan dependencia y posible riesgo de *efecto de rebote* al terminar el tratamiento correspondiente.
- Pueden presentar riesgos en caso de que el paciente sea portador de úlcera gastroduodenal.
- Ocasionan trastornos del sueño (insomnio).
- No resulta dolorosa su aplicación sistémica.

3.8. SEGURIDAD EN LAS APLICACIONES DE LA OZONOTERAPIA

La seguridad en las aplicaciones de la ozonoterapia es realmente elevada tanto para el paciente, así como para el terapeuta, por lo que su utilización en el campo de la salud, la convierte en un tratamiento de elección preferencial en medicina. A su vez, es un método confiable y eficaz cuando se aplican las dosis recomendadas y se ejecutan apropiadamente los procedimientos que requieren sus diferentes aplicaciones. No produce reacciones secundarias si lo utilizamos correctamente, ni provoca interacciones medicamentosas si previamente se realiza siempre un interrogatorio para prevenir cualquier posible interacción, no interfiere en el estado de salud del paciente, aunque siempre debe evitarse su uso en caso de enfermedades descompensadas. Por otro lado, no provoca reacciones adversas y cuando estas son observadas o sus resultados no resultan los esperados, es clara evidencia de que han sido consecuencia directa de una praxis inadecuada durante el tratamiento o en el procedimiento respectivo. Asimismo, no introduce riegos de toxicidad alguna, solo aparecen si las condiciones creadas para su aplicación no son las idóneas y cuando son violados los procedimientos bajo los cuales se manipula y aplica. Por otro lado, está exenta de riesgos mutagénico, teratogénico o carcinogénico.

Bibliografìa

Vallancien B, Winkler J-M. El ozono médico. El manual práctico de ozonoterapia. Primera edición revisada y completa. Publicado por autoedición. Asociación Francesa de ozonoterapia, París. Marzo de 1991.p. 35-39, 87-127.

Vallancien B, Winkler JM. Effet immunomodulant de l'administration parentérale d'ozonechez des maladies présentant une dysimmunité acquise d'origine virale. 9th I.O.A. Ozone World Congress. June 3-9, 1989. New York City, 1989.

Bocci V. Ozone therapy today. Proceedings of the 12th World Congress of the International Ozone Association (France), 1995.

Paz de F. Sanar con la alquimia de la atmósfera: El uso del ozono para el tratamiento de la hernia discal alcanza en Cuba buenos resultados: Juventud Rebelde. Domingo, 23 de noviembre de 2008;p.4.

José A. de la Osa. Ozonoterapia favorece tratamientos médicos: Granma. Edición única. Sábado, 13 de marzo de 2010;p.2.

León OS, Menéndez S, Merino N, Castillo R, Sam S, Pérez L, Cruz E, Bocci V. Ozone oxidative preconditioning: A protection against cellular damage by free radicals. Mediators Inflamm. 1998;7:289-294.

León Fernández OS. El mecanismo de precondicionamiento oxidativo por ozono. Su validez en modelos experimentales y en la respuesta clínica. Revista Cubana de Farmacia, 2002;36(Suplemento especial 2):47. IV Congreso Nacional de Farmacología y Terapéutica. Escuela Latinoamericana de Medicina, Ciudad de La Habana, 15-18 de octubre de 2002.

Borrego A, Zamora ZB, González R, Romay Ch, Menéndez S, Hernández F y Rojas E. El precondicionamiento oxidativo con ozono protege contra la nefrotoxicidad inducida por cisplatino en ratas. Revista Cubana de Farmacia. 2002;36(Suplemento especial 2):55-56. IV Congreso Nacional de Farmacología y Terapéutica. Escuela Latinoamericana de Medicina, Ciudad de La Habana, 15-18 de octubre de 2002.

Baeza Noci J. Historia del tratamiento con oxígeno-ozono en medicina y cirugía. La ozonoterapia en el tratamiento de la patología del aparato locomotor. Sevilla, 7 de octubre de 2005. Foros de debate SECOT.

Grillo R, Falcón L, Lorenzo W, Daniel R, Menéndez S, Gómez M y Fernández LA. Tratamiento de la onicomicosis con aceite ozonizado. Primer Congreso Iberolatinoamericano de Aplicaciones del Ozono. Centro Nacional de Investigaciones Científicas, Centro de Investigaciones Médico Quirúrgicas, Ciudad de La Habana, Cuba, 31 de octubre de 1990.

Grillo R, Falcón L, Menéndez S y Simón RD. Tratamiento del herpes simple genital con aceite ozonizado. Estudio preliminar. Rev. Cubana de Medicina Militar. 1990;4(1):58-63.

Menéndez S, González Álvarez R, Ledea Lozano OE, Hernández Rosales F, León Fernández OS, Díaz Gómez MF. OZONO. Aspectos básicos y aplicaciones clínicas. Ciudad de La Habana, Cuba: Editorial CENIC; 2008.

Evers M. Medical aplications. Bio-oxidative therapies: oxygen, ozone and H_2O_2. The Netherlands: kerkrade; 1996:p.7-8.

Romero A, Menéndez S, Gómez M y Ley J. La ozonoterapia en los estadios avanzados de la ateroesclerosis obliterante. Angiología; 1993;45:146.

Romero A, Menéndez S, Gómez M y Ley P. La ozonoterapia en la claudicación intermitente de evolución desfavorable. Revista Cubana de Cirugía. 1989;28(6):543-548.

Catenacci N, Giardinelli VA, Capoccetti E, Montini R. L'ozonoqualeco adiuvant en el trattamento delle insufficienze respiratorie: studio preliminare". Annales italiennes de Cirugie. 1987;57:(1-6).

Bocci V, Borrelli E, Travagli V, Zanardi I. The Ozone Paradox: Ozone is a strong oxidant as well as a medical drug. Wiley Periodicals, Inc Med Res Rev. 2009;29(4):664-667. Published online

Bocci V. The paradoxical effect of ozone in orthopaedic diseases. The problem of back-ache. Ozone. A new medical drug. AA Dordrecht, The Netherlands: Springer Publishers; 2005; p.198-208.

Wenning. F. Wiener medizinische Wochenschrift S. 1959:p.1069.

Benítez P, Figueredo J, González Y, Díaz D, Ugarte JC. Ozonoterapia perivertebral: eslabón entre el tratamiento conservador y quirúrgico de las hernias discales. Revista Investigaciones Medicoquirúrgicas. 2003;5(1)p:29-34.

Hernández Pérez PA, Prinzo Yamurri H. Análisis de las complicaciones de la cirugía de hernia discal lumbar. Neurocirugía; 2005;16:p.419-426.

Silva L. Experiencia en la ozonoterapia intratonsilar. XXV Jornada Científica del Centro de Investigaciones Médico-Quirúrgicas. Centro Latinoamericano de Eventos Médicos. CIMEQ – Ozonoterapia; 19 de febrero de 2008; La Habana, Cuba: 2008.

Véliz Gutiérrez JA, Pérez Díaz N, Fernández Montequín Z, Sanabria Negrín J, Machín Arias A. Aceite ozonizado: alternativa efectiva para las úlceras varicosas de miembros inferiores en Atención Primaria. Rev Ciencias Médicas. [revista en internet]. 2009;13(2):18-24. Consultado 21 de junio de 2011. Disponible en: http://scielo.sld.cu/scielo.php?script=sci_arttext&pid=S1561-31942009000200003&lng=es.

Delgado Rifá E, Quesada Musa JV. Ozonoterapia intraarticular en la enfermedad artrósica de rodilla. Rev Cubana Ortop y Traumatol. [revista en internet]. 2005;19(1): Consultado 21 de junio de 2011; Disponible en: http://scielo.sld.cu/scielo.php?script=sci_arttext&pid=S0864-215X2005000100005&lng=es.

Copello M. Menéndez S. Retinitis Pigmentosa patients treated with ozonetherapy during 20 years. Cuban experiences. *Revista Española de Ozonoterapia. 2011;1:(1)*13-22.

Pérez Aguiar LJ, García Báez O, Román González C, Menéndez Cepero S. Ozonoterapia y electroestimulación en retinosis pigmentaria. Rev Cubana Oftalmol. 2005;23(1):57-66. [revista en internet]. Cconsultado 21 de junio de 2011. Disponible en: http://scielo.sld.cu/scielo.php?script=sci_arttext&pid=S0864-21762010000100006&lng=es.

Calunga Fernández JL, Ramos Parra TL, Castillo P, Menéndez S, Carballo A, Céspedes J. Ozonoterapia combinada en el tratamiento del paciente portador de hernia discal lumbar: estudio preliminar. Rev Cubana Invest Bioméd. [revista en internet]. 2007 mar;26(1): Consultado 21 de junio de 2011; Disponible en: http://scielo.sld.cu/scielo.php?script=sci_arttext&pid=S0864-03002007000100003&lng=es.

Méndez Pérez NI, Menéndez Cepero S, Rivero Wong J. Ozonoterapia en SIDA. Rev Cubana Invest Bioméd. [revista en internet]. 2005 mar;24(1):69-71 consultado 21 de junio de 2011. Disponible en: http://scielo.sld.cu/scielo.php?script=sci_arttext&pid=S0864-03002005000100009&lng=es.

Díaz Batista A, García Mesa M, Piña Manresa C, Menéndez Cepero S. Efecto del ozono sobre la activación plaquetaria en pacientes diabéticos tratados con ozonoterapia: informe preliminar. Rev Cubana Invest Bioméd. [revista en Internet]. 2001 marzo; 20(1):45-47. consultado 21 de junio de 2011; Disponible en: http://scielo.sld.cu/scielo.php?script=sci_arttext&pid=S0864-03002001000100010&lng=es.

Méndez Pérez NI, Calunga Fernández JL, Menéndez Cepero S. Ozonoterapia en el síndrome de malabsorción intestinal secundario a parasitismo por Giardia lamblia: estudio preliminar. Rev Cubana Invest Bioméd. [revista en internet]. 2003 septiembre;22(3):145-149. Consultado 15 de julio de 2011 Disponible en: http://scielo.sld.cu/scielo.php?script=sci_arttext&pid=S0864-03002003000300001&lng=es.

Martín Reyes O, Lima Álvarez M, Zulueta Izquierdo MM. Alveolitis: Revisión de la literatura y actualización. Rev Cubana Estomatol. [revista en internet]. 2001 diciembre; 38(3):176-180. consultado 15 de julio de 2011. Disponible en: http://scielo.sld.cu/scielo.php?script=sci_arttext&pid=S0034-75072001000300005&lng=es.

Mayor Hernández F, Martínez Abreu J, Moure Ibarra MD, García Valdés MR. Aplicación del OLEOZÓN® en el tratamiento de las pericoronaritis. Rev Med Electrón. [revista en internet]. 2011 Febrero;33(1):75-80. Consultado 16 de julio de 2011; Disponible en: http://

scielo.sld.cu/scielo.php?script=sci_arttext&pid=S1684-18242011000100011&lng=es.

Recio del Pino E, Arias Serrano M, Rodríguez del Río M, Garrido M de los A. Aspectos de la ozonoterapia en pacientes con neuropatía periférica epidémica. Rev Cubana Enfermer. [revista en internet]. 1999 agosto;15(2):114-118. Consultado 16 de julio de 2011; Disponible en: http://scielo.sld.cu/scielo.php?script=sci_arttext&pid=S0864-03191999000200010&lng=es

Hollmann T. Die Senkung des Low Densityb Lipoproteins. (LDL Cholesterin) durchmodifiziertehyperbare Ozontherapie. Der Ozontherapeut. Dokumentation 2 Dezember 1986;S12-S17.

Schluter P. Terapie der FettstuffwchselstörungenmittelshyperbarerOzontherapie.Ozonjoumal 1; 1988 April;S14-18.

Silva L. Ozono en otorrinolaringología. Primer Taller de Ozonoterapia en APS. CENAMENT. 5-6 de julio de 2007; La Habana, Cuba, 2007.

Silva L. Video Ozono en otorrinolaringología. Segundo Taller de Ozonoterapia en APS. CENAMENT. Facultad Ciencias Médicas. 15-17 de diciembre de 2007; Camagüey, Cuba: 2007.

Bocci V. The question of balance: The interaction between blood and ozone. In: Valacchi G, Davis P, editors. Oxidants in biology. The Netherlands: Springer; 2008;p.155-165.

Bocci V, Luzzi E, Corradeschi F, Paulesu L, Rossi R, Cardaioli E, Di Simplicio P. Studies on the biological effects of ozone: 4. Cytokine production and glutathione levels in human erythrocytes. J Biol Regul Homeost Agents. 1993;7:133-138.

Bocci V, Luzzi E, Corradeschi F, Paulesu L, Rossi R, Cardaioli E, Di Simplicio P. Studies on the biological effects of ozone: 4. Cytokine production and glutathione levels in human erythrocytes. J Biol Regul Homeost Agents. 1993;7:133-138.

Bocci V. Non-specific immunomodulation in chronic heart failure. Lancet. 2008;37:2083.

Viebahn R. El uso del ozono en Medicina. 4ta ed, Germany: ODREI Publishers, Iffezheim; 2002; p.51-94.

Bocci V. A reasonable approach for the treatmento of HIV infection in the early phase with ozonetherapy (autohemotherapy). How "inflamatory" cytokines may have a therapeutic role. Mediators of Inflamation. 1994;3:315.

Quiñones M, Menéndez S y cols. Ozonoterapia en el tratamiento de las úlceras de miembros inferiores causadas por insuficiencia venosa crónica. Revista CENIC Ciencias Biológicas. 1989;20:76.

Velazco N, Menéndez S, Montequín JF, Gómez M. Valor de la ozonoterapia en el tratamiento del pie diabético neuroinfeccioso. Revista CENIC Ciencias Biológicas. 1989;20:64.

De las Cagigas T, Bastard V, Méndez S, Gómez M y Eng L. El aceite ozonizado en infecciones de la piel y su aplicación en el Consultorio del Médico de la Familia. Revista CENIC Ciencias Biológicas. 1989;20:81.

Mena L, Menéndez S y Omechevarria E. Efectos del ozono en el tratamiento de la gingivoestomatitis herpética aguda. Rev. Cubana de Estomatol. 1994 enero-junio;31:14.

Ferrer L. Nuevas terapias en glaucoma. Avances Médicos; 1996;1(8):32-34.

Rodríguez Y, Menéndez S, Bello JL, Matos E, Espinosa A, Turrent J, Pimienta L, Ramos S y Ciro O. Actividad antitumoral del ozono. Revista CENIC Ciencias Biológicas. 1998;29(3):196-199.

Andreula CF, Simonetti L, De Santis F, Agati R, Ricci R, Leonardi M. Minimally invasive oxygen-ozone therapy for lumbar disk herniation. Am J Neuroradiol. 2003:996-1000.

Menéndez S, Peláez O, Gómez M, Copello M, Mendoza M y Díaz W. Aplicación de la ozonoterapia en la retinosis pigmentaria. Revista CENIC Ciencias Biológicas. 1989;20:(1-3):84-90.

Amoroto M, Fernández M, González ME, Escobedo A, Palomino A, Acosta M, Menéndez S y Calunga JL. Eficacia del aceite ozonizado (OLEOZON⁺) en el tratamiento de la giardiasis. Ensayo clínico fase III, aleatorizado, abierto y controlado. Revista Cubana de Farmacia, 2002;36(Suplemento especial 2):173-175. IV Congreso Nacional de Farmacología y Terapéutica. Escuela Latinoamericana de Medicina, Ciudad de La Habana, 15-18 de octubre de 2002.

Menéndez S. Propiedades terapéuticas del ozono. Revista Cubana de Farmacia. 2002;(36 (Suplemento especial 2):189-191. IV Congreso Nacional de Farmacología y Terapéutica. Escuela Latinoamericana de Medicina, Ciudad de La Habana, 15-18 de octubre de 2002.

Cruz O, Menéndez S, Reyes O and Díaz W. Aplicación de la ozonoterapia en el tratamiento de conductos radiculares infectados. Revista Cubana de Estomatología. 1994;31(2):47-51.

Menéndez F, Díaz G y Menéndez S. Ozonoterapia en la artritis reumatoidea. Revista CENIC Ciencias Biológicas. 1989;20(1-3):144-151.

Méndez Pérez I, Del Cerro Montesino OA, Cámbara Peña R, Martínez Godínez J y Menéndez Cepero S. Ozonoterapia sistémica e intra-articular en la artritis de la articulación temporomandibular por artritis reumatoide. Revista CENIC Ciencias Biológicas. 2010;41:(3):169-172.

Wong R, Ceballos AR, Menéndez S y Gómez M. Ozonoterapia analgésica. Revista CENIC Ciencias Biológicas. 1989;20(1-3):139-144.

Quiñones M, Menéndez S, Gómez M, Díaz W, Eng L y Vecino C. Ozonoterapia en el tratamiento de las úlceras de miembros inferiores causadas por insuficiencia venosa crónica. Revista CENIC Ciencias Biológicas 1989;20(1-3):76-81.

Sardiñas JO, Behar R, García CE, Gómez M, Menéndez S, Álvarez M y Lemagne C. Tratamiento de la giardiasis recidivante con ozono. Revista CENIC Ciencias Biológicas. 1989;20(1-3):61-64.

Lezcano I, Rey RP, Gutiérrez MS, Baluja C, Sánchez E. Ozone inactivación of *Pseudomonas aeruginosa, Escherichia coli, Shigella sonnei* and *Salmonella typhimurium* in water. Ozone Science and Engineering. 1999;21(3):293-300.

Lezcano I, Rey RP, Gutiérrez MS, Baluja C, Sánchez E. Ozone inactivación of microoganisms in water. Gram positive and yeast. Ozone Science and Engineering. 2001;23(2):183-187.

De las Cajigas A, Pérez A, Menéndez S y Gómez M. Estudio mutagénico del ozono por autohemoterapia. Revista CENIC Ciencias Biológicas. 1989;20(1-3):41-44.

Behar R, García CE, Sardiñas J, Menéndez S, Gómez M, Lemagne C y Álvarez C. Tratamiento de la úlcera gastroduodenal con ozono. Revista CENIC Ciencias Biológicas. 1989;20(1-3):59-61.

Secchi A, Lezcano I, Núñez N, Espim M, Duprè I, Pinna A, Molicotti P, Fadda G, and Zanetti S. Antibacterial activity of ozonized sunflower oil OLEOZON*. Journal of Applied Microbiology, 2001;90(2):279-284.

Menéndez S., Peláez O., Gómez M. y Copello M. La ozonoterapia en el campo de la Oftalmología. Revista Cubana de Oftalmología, 2(3):168-172,1989.

Falcón L, Daniel R, Menéndez S, Landa N y Moya S. Solución para la epidermofitosis de los pies en integrantes de las Fuerzas Armadas Revolucionarias. Revista Cubana de Medicina Militar. 2000;29(2):98-102.

Mena L, Menéndez S y Omechevarría E. Efectos del ozono en el tratamiento de la gingivoestomatitis hérpica aguda. Revista Cubana de Estomatología, 1994;31(1):14-17.

Delgado J, Wong R, Menéndez S y Gómez M. Tratamiento con ozono del herpes zoster. Revista CENIC Ciencias Biológicas, 1989;20(1-3),160-161.

Menéndez S, Falcón L, Simón DR, and Landa N. Efficacy of ozonized sunflower oil in the treatment of tineapedis. Mycoses, 2002;45,329-332.

Gallucci M, Limbucci N, Zugaro L, Barile A, Stavroulis E, Ricci A, Galzio R, Masciocchi C. Sciatica: Treatment with intradscal and intraforaminal injections of steroid and oxygen-ozone versus steroid only. Radiology. 2007;242:907-913.

Oberlone F, Alcaix D. Lombosciatiques: les infiltrations par le premier trousacrésont de réalisationaisée. La revue du Praticien-Médecine Générale. 1988 22 février (6).

Rodríguez BR, Menéndez S, Quesada X, Vecino C y Herrera F. Utilización de la ozonoterapia en el tratamiento de las hiperlipidemias. Revista CENIC Ciencias Biológicas. 1989;20(1-3):153-156.

Hernández Rosales F. La ozonoterapia y la peroxidación de los lípidos. Relaciones y efectos en la aterosclerosis. Revista CENIC Ciencias Biológicas. 1993;24(1-3):25-29.

Capítulo 4. Aspectos y riesgos a tener en cuenta en las aplicaciones de la ozonoterapia

Introducción

En el empleo del ozono en el campo de la medicina, se debe tener presente su relativa inestabilidad, pues se degrada lentamente (en dependencia de la temperatura y de la presencia de sustancias catalizadoras) y se convierte en dioxígeno en un ciento por ciento, así como su gran poder oxidante (destructor) y por tanto, su posible acción sobre los materiales de que estén constituidos los instrumentos, equipos y útiles de trabajo que se empleen en su manipulación. Por este motivo, cuando se emplea en medicina, se exige el uso de materiales resistentes a su acción para evitar exponer a los pacientes a posibles riesgos por la formación y desprendimiento de sustancias químicas que podrían dañar de distintas maneras al organismo. Asimismo, por su importancia, en el presente capítulo se exponen las formas de expresar la concentración de ozono en los generadores; las dosificaciones a utilizar en las aplicaciones de la ozonoterapia; las que se recomienda utilizar para garantizar un tratamiento eficaz y seguro en diferentes patologías y las que se precisan en consonancia con el diagnóstico que se obtenga del estrés oxidativo.

Por igual razón, en él se describen medidas y precauciones a tener en cuenta antes, durante y después del tratamiento para realizar este con la mayor seguridad, eliminar los vestigios remanentes del gas que puedan quedar en equipos, instrumentos y el ambiente y evitar la posible intoxicación de los pacientes, así como del personal de salud por la inhalación involuntaria o accidental de ellos, para todo lo cual se describen varios signos biológicos de alarma que pueden ayudar a revelar la ocurrencia de esa posible intoxicación por su inhalación, así como a actuar rápidamente, con precisión y en consonancia, para contrarrestar los efectos nocivos del gas y evitar el posible agravamiento de la persona. Igualmente, se abordan los estados de salud y las condiciones en que no debe ser aplicada la ozonoterapia y se destaca la ocurrencia de beneficiosas reacciones secundarias que pueden acompañar su aplicación, así como la ausencia de interacciones medicamentosas perjudiciales, en tal sentido, se aborda la interferencia que puede ocasionar en la eficacia del tratamiento la ingestión anterior o paralela de las vitaminas A, E, y C. Asimismo, se recomienda emplear el citrato de sodio como anticoagulante y en caso de que fuese muy necesario, utilizar la heparina sódica, se debe realizar previamente una exhaustiva evaluación del paciente. Se alerta sobre el uso inapropiado de la bolsa de PVC de transfusión de sangre en la aplicación de la autohemoterapia mayor por los riesgos citotóxicos que comporta. Por último, se describen los medicamentos, materiales y el equipamiento a emplear en caso de urgencia.

4.1. MATERIALES RESISTENTES AL OZONO

Los materiales que conformen los diferentes recursos (instrumentos, utensilios, dispositivos, etc.) que se utilicen para la administración del ozono no deben ser destruidos por su acción. El cristal es ideal, por lo que siempre que sea posible, se preferirán jeringuillas, probetas, erlenmeyers, etc. hechos con él. El acero inoxidable es muy útil para la obtención de instrumentos, accesorios o partes que puedan ser expuestos al gas debido a su elevada resistencia a la oxidación. Por su parte, los plásticos resultan muy buenos, ya que todos ellos resisten la acción oxidante del ozono. Por esta razón, están muy difundidos y se les utiliza en más de un 90 %. Con ellos, se fabrican sondas, jeringuillas, agujas, tapones, equipos de transfusión y de venoclisis, bolsas, mangueras, entre otros. Los plásticos están constituidos por polímeros que son macromoléculas formadas por la unión de muchas moléculas más pequeñas denominadas monómeros. Pueden ser homopolímeros cuando provienen de un solo monómero y copolímeros o heteropolímeros, cuando provienen de dos o más monómeros. Entre ellos, se pueden citar: el teflón o politetrafluoretileno, el nylon (un tipo de poliamida), la silicona, el kevlar, el lexán y el vitón. No se deben utilizar instrumentos hechos de caucho, goma, o látex, que aunque pueden tener aplicaciones similares, sin embargo, resultan destruidos por la acción del ozono (Figura 4.1).

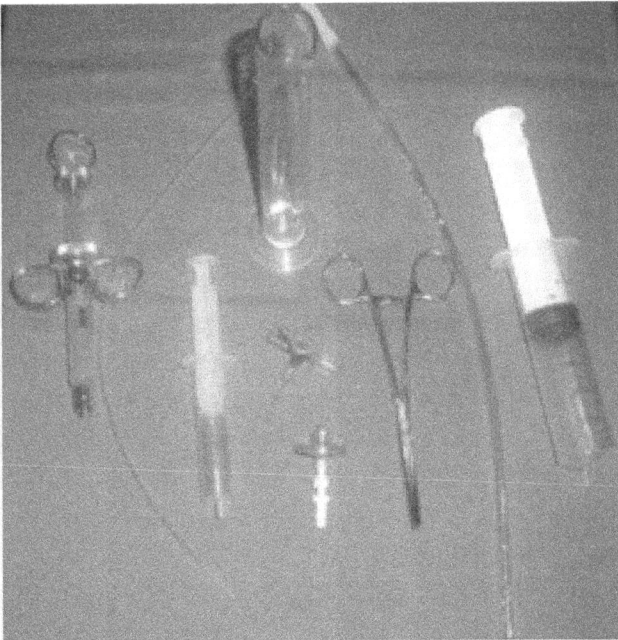

Fig. 4.1. Algunos de los recursos que se utilizan en las aplicaciones de la ozonoterapia elaborados con materiales resistentes a la acción oxidante del ozono (cristal, plásticos, acero inoxidable, etc.).

4.2. Formas de expresar la concentración de ozono en los generadores

Generalmente, la concentración de la mezcla O_2/O_3 que aportan los generadores para uso médico hechos en Cuba está expresada en miligramos por litro (mg/L), mientras que otros la expresan en microgramos por mililitro (µg/mL). No obstante, se debe dejar sentado que tal hecho *no constituye problema alguno*, ni influye en absoluto al establecer las dosis que deben administrarse a los pacientes, ya que ambas formas de expresar la concentración *son totalmente equivalentes* y además, la concentración que aportan los generadores en ambos casos (Figura 4.2), corresponde con precisión y rigurosidad a lo especificado por sus respectivos fabricantes, todo lo cual garantiza plenamente que el tratamiento pueda ser ajustado según el generador de ozono que se encuentre disponible. Debe tenerse presente que en la mezcla gaseosa de calidad médica que el generador aporta, el ozono constituye el 5 % y suele ser denominada *ozono médico*.

Asimismo, vale puntualizar que al aplicar un mayor voltaje en el generador, más moléculas de dioxígeno se disocian y más moléculas de ozono se forman por lo que se obtiene una mayor concentración de ozono a la salida del generador, mientras que si se aumenta el flujo de la mezcla gaseosa, menos moléculas de dioxígeno se disocian por permanecer menos tiempo dentro del generador y por lo tanto, menos moléculas de ozono se forman, por lo que se obtiene entonces, una menor concentración de ozono a la salida del generador.

Conversiones que demuestran la equivalencia entre esas dos formas de expresar la concentración de ozono:

$$\frac{mg}{L} = \frac{1\,000\,\mu g}{1\,000\,mL} = \frac{\mu g}{mL}$$

$$\frac{\mu g}{mL} = \frac{\dfrac{mg}{1000}}{\dfrac{L}{1000}} = \frac{1000\,mg}{1000\,L} = \frac{mg}{L}$$

Ejemplos del cálculo de las dosis de la mezcla O_2/O_3 a emplear en la práctica médica de acuerdo con la concentración de salida (mg/L o µg/mL) que ofrezca el generador de ozono que se utilice.

1) Dosis = Concentración de la mezcla (µg/mL) x volumen (mL)

2) Dosis = Concentración de la mezcla (mg/L) x volumen (L)

La indicación médica puede ser:

Ejemplos:

a) 40 µg/mL en 100 mL

b) 40 mg/L en 100 mL (0,1 L)

Cálculos:

a) 40 µg/mL x 100 mL = 4 000 µg : 1 000 = 4 mg

b) 40 mg/L x 0,1 L = 4 mg

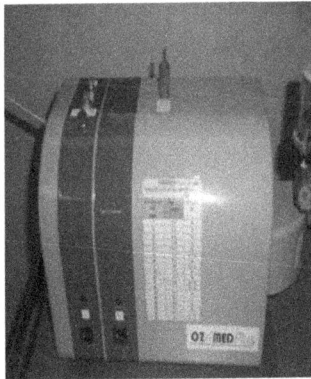

Fig. 4.2. Generador de ozono cubano para aplicaciones médicas.

Equipo Mini (OzomedPlus), llamado así por su tamaño, lo que lo hace muy manuable. Se opera mediante dos interruptores eléctricos. Su tamaño no impide su eficacia de trabajo, así como la seguridad en su operación.

4.3. Tipos de dosis de la mezcla gaseosa O_2/O_3 que se emplean en las aplicaciones de la ozonoterapia

La aplicación de las dosis en la ozonoterapia se realiza de lunes a viernes cada semana (se descansa los sábados y domingos) y semanalmente de forma ascendente durante las semanas que componen un ciclo de tratamiento (3 a 4 semanas) según la patología que presente el paciente y se incrementan también de forma ascendente y según el caso, en los ciclos que comprenda el tratamiento de acuerdo con la valoración facultativa. Entre los ciclos de tratamiento se descansa un periodo no inferior a tres meses, el cual en la medida que avance el tratamiento se incrementa en el tiempo según consideración facultativa. El tratamiento se puede repetir en el tiempo según criterio del facultativo con atención a la evolución de la salud y el estado del paciente (Figura 4.3). Además, se pueden combinar diferentes vías de aplicación en el tratamiento de un mismo paciente, sin riesgo de ninguna índole, ni ocurrencia de posibles eventos adversos.

Se debe comenzar el primer ciclo con las dosis inferiores del tratamiento que se trate. A continuación, se ejecutará de forma similar cada ciclo posterior aplicando en cada caso la dosis superior que corresponda, hasta ejecutar el ciclo final en el que se aplicarán las dosis máximas. El tratamiento se repetirá en el tiempo, según consideración facultativa, atendiendo a la evolución del paciente.

Los tipos de dosis a utilizar pueden ser: bajas, medias, bajas-medias, medias-altas y bajas-medias-altas. Generalmente, se administran a razón de una aplicación diaria de lunes a viernes en ciclos de tratamiento de 3 a 4 semanas.

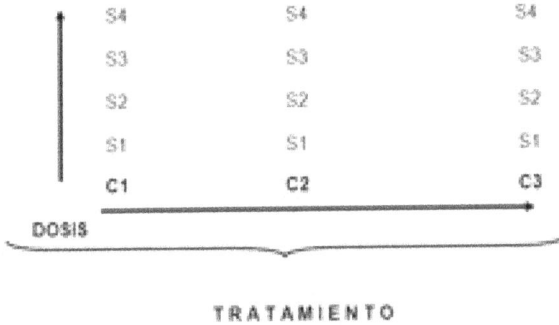

Fig. 4.3. Ejemplificación de la distribución de los ciclos y las semanas correspondientes durante un tratamiento de ozonoterapia. La dosis se incrementa ascendentemente por semana y por ciclo hasta alcanzar la máxima. En cada semana se realiza una aplicación diaria de lunes a viernes y se descansa sábado y domingo. Entre ciclos se descansa un período no inferior a 3 meses. En la medida que avanza el tratamiento este período se incrementa según la valoración del facultativo en relación con el estado y la mejora del paciente. El período que media entre un tratamiento y su repetición, se define según criterio del facultativo con atención a la evolución de la salud y el estado del paciente. S Semana. C Ciclo.

Dosis bajas

Las dosis bajas ascienden desde 1,5 a 4 mg.

Semana	Dosis (concentración y volumen)
1ra	1,5 mg (15 mg/L en 100 mL)
2da	2,25 mg (15 mg/L en 150 mL)
3ra	3 mg (20 mg/L en 150 mL)
4ta	4 mg (20 mg/L en 200 mL)

Dosis altas

Las dosis altas corresponden a concentraciones entre 35 y 40 mg/L y no resultan idóneas ni se recomiendan para comenzar el primer ciclo de tratamiento.

Dosis medias

Las dosis medias corresponden a un intervalo intermedio de concentraciones entre dosis bajas (20 mg/L) y altas (35 mg/L).

Semana	Dosis (concentración y volumen)
1ra	5 mg (25 mg/L en 200 mL)
2da	6,25 mg (25 mg/L en 250 mL)
3ra	7,5 mg (30 mg/L en 250 mL)
4ta	9 mg (30 mg/L en 300 mL)

Dosis bajas-medias

Las dosis bajas-medias son combinaciones de concentraciones que incluyen dosis bajas y medias.

Semana	Dosis (concentración y volumen)
1ra	2,25 mg (15 mg/L en 150 mL)
2da	4 mg (20 mg/L en 200 mL)
3ra	5 mg (25 mg/L en 200 mL)
4ta	6,25 mg (25 mg/L en 250 mL)

En caso de que el paciente no admita la administración de más de 200 mL de volumen de la mezcla gaseosa O_2/O_3, se debe aumentar su concentración, pero sin rebasar 40 mg/L.

Dosis medias-altas

Las dosis medias-altas son combinaciones de concentraciones que incluyen dosis medias y altas.

Semana	Dosis (concentración y volumen)
1ra	6,25 mg (25 mg/L en 250 mL)
2da	9 mg (30 mg/L en 300 mL)
3ra	10,5 mg (30 mg/L en 350 mL)
4ta	14 mg (35 mg/L en 400 mL)

Dosis bajas-medias-altas

Las dosis bajas-medias-altas son combinaciones de concentraciones que incluyen dosis bajas, medias y altas.

Semana	Dosis (concentración y volumen)	
1ra	4 mg (20 mg/L en 200 mL)	
2da	6,25 mg (25 mg/L en 250 mL)	
3ra	9 mg	(30 mg/L en 300 mL)
4ta	14 mg	(40 mg/L en 350 mL)

4.4. Concentración y volumen de la mezcla gaseosa O_2/O_3 a emplear, así como dosis a administrar según el tipo de dosis a utilizar de acuerdo con la vía de aplicación de la ozonoterapia

Por insuflación rectal

	Tipo de dosis		
	Bajas	Medias	Altas
Concentración (mg/mL)	15 – 20	25 – 30	35 – 40
Volumen (mL)	100 – 200	200 – 300	300 – 400
Dosis (mg)	1,5 – 4,0	5 – 9	10,5 – 16,0

Por autohemoterapia mayor

	Tipo de dosis		
	Bajas	Medias	Altas
Concentración (mg/mL)	5 – 15	20 – 40	45 – 70
Volumen (mL)	50 – 75	75 – 100	100 – 125
Dosis (mg)	0,25 – 1,125	1,5 – 4,0	4,5 – 8,75

Por autohemoterapia menor

	Tipo de dosis		
	Bajas	Medias	Altas
Concentración (mg/L)	5 – 15	20 – 30	35 – 40
Volumen (mL)	5 – 10	5 – 10	5 – 10
Dosis (mg)	0,025 – 0,15	0,1 – 0,3	0,175 – 0,4

Por vía intramuscular

	Tipo de dosis		
	Bajas	Medias	Altas
Concentración (mg/L)	5 – 15	20 – 30	35 – 40
Volumen (mL)	5 – 10	5 – 10	5 – 10
Dosis (mg)	0,025 – 0,15	0,1 – 0,3	0,175 – 0,4

Por vía paravertebral

	Intervalo de dosis
Concentración (mg/L)	11 – 20
Volumen (mL)	5 – 10
Dosis (mg)	0,055 – 0,2

Conjuntamente por las vías intra-articular y periarticular

	Intervalo de dosis
Concentración (mg/L)	11 – 20
Volumen (mL)	3 – 10
Dosis (mg)	0,033 – 0,2

4.5. DOSIS DE LA MEZCLA GASEOSA O_2/O_3 Y CICLOS DE TRATAMIENTO QUE SE RECOMIENDAN CONSIDERAR DE ACUERDO CON LA EDAD EN LAS APLICACIONES DE LA OZONOTERAPIA EN PEDIATRÍA

Teniendo en cuenta la importancia que representa para el Sistema Nacional de Salud la protección de los niños en sus diferentes edades (lactantes, prescolares y escolares), el tratamiento, las dosis a utilizar y los ciclos correspondientes deberán escogerse y fijarse con mucha atención y un especial cuidado por los facultativos de Pediatría

A tales efectos, atendiendo la edad, se recomiendan las dosis y el ciclo de tratamiento siguientes

De 5 a 11 meses

Semana	Dosis (concentración y volumen)
1ra	0,3 mg (20 mg/L en 15 mL)
2da	0,375 mg (25 mg/L en 15 mL)
3ra	0,5 mg (25 mg/L en 20 mL)
4ta	0,5 mg (25 mg/L en 20 mL)

De 1 a 2 años y 11 meses

Semana	Dosis (concentración y volumen)
1ra	0,4 mg (20 mg/L en 20 mL)
2da	0,625 mg (25 mg/L en 25 mL)
3ra	0,75 mg (25 mg/L en 30 mL)
4ta	0,875 mg (25 mg/L en 35 mL)

De 3 años a 10 años

Semana	Dosis (concentración y volumen)
1ra	1,25 mg (25 mg/L y 50 mL)
2da	1,5 mg (30 mg/L y 50 mL)
3ra	2,25 mg (30 mg/L y 75 mL)
4ta	3 mg (30 mg/L y 100 mL)

De 11 años a 15 años

Semana	Dosis (concentración y volumen)
1ra	2,25 mg (30 mg/L y 75 mL)
2da	3,5 mg (35 mg/L y 100 mL)
3ra	4,2 mg (35 mg/L y 120 mL)
4ta	4,2 mg (35 mg/L y 120 mL)

4.6. Dosis de la mezcla gaseosa O_2/O_3 que se recomienda utilizar de acuerdo con la patología a tratar

A continuación, se presentan los tipos de dosis de la mezcla gaseosa O_2/O_3 con que se recomienda comenzar el tratamiento en cada caso hasta alcanzar las dosis máximas recomendadas por el facultativo de acuerdo con la patología a tratar.

Dosis bajas

- Regeneración postraumática.
- Gota.
- Fibromialgias.

Dosis medias

- Enfermedades neurodegenerativas (Alzheimer, Parkinson, enfermedad amiotrópica lateral, síndromes demenciales).
- Enfermedades pulmonares (enfisema, enfermedad pulmonar obstructiva crónica, síndrome del *distress* respiratorio agudo).
- Enfermedades oftálmicas (retinosis pigmentaria, catarata, glaucoma, degeneración macular relacionada con la edad).
- Enfermedades hematológicas (β-talasemia- sicklemia).
- Enfermedades vasculares (hipertensión arterial, insuficiencia venosa, enfermedad arterial periférica, accidente vascular encefálico, isquemias cardíacas, éxtasis venosas). Atrofia del nervio óptico.
- Neuropatía óptica.
- Retinopatías.
- Cefaleas.
- Neuropatía periférica epidémica.
- Neuralgias del trigémino.
- Infarto cerebral.
- Asma bronquial.
- Insuficiencia respiratoria crónica.
- Bronquitis crónica.
- Arteriopatías.
- Aterosclerosis obliterante.
- Revitalización general.
- Flebitis.
- Insuficiencia circulatoria.

- Insuficiencia venosa.
- Linfangitis.
- Linfoedema colibacilosis.
- Microvárices.
- Úlceras de miembros inferiores.
- Úlceras del sicklémico.
- Angina cardíaca.
- Cardiopatía isquémica.
- Estenosis cardíaca.
- Síndrome de hipertensión venosa.
- Infarto del miocardio.

Dosis bajas-medias

- Insuficiencia renal crónica.
- Terapia intensiva.
- Nefropatías.
- Cáncer (lengua, labio).
- Cáncer (colon, recto).
- Melanomas.
- Cáncer de mamá.
- Cáncer de cabeza y cuello.
- Cáncer vaginal.
- Cáncer de piel.
- Adenocarcinoma prostático.

Dosis medias-altas

- Enfermedades virales (herpes simples, herpes zoster, VIH-SIDA, hepatitis A, B y C, papiloma virus humano).
- Cirrosis hepática.
- Hepatopatías crónicas.
- Parálisis cerebral.
- Enfermedades dermatológicas.
- Giardiasis.
- Candidiasis y criptosporidiosis.

- Dermatitis por contacto.
- Eccemas.
- Psoriasis.
- Quemaduras y cicatrización de heridas.
- Úlceras herpéticas.
- Lesiones de la piel (úlceras, heridas, quemaduras).
- Gingivoestomatitis.
- Infecciones bucales generales.
- Pericoronaritis.
- Alveolitis.
- Lesiones bucales (aftas).
- Lesiones producidas por prótesis.

Dosis bajas-medias-altas

- Síndrome de fatiga crónica.
- Lupus eritematoso sistémico.
- Artritis reumatoide.
- Enfermedad de Crohn.
- Enfermedades inflamatorias del intestino.
- Síndrome de inmunodeficiencia adquirida.
- Esclerosis múltiple.
- Diabetes mellitus.
- Esclerodermia.
- Liquen plano.
- Pie diabético.
- Gastritis.
- Hipercolesterolemia.
- Afecciones intestinales.
- Constipación.
- Hemorroides.
- Proctitis.
- Úlceras gástrica y duodenal.
- Malnutrición por defecto.
- Síndrome cloqueovestibular.

- Artritis reumatoide.
- Artrosis.
- Ciatalgia y lumbalgias.
- Complicaciones sépticas postoperatorias.
- Hernias discales.
- Periartritis.
- Osteocondrosis vertebral.
- Tratamiento local de procesos sépticos (osteomielitis).
- Hombro doloroso.
- Bursitis subacromial.
- Síndrome subacromial.
- Artrosis acromio-clavicular.
- Sinovitis articulación húmero-radial.
- Síndromes canaliculares (síndrome del túnel carpiano).
- Artrosis trapecio-metacarpiana.
- Tendosinovitis.
- Artrosis de cadera.
- Artrosis de rodilla.
- Artropatías.
- Espolón calcáneo.
- Traumatismo raquimedular.
- Osteoporosis.
- Osteomielitis.
- Retardo en la consolidación ósea.
- Amigdalitis crónica.
- Faringitis infecciosa.
- Hipoacusias.
- Otitis.
- Lesiones de garganta, nariz y oídos.
- Síndrome depresivo.
- Inducción del sueño.

4.7. MEDIDAS Y PRECAUCIONES QUE SE DEBEN ADOPTAR ANTES, DURANTE Y DESPUÉS DE APLICAR LA OZONOTERAPIA

En el campo de la medicina, ampliamente se ha discutido sobre la toxicidad del ozono, pero muy poco en defensa o referencia a sus bondades y beneficios. Muchos han sido en el tiempo absolutos detractores y solo le han adjudicado nefastas consecuencias inmediatas o posteriores a su empleo. Otros muchos sin embargo, han sido escépticos. Vale apuntar que en los servicios de ozonoterapia en los que se desempeñan los autores, se realizan en conjunto más de 16 000 aplicaciones por año y en cinco años retroactivos, se cuenta con más de 80 000 sin reportes de consecuencias o reacciones adversas de ningún tipo atribuibles a la acción del ozono. Por ello, vale afirmar que si en algún servicio similar, se conoció de algún posible reporte de reacciones adversas, así como de la ocurrencia de algún hecho o suceso inusual, desagradable, imprevisto, etc., se puede afirmar con absoluta seguridad, que su ocurrencia debió estar estrechamente relacionada con la inadecuada preparación de condiciones o ejecución de alguna operación en los procedimientos o en sus variantes funcionales o invariantes funcionales antes y al final aplicadas, o en la poca observancia de los debidos cuidados en su empleo, o bien, en el no cumplimiento de las medidas de seguridad, etc., ya que ha sido demostrado con rigurosidad que cuando se utilizan dosis adecuadas, se dispone los recursos requeridos en las condiciones apropiadas y se ejecutan prácticas y medidas como las recomendadas en la presente obra, no existen riesgos ni peligros para el paciente, ni para el personal de salud involucrado en la aplicación de la ozonoterapia, salvo casos verdaderamente accidentales y además, excepcionales.

Acciones que permiten realizar el tratamiento con una elevada seguridad

Entre las acciones que permiten realizar el tratamiento con una elevada seguridad se tienen:

- Evaluar con rigor y exhaustividad al paciente antes, durante y después del tratamiento (estado de conciencia, presión arterial, pulso, frecuencia cardiaca, respiración, etc.).
- Comprobar y garantizar la total hermeticidad de los equipos e instrumentos a utilizar, así como en las uniones, conexiones, etc.
- Asegurar la ejecución de las acciones, medidas e identificación de los procedimientos de asepsia y antisepsia que requieran los materiales, instrumentos, dispositivos, equipos médicos, ambiente asistencial, etc. antes de llevar a cabo cada procedimiento y que se les deba aplicar con la sistematicidad debida, así como su apropiada clasificación, etc.
- Fiscalizar el eficaz y buen funcionamiento del destructor de ozono antes de iniciar una aplicación en que se requiera su uso y garantizar la eliminación y la destrucción de las porciones remanentes de ozono, en los equipos, instrumentos, medios de trabajo, etc. cada vez que se concluya un procedimiento.
- Asegurar la ventilación más apropiada para el puesto y el local de trabajo antes e inmediatamente después que se concluya un procedimiento.
- Disponer de un equipo de oxigenoterapia para su aplicación inmediata en caso de urgencia.
- Colocar al alcance los medicamentos de urgencia.
- Además, para llevar a cabo el tratamiento no solo con la debida seguridad, sino con toda la calidad y eficacia necesarias, se requiere:
- Mantener un estricto control de las dosis a administrar y de sus correspondientes concentraciones.

- No emplear concentraciones superiores a 40 mg/L cuando se utilice la insuflación rectal para evitar causar posibles lesiones a nivel del recto a los pacientes y tener presente, en este caso, que su aplicación lenta no causa dolor alguno a los pacientes ni tampoco deseos de ir al baño.

- No aplicar tratamientos con bolsas, campanas, ni flujos vaginales, si no se dispone del destructor de ozono correspondiente, ya que en estos casos, es estrictamente preciso garantizar la destrucción del gas remanente, de lo contrario, el tratamiento debe ser suspendido por no cumplir requisitos de seguridad.

- En los casos específicos de la ozonoterapia por vía intramuscular, paravertebral e intra-articular la inyección de ozono, se deberá realizar siempre muy lentamente.

Atención y seguimiento a los signos de alarma que pueden revelar la ocurrencia de una posible intoxicación por inhalación del ozono

Vale enfatizar y alertar que la exposición directa al ozono y consecuentemente, su inhalación en estas condiciones, puede ocasionar graves daños y hasta la muerte, excepto en aquellas en las que se aplica la ozonoterapia por vía inhalatoria y que se describe más adelante, ya que la inhalación no se realiza directamente del ozono, sino de sus metabolitos por lo que no existe riesgo alguno de toxicidad.

Por lo anterior, el personal de salud a cargo del servicio de ozonoterapia debe estar siempre alerta ante cualquier signo de alarma que pueda revelar la ocurrencia de una posible intoxicación por inhalación del ozono, lo que generalmente podría tener lugar de forma accidental, aunque también puede tener su origen en un posible desperfecto o rotura del generador; o del destructor de ozono; en que los medios que se emplean presentan algún fallo en su hermeticidad o en que no se haya cumplido con los requisitos establecidos para la operación, como oler las jeringas u otros recursos o instrumentos para verificar si aún queda ozono remanente en su interior, o simplemente, que se hayan dejado de cumplir estrictamente las normas establecidas para trabajar con el gas. Por lo tanto, nunca resultará ocioso estar vigilante ante cualquier situación que pueda revelar la posible inhalación del ozono para actuar oportunamente y evitar la posible intoxicación y ante todo, el riesgo de agravamiento o muerte de un paciente, hecho que puede ocurrir en pocos minutos.

A continuación, algunos signos y síntomas reveladores:

- Ojos vidriosos u ocurrencia de lagrimeo.
- Irritación de las vías aéreas superiores.
- Rinitis, tos, dolor de cabeza, náuseas.
- Progresivo incremento de disnea, espasmo bronquial y dolor en la parte superior del esternón.
- Edema pulmonar agudo y ocasionalmente, parálisis respiratoria.

Acciones a ejecutar en caso de inhalación accidental del ozono

En cualquier situación que se inhale ozono de manera accidental o involuntaria, es menester tener presente una serie de medidas y cuidados que se deben ejecutar de inmediato para contrarrestar los efectos nocivos del gas y evitar el posible agravamiento de la persona que lo haya inhalado. Ellos son los siguientes:

- Colocar al paciente en posición decúbito prono.
- Garantizar la mayor ventilación posible del local.
- Aplicar oxigenoterapia a razón de 3 a 5 L/min con dioxígeno humedecido en disolución salina (NaCl al 0,9 %).
- Administrar lentamente por vía endovenosa disolución de ácido ascórbico [ámpula de 2 mL (200 mg) en disolución de glucosa al 5 %].

- Vigilar la aparición de posibles signos de hipotensión, disnea, tos, dolor torácico, náuseas, lagrimeo u otros.
- Mantener una observación estricta sobre el paciente mientras se recupera.
- Registrar exhaustiva y debidamente todas las observaciones realizadas al paciente, así como todo lo que haya sido referido por él.

Precauciones a tener en cuenta durante la aplicación de la ozonoterapia

La ozonoterapia constituye un tratamiento que presenta un alto grado de seguridad para el paciente y que a su vez, reporta grandes beneficios para los que la reciben, pero esto no la exime de la debida observancia de un mínimo de precauciones cuando se le emplea. Por esta razón, se recomienda no administrar a los pacientes que se encuentren descompensados por cualquier patología, o detener momentánea, transitoria o definitivamente el tratamiento hasta su recuperación, compensación o total superación del proceso, situación o crisis que se haya podido desencadenar en su estado de salud.

Asimismo, existen algunas situaciones especiales o estados de los pacientes que van a ser tratados que obligan y alertan al ozonoterapista a actuar con toda prudencia y la debida observancia. Entre los casos en que se aconseja actuar de esa manera, se encuentran: el hipertiroidismo, la trombocitopenia, la inestabilidad cardiovascular severa, los estados convulsivos, cuadros hemorrágicos en pacientes tratados con anticoagulantes, presencia de fiebre, diarreas, crisis hipertensiva o asmática, entre otros. En todos estos casos o situaciones similares, no será recomendable continuar el tratamiento, hasta tanto no tenga lugar una apropiada recuperación de los pacientes o sea aconsejado en su lugar, su reinicio o su continuidad por el facultativo que lo atienda.

Contraindicaciones asociadas a la ozonoterapia

Como todo tratamiento, la ozonoterapia presenta contraindicaciones de forma categórica. La inhalación directa del ozono constituye la principal contraindicación asociada a la ozonoterapia, además de ser permanente y absoluta por los graves riesgos que comporta para la vida.

Igualmente, las autohemoterapias mayor y menor quedan contraindicadas en aquellos pacientes cuyas venas resulten de difícil acceso.

Por otra parte, existen enfermedades o condiciones de salud en las que no debe ser utilizada, ya que su aplicación podría entrar en contradicción con el estado o la enfermedad que presente el paciente y lejos de aportar beneficios, podría acelerar o agravar su situación o condición patológica. Asimismo, existen otras situaciones en las que no se puede justificar su uso, pues no se resolvería el problema para el cual estaría indicada. En todos estos casos, será mejor esperar el restablecimiento del paciente y seguir siempre las indicaciones del facultativo. En Cuba, su aplicación en embarazadas, madres en período de puerperio y en niños muy pequeños, como es lógico, está vedada de forma absoluta por el Programa Materno Infantil.

Entre las enfermedades y condiciones extremas en las que no se debe aplicar la ozonoterapia se encuentran:

- Pacientes que presentan insuficiencia sanguínea importante de la glucosa-6-fosfatodeshidrogenasa (favismo).
- Anemia severa.
- Hipertiroidismo.
- Intoxicación alcohólica aguda.[1]
- Hemorragias de órganos internos.
- Hipersensibilidad (alergia) al ozono.
- Infarto cardiaco[1]

> [1]Se relacionan con el pequeño aumento de la presión arterial que acompaña generalmente a las aplicaciones sistémicas del ozono, situación que se tiene en cuenta también con las embarazadas.

Reacciones secundarias a la aplicación de la ozonoterapia

Cuando se piensa en reacciones secundarias vienen siempre a la mente los efectos colaterales o las reacciones adversas provocadas por un medicamento, las cuales generalmente están dadas por un conjunto de situaciones o estados (dolor de cabeza, mareos, náuseas, visión borrosa, prurito, insomnio, etc.) que suelen desencadenarse en el paciente después de su ingestión o administración y que por su magnitud, en ocasiones determinan su apropiada suspensión. Sin embargo, en el caso de la ozonoterapia tales reacciones resultan muy beneficiosas para el paciente, ya que unas son de tipo revitalizante y otras reguladoras del sueño.

En el caso de su administración parenteral y sistémica, se puede producir una vasodilatación periférica con ligera congestión de la cara y sensación de malestar, así como un ligero y transitorio incremento de la presión arterial, pero sin consecuencias de ninguna índole, todo lo cual cesa muy rápida y espontáneamente, sin provocar de forma asociado una situación riesgosa, muy desagradable o no tolerable para el paciente.

4.8. INTERACCIONES MEDICAMENTOSAS DE LA OZONOTERAPIA

No existe ninguna interacción de tipo medicamentosa para el ozono que impida su administración por la ocurrencia de posibles riesgos. A los pacientes bajo ninguna circunstancia se les pide que abandonen el tratamiento de base que estén cumpliendo.

No obstante, debe tenerse en cuenta que las asociaciones conjuntas del ozono con vitaminas muy antioxidantes tales como las A, E y C (desde hace algunos años muy expendidas en forma de complejos en elevadas dosificaciones), interfieren la eficacia del tratamiento con él, incluso, a dosis máxima permisible.

Empleo de la disolución acuosa de cloruro de sodio ozonizada

La disolución acuosa salina (NaCl) ozonizada desde que fuera ensayada e introducida en 1977, primero en animales y después en humanos por el Laboratorio Central de Investigaciones Científicas de la Academia Estatal de Medicina de Nizhny Novgorod bajo la dirección del académico Ramn B.A. Koroleva, ha sido ampliamente utilizada y a concentraciones muy bajas en la aplicación de la ozonoterapia por vía endovenosa en humanos con muy buenos resultados en el tratamiento de trastornos circulatorios, artritis reumatoidea, hiperlipidemia, neuropatía periférica diabética, quemaduras, etc.

Empero, históricamente, su utilización no ha dejado de ser controvertida, como otros muchos hechos científicos.

Se sabe que a partir de determinadas concentraciones, su utilización puede acompañarse de dolor en el trayecto venoso por el desencadenamiento de flebitis de origen química e inflamación, ocasionadas por la formación de ácido hipocloroso (y de peróxido de hidrógeno además) como resultado de la reacción que tiene lugar entre el ozono y el NaCl, que origina una acción cáustica en ese trayecto como ha sido demostrado rigurosamente por el Profesor Dr. Bocci, cuestión que por demás resulta muy alarmante, por su negativa repercusión en el organismo, sobre todo, cuando su administración se realiza por vía parenteral,

No obstante, tal situación se resuelve con la utilización de la disolución en cuestión a concentraciones salinas muy bajas (< 0,9 %) junto a concentraciones de ozono también muy bajas en la disolución, como lo han demostrado ozonoterapistas rusos y argentinos, así como su utilización por más de cinco años por los autores con resultados muy satisfactorios y sin la ocurrencia de perjuicios como los antes descritos para el paciente.

Por otra parte, los autores no comparten la idea de que las beneficiosas acciones de esas disoluciones a esas bajas concentraciones salinas y dosis de ozono tan bajas sean expresión o se relacionen con efecto placebo alguno, sino todo lo contrario, como dosis reales, al ponerse en contacto con el organismo revelan las verdaderas potencialidades biológicas que posee el ozono desde el punto de vista de la salud y la calidad de vida cuando se le maneja a concentraciones más cercanas a las fisiológicas y naturales. Una prueba que sustenta de modo irrefutable esta cuestión, la aportaron los trabajos de León y cols., 1998 y Borrego y cols., 2002 en Cuba acerca de que el precondicionamiento oxidativo que provoca el ozono y en concentraciones muy bajas, proporciona una marcada protección a los órganos y sistemas biológicos y por ende al organismo.

En realidad, sería realmente muy provechoso poder utilizar directamente la vía endovenosa para aplicar la ozonoterapia sin tener que recurrir a la ejecución de un procedimiento mucho más complejo como resulta la autohemoterapia mayor, sobre todo, porque obliga a realizar una gran manipulación externa de los fluidos corporales, lo que comporta más riesgos.

Uso preferencial del citrato de sodio como anticoagulante en la ozonoterapia

El procedimiento técnico de todo buen tratamiento médico debe llevar implícito en primer lugar, la apropiada protección del paciente a quien va dirigido. El empleo paralelo de anticoagulantes en la aplicación de la ozonoterapia no debe ir más allá de la solución del problema del paciente y sobre todo, se debe evitar y cuidar el posible agravamiento de su estado de salud. Sustentado en esta razón y en garantizar que no tengan lugar los efectos indeseables que puede ocasionar la anticoagulación es que se recomienda emplear el citrato de sodio en lugar de la heparina sódica en aquellos casos que reciban el tratamiento de ozonoterapia y requieran paralelamente ser tratados con anticoagulantes.

La heparina sódica puede ser causa de hemorragia severa en algunas patologías asociadas, así como de trombocitopenia.

Por otro lado, su utilización puede verse anulada en algunas patologías, así como frente a los anticoagulantes y antiagregantes plaquetarios que esté utilizando el paciente.

Por su parte, el citrato de sodio produce una hipocalcemia transitoria, que es controlada por el propio organismo sin mayores consecuencias. A lo anterior se suma, su fácil utilización con respecto a la heparina y que además, puede ser utilizado junto a otras terapias anticoagulantes y antiagregantes plaquetarias.

No obstante, se debe aclarar que la heparina en caso necesario pudiera ser usada para el tratamiento anticoagulante conjuntamente con la ozonoterapia, de hecho, existen ozonoterapistas que la utilizan, aunque se recomienda realizar previamente una exhaustiva evaluación del paciente para garantizar su mayor seguridad y evitar ocasionarle toda posible molestia innecesaria.

Uso inapropiado de la bolsa de transfusión de sangre en la aplicación de la autohemoterapia mayor

Debido quizás a una relativa disponibilidad de frascos de cristal al vacío que pudo presentarse en un momento dado, a lo económico, o simplemente, a la facilidad para su almacenamiento y manipulación, las bolsas de PVC para transfundir sangre a partir de cierto momento comenzaron a ser utilizadas para la aplicación de la autohemoterapia mayor. Por tanto, es menester alertar y advertir a los ozonoterapistas, el peligro potencial que implica para los pacientes el uso de tales bolsas de transfusión de sangre en la aplicación de este tratamiento.

Vale puntualizar que tales bolsas están constituidas por un 55 % de cloruro de polivinilo (PVC), un polímero sintético, de estructura parecida al polietileno (con la diferencia de que cada dos átomos de carbono, uno de los átomos de hidrógeno está sustituido por uno de cloro), mezclado con determinado número de aditivos entre los que se encuentran los ftalatos en una proporción aproximada del 43 %. Estos compuestos plastificantes le confieren al PVC flexibilidad, manejabilidad, resistencia al calor y cierta seguridad a la exposición médica. Además, no se unen químicamente al PVC, por lo que pueden liberarse directamente o cuando algunos productos (sangre, fluidos, etc.) se difunden en su matriz, disolviendo el plastificante. En condiciones normales solo una minúscula cantidad de ftalatos se liberan y se transfieran a la sangre, lo cual en cierta medida es permisible, aunque se comprende que realmente no deja de representar un cierto problema esa introducción involuntaria en el organismo humano, especialmente en las etapas neonatal y pediátrica en que la susceptibilidad del organismo es muy marcada.

No obstante, el asunto se agrava y adquiere mucha mayor dimensión y seriedad cuando esas bolsas se emplean en la autohemoterapia mayor. En estas condiciones, el ozono incorporado a la sangre, en su interacción con el polímero provoca no solo una descarga mayor de ftalatos hacia la sangre, sino también, de micropartículas de PVC, lo que comporta serios y posibles riesgos citotóxicos futuros para el paciente a partir del momento en que se le transfunde nuevamente su propia sangre mezclada con el ozono, lo cual es total y absolutamente censurable por cuanto en lugar de proteger y cuidar, pone en riesgo la salud y la integridad del paciente.

4.9. Recursos a utilizar en caso de urgencia durante la aplicación de la ozonoterapia

Medicamentos de urgencia cuando se utiliza la autohemoterapia mayor o la vía parenteral en general

Aunque en la práctica ha quedado fehacientemente demostrado que la ozonoterapia no ofrece peligro alguno, no obstante, cuando se utiliza la autohemoterapia mayor o la vía parenteral en general, se debe disponer de algunos medicamentos de urgencia, para hacer frente a las posibles situaciones que pudieran tener lugar durante su aplicación, tales como alergias medicamentosas por el consumo concomitante de fármacos por el paciente y que este no haya informado oportunamente; hipertensión o hipotensión; arritmia; reflejo vagal en pacientes con predisposición; inhalación accidental de ozono; miedo, entre otros.

Entre los principales medicamentos a considerar para atender tales situaciones, se tienen:

- Hidrocortisona (bulbo de 100 o 500 mg). Se utiliza en caso de disnea, broncoespasmo, asma, etc.).
- Dopamina (ámpula de 200 mg). Inotrópica o vasopresora o ambas.
- Dobutamina (bulbo de 220 mg). Inotrópica o vasopresora o ambas.
- Epinefrina o adrenalina (ámpula de 2 mg). Se utiliza en caso de shock anafiláctico, hipotensión severa, broncoespasmo, paro cardiorrespiratorio, etc.).
- Atropina (ámpula de 0,5 mg). Se utiliza en caso de malestar vagal o bradicardia.
- Sulfato de protamina (ámpula de 50 mg). Se utiliza en caso de sangramiento provocado por el uso de heparina sódica.
- Amiodarona. Se emplea en cardiología en todo tipo de arritmias auriculares y ventriculares.
- Lidocaína (ámpula, al 2 %). Se emplea en cardiología en las arritmias ventriculares.
- Hidrogenocarbonato de sodio (ámpulas, al 4 y 8 %). Alcalinizante sistémico. Se utiliza en las alteraciones del equilibrio acido-básico, cuando predomine el estado de acidosis.
- Teofilina (ámpula, de 250 mg). Se emplea en casos de asma o dificultades respiratorias.

- Dextrosa (ámpula, al 50 %). Se utiliza en caso de hipoglicemia.
- Dextrosa (ámpula, al 5 %). Se emplea para disolver medicamentos y mantener la vena canalizada.
- Dextrosa (frasco, al 5 %) Se emplea para disolver medicamentos y mantener la vena canalizada.

Equipamiento y material de urgencia

El equipamiento al cual se debe tener acceso para poder hacer frente a las posibles complicaciones que pudieran tener lugar en el transcurso de la aplicación de la ozonoterapia es el siguiente:

Carro de paro con:

- Ambus o Air-viva.
- Laringoscopio.
- Tubos endotraquiales (números 7, 7½, 8, 8½, etc.).
- Bujía elástica (guía para tubo endotraquial).
- Cánula bucofaríngea.
- Sonda de aspiración.
- Aspiradora.
- Desfibrilador con censores electrocardiográficos.
- Jeringuilla de cristal o desechable (5, 10 y 20 cc).
- Agujas (números 26G, 21G o 20G x 1" y 1½").
- Catéter montado sobre una aguja (bránula), (números 16G, 18G o 20 G x 1" y 1½")
- Torundas estériles.
- Antiséptico (iodopovidona al 10 %; alcohol al 76 %)
- Esparadrapo.
- Tijeras.
- Pinza Magill.
- Segueta metálica.
- Cubeta estéril o desinfectada con protección.
- Cinta elástica, tramo de goma u otro material para practicar ligadura (torniquete).

- Guantes estériles.
- Tramo de goma estéril.
- Catéter nasal, tenedor y máscara de dioxígeno, etc.
- Equipo de oxigenoterapia.
- Recipiente para desechos.

Bibliografìa

Vallancien B, Winkler J-M. El ozono médico. El manual práctico de ozonoterapia. Primera edición revisada y completa. Publicado por autoedición. Asociación Francesa de ozonoterapia, París. Marzo de 1991.p.80-84.

Pressman S. Medical ozone. The story of ozone. Sixth edition.1997:p.3-4.

CMP. Medicon S.A. Vademécum Mini + Plus. Madri: Medicon; 2007:p.20,131,140,144,229,666,766.

Valeri CR, Contreas TJ, Feingold H, Shebley RH, and Jaeger RJ. Accumulation of di-2-ethylhexyl phthalate (DEHP) in whole blood, platelet concentrates and platelet-poor plasma. I: Effect of DEHP on platelet survival and function. Environ. Health Perspect. 1973;3:103-118.

Thomas JA, Darby TD, Wallin RF, Garvin PJ, and Martis L. A review of the biological effects of di-(2-ethylhexyl) phthalate. Toxicol Appl Pharmacol. 1978;45:1-?

Bocci V. A new medical drug. Springer Publishers, AA Dordrecht, The Netherlands: Springer Publishers; 2005;p.38.

Ortega García JA, Ferris J, Molini N, López JA, García J, Cánovas CA, *et al.* Hospital sostenible (Parte I). Exposición pediátrica a cloruro. Esp Pediatr. [Revista en línea]. [Consultado 27 de julio de 2011]; 2002;58(4):251-266 Disponible en: http://www.bvsde.paho.org/bvsacd/cd52/sostenible.pdf

León OS, Menéndez S, Merino N, Castillo R, Sam S, Pérez L, Cruz E, Bocci V. Ozone oxidative preconditioning: A protection against cellular damage by free radicals. Mediators Inflamm. 1998;7:289-294.

Borrego A, Zamora ZB, González R, Romay Ch, Menéndez S, Hernández F y Rojas E. El precondicionamiento oxidativo con ozono protege contra la nefrotoxicidad inducida por cisplatino en ratas. Revista Cubana de Farmacia. 2002;36(Suplemento especial 2):55-56. IV Congreso Nacional de Farmacología y Terapéutica. Escuela Latinoamericana de Medicina, Ciudad de La Habana, 15-18 de octubre de 2002.

Callahan JT, Collecutt MF, Lightbody JR, and Faragher BS. Alteration of human red blood cells stored in plastic packs, Transfusion. 1982;22:154-157.

Ministerio de Salud Pública de la República de Cuba. Guía terapéutica. La Habana, Cuba: Pueblo y Educación; 1987:p.378-657.

Lawrence WH. Phthalate esters: the question of safety. Clin Toxicol. 1978;13:89.

Dobson MB. Atención del paciente inconsciente y anestesiado. Anestesia en el hospital del distrito. Washington D.C. Organización Mundial de la Salud: 1989:p.43-44.

Lewis LM, Flechtner TW, Kerkay J, Pearson KH, Chen WT, Popowniak KL, and Nakamoto S. Determination of plasticizer levels in serum of hemodialysis patients, Trans Am Soc Artif Intern Organs. 1977;23:566-572.

Labow RS, Tocchi M, and Rock G. Contamination of platelet storage bags by phthalate esters, Toxicol Environ Health. 1986;19:591-598.

Dobson MB. Técnicas y habilidades fundamentales. Anestesia en el hospital del distrito. Washington D.C. Organización Mundial de la Salud: 1989:p.16-17.

Capítulo 5. La ozonoterapia en enfermería

Introducción

Por la importancia que presenta la utilización del ozono en el campo de la medicina natural y por otro lado, la valiosa, decisiva y encomiable participación del personal de Enfermería en la actividad asistencial en el campo de la salud, constituyó la razón por la cual el presente capítulo se dedicó a tratar específicamente todo lo concerniente a la Enfermería en su relación más estrecha con las aplicaciones del ozono, con el propósito de contribuir al posible desarrollo de la profesión en el campo de la MNT.

Al promocionar la extensa utilidad y la gran factibilidad de empleo que tiene el ozono médico y a su vez, intentar contribuir al desarrollo y a la sistematización de las aplicaciones de la ozonoterapia con el rigor que merecen, así como a su posible extensión en el sector sanitario, los autores pretenden favorecer y potenciar los servicios de salud de manera que cada vez esté más al alcance de la población un recurso terapéutico como el referido, capaz de asegurarle una mayor calidad de vida con el empleo de procedimientos terapéuticos basados en la MNT, que con una reducida inversión podrían propiciar un salto cualitativo en la Salud Pública.

Esta terapia natural tiene un amplio campo de aplicación, mucha aceptación social e ilimitadas posibilidades y se está imponiendo hoy día como un tratamiento de elección en numerosas patologías (hernia discal, giardiasis, sepsis de heridas quirúrgicas o no, malnutrición por defecto en niños, úlceras varicosas, etc.), así como una terapia de apoyo y que también se puede combinar con el tratamiento de muchas otras (cáncer, alergias, asma, diabetes mellitus, enfermedad pulmonar obstructiva crónica, pie diabético, enfermedades circulatorias, cerebrovasculares, oculares, etc.) por su gran eficacia en cuadros clínicos de difícil pronóstico junto a la ausencia de reacciones secundarias, así como de reacciones adversas.

El desarrollo de la MNT en Enfermería es parte de la estrategia lógica de desarrollo de esta especialidad en los servicios de salud cubanos, por lo que en este capítulo, se incluye todo lo concerniente a la posible vinculación de la ozonoterapia con la organización metodológica y técnico-asistencial correspondiente al perfil de la Enseñanza de Enfermería en los niveles de enseñanza básica, media superior y superior de la especialidad en Ciencias Médicas, a saber, funciones asistenciales, administrativas, docentes e investigativas, así como específicas de la ozonoterapia que se ejecutan mediante acciones independientes y dependientes; atención general y específica en su aplicación; atención antes, durante y después de su aplicación; el Proceso de Atención de Enfermería, el diagnóstico de Enfermería, las fases o etapas, su normalización, formulación, las categorías diagnósticas relacionadas, así como las normalizadas.

5.1. Atención de Enfermería en las aplicaciones de la ozonoterapia

General
- Recepción e identificación del paciente.
- Canalización de vías venosas periféricas.

- Colocación del paciente en los diferentes tipos de posición de acuerdo con el tratamiento que vaya a recibir.
- Medición de signos vitales.
- Preparación, disolución, dilución, administración y control de fármacos.
- Reanimación cardio-pulmonar-cerebral (apoyo vital básico o avanzado), según los medios disponibles y la categoría asistencial que presente el personal de Enfermería.
- Realización de mediciones y ponderaciones.
- Lavado de manos (social, higiénico y quirúrgico).
- Aplicación de aerosoles (de disolución salina) a pacientes portadores de asma bronquial reconocida.
- Administración de oxigenoterapia a pacientes que lo requieran según su estado de salud.
- Aplicación de fisioterapia respiratoria.
- Descontaminación y recuperación del material no desechable utilizado.
- Preparación del material recuperado después de su descontaminación y limpieza.
- Esterilización de materiales y equipos utilizados o no.

Específica

- Respetar la privacidad del paciente.
- Orientar al paciente a evacuar el intestino para evitar la pérdida de la mezcla gaseosa O_2/O_3 con las heces fecales, no interferir en la formación de los metabolitos del ozono y asegurar una mejor absorción de ellos en la vía rectal.
- Orientar al paciente a traer una merienda para ingerirla después del tratamiento, a fin de evitar posible riesgo de hipoglicemia especialmente en el caso de los portadores de diabetes mellitus.
- Tener controlada la enfermedad de base para poder definir la causa de cualquier posible malestar o reacción que pudiera tener lugar durante el tratamiento.

- No administrar el tratamiento a embarazadas.
- No aplicar el tratamiento a pacientes en estado febril para evitar cualquier posible situación que pudiera ser imputada a la ozonoterapia.
- Orientar la no ingestión de vitaminas antioxidantes o compuestos que las incluyan próxima al inicio o durante el tratamiento para evitar inactivar los efectos de la ozonoterapia.
- Asegurar que el local para el tratamiento cuente con las condiciones de ventilación adecuadas para evitar posibles riesgos de acumulación del ozono en el ambiente.
- Garantizar la disponibilidad de un carro de paro y medicamentos de urgencia para evitar posibles demoras en caso de su requerimiento.
- Asegurar todo lo necesario para la aplicación de la oxigenoterapia y evitar demoras en caso de que sea requerida su aplicación.
- Utilizar siempre preventivamente el nasobuco.

Antes, durante y después de la aplicación de la ozonoterapia

Antes del tratamiento

- Recepcionar al paciente, lo que permite hacer su adecuada identificación y registrar cualquier dato general de importancia.
- Apoyar emocionalmente al paciente, lo que contribuye relajar posibles tensiones y a que se familiarice con el tratamiento, así como con el procedimiento que se le va aplicar.
- Realizar una educación sanitaria, que asegure que el paciente conozca la importancia del tratamiento, así como el horario y la frecuencia, con que se le habrá de aplicar.
- Llevar a cabo una evaluación general del paciente, lo que permitirá identificar cualquier inconveniente que pueda interferir el tratamiento.

- Verificar los signos vitales, lo cual permitirá adoptar decisiones con respecto al tratamiento.
- Comprobar siempre las indicaciones médicas, lo que impedirá la ocurrencia de posibles equivocaciones en la aplicación del tratamiento.
- Asegurar la disposición y preparación del equipo, así como de los materiales necesarios, lo que contribuirá a evitar demoras e inconvenientes.
- Realizar la verificación del correcto funcionamiento del generador de ozono, así como del destructor de ozono. En el caso del primero, se deberá hacerlo funcionar durante 15 s antes para estabilizar la generación de la mezcla gaseosa.
- Ayudar al paciente a adoptar la posición correcta para asegurar la ejecución adecuada del procedimiento que se empleará durante el tratamiento.
- Aplicar siempre una limpieza mecánico de la zona y a continuación, realizar su desinfección si el procedimiento implica aplicar una inyección.

Durante el tratamiento

- Dar apoyo emocional al paciente, lo que permitirá relajar las posibles tensiones que pudiera presentar.
- Cumplir estrictamente las indicaciones médicas formuladas por el facultativo para garantizar la correcta evaluación del tratamiento.
- Observar detenidamente al paciente durante el tratamiento.
- Vigilar la aparición de cualquier signo o síntoma de reacción adversa o indeseable al ozono (disnea, tos, lagrimeo, asma, reflejos vagales, palidez, sudoración, hipotensión, etc.).
- Respetar la privacidad del paciente.
- Tener presente y aplicar en la conducta, el desarrollo del trabajo y en las relaciones profesionales con el paciente los principios de la ética médica.

Después del tratamiento

- Apoyar emocionalmente al paciente, para relajar tensiones.
- Ayudar al paciente a incorporarse.
- Vigilar la posible aparición de signos y síntomas de alarma.
- Recordar al paciente su próxima visita para continuar el tratamiento.
- Reordenar debidamente el local, lo que permite garantizar la preparación y las condiciones necesarias para recibir al próximo paciente.
- Retirar todo el material no desechable empleado y realizar su limpieza aséptica, así como su debida descontaminación.
- Registrar debidamente en la H.C. del paciente todo lo observado y cumplido.

5.2. Perfiles de Enfermería para la enseñanza de la especialidad en ciencias médicas

Enseñanza básica

Enfermero básico es aquel que está capacitado para laborar en los tres niveles de atención de salud (primario, secundario y terciario) bajo la tutela, el control y la dirección de un profesional de Enfermería de mayor calificación y categoría académica a fin de que adquiera la debida competencia científico técnica.

- **Primer nivel de atención**

En el primer nivel de atención puede desempeñarse como enfermero asistencial en los departamentos de aerosolterapia, inyecciones, curaciones y sala de observaciones de los servicios de urgencia. Se exceptúan los centros penitenciarios, turísticos, de recreación, círculos infantiles, centros escolares y laborales, consultorios del médico y la enfermera de la familia y los equipos multidisciplinarios de atención integral al paciente geriátrico.

- **Segundo y tercer niveles de atención**

En los niveles segundo y tercero de atención, puede desempeñarse como enfermero asistencial en los diferentes servicios hospitalarios con acompañamiento tutelar (salas de observaciones de los servicios de urgencia, consulta externa especializada o no, así como en departamentos de aerosolterapia, inyecciones y curaciones).

- **Funciones**
Asistenciales
    - Identifica cualquier alteración en los valores de los indicadores vitales y clínicos y notifica al médico de asistencia cualquier variación e irregularidad de importancia médica que observe en ellos. Asimismo, cumple con las indicaciones pertinentes.
    - Prepara desde varios puntos de vista a los pacientes para las investigaciones de laboratorio clínico (hemograma, glicemia, hemocultivo, orina, heces fecales, cultivo de secreciones, exudados, hemogasometría, hemograma, creatinina y leucograma), así como para las investigaciones clínicas especiales (colon por enema, tractus urinario simple, urograma, radiografía de columna, rectosigmoidoscopia, colonoscopia, mielografía, laparoscopia, arteriografía y punción lumbar).
    - Cumple el tratamiento médico indicado, con excepción: en la administración de inferón, estreptoquinasa recombinante y citostáticos, así como de estupefacientes (drogas sometidas a control y fiscalización).
    - Ejecuta la preparación y administración de fármacos por vías autorizadas.

- Identifica las reacciones producidas por los fármacos y otras sustancias que se estén utilizando o hayan tenido contacto con el paciente, lo informa al médico de asistencia y cumple con las acciones indicadas.
- Cumple lo establecido en el manual de organización y procedimientos del servicio, así como también, las normas de seguridad.
- Organiza las actividades educativas, además de participar en ellas.
- Cuida la salud de las personas de manera personalizada y permanente, teniendo en cuenta sus necesidades y respetando sus valores, costumbres y creencias.
- Cumple los principios de asepsia y antisepsia, así como las normas de bioseguridad, según los contextos de desempeño.
- Cumple los principios éticos.
- Participa en la implementación del Proceso de Atención de Enfermería como método científico de la profesión.
- Registra en la H.C. toda la información acopiada relacionada con los problemas identificados en los pacientes.
- Participa en la recogida de información para realizar acciones de Enfermería.
- Valora las respuestas de los pacientes a las acciones de Enfermería ejecutadas y las registra debidamente en la H.C.
- Participa en el traslado del paciente hacia otras áreas, dependencias o instituciones de salud y garantiza las condiciones óptimas para su recepción en ellas.
- Realiza la recepción del paciente y obtiene información acerca de sus antecedentes personales y familiares en la H.C., así como de los aspectos o

elementos complementarios que correspondan a la especialidad y a los motivos de su ingreso.

- Identifica signos y síntomas de intoxicación alimentaria o medicamentosa, los notifica al facultativo de asistencia y cumple las indicaciones pertinentes.
- Identifica en su servicio los signos y síntomas de posibles complicaciones (hipoglicemia e hiperglicemia, shock, convulsiones, sangramientos, infartos, ictus, etc.), lo comunica al facultativo de asistencia y cumple con las indicaciones pertinentes.
- Ejecuta con destreza y habilidad las acciones de Enfermería en situaciones de urgencia y catástrofe, para minimizar los daños y las pérdidas de vidas humanas.
- Participa en los cuidados del paciente fallecido y da la atención debida a sus familiares.

Administrativas

Participa en:
- El planeamiento de las acciones interdisciplinarias dentro del equipo de salud.
- La organización de la estación de trabajo del personal de Enfermería.
- Las reuniones del servicio que sean programadas.
- Las actividades técnico administrativas y científicas de Enfermería.
- El pase de visita del servicio.
- La entrega y recibo del turno del servicio.

Docentes
- Participa en los programas de educación continua establecidos para el personal de Enfermería y otros profesionales de la salud.

Investigativas
- Participa en diferentes actividades científicas.
- Participa en investigaciones relacionadas con la Enfermería y otras especialidades médicas con el obje-

tivo de contribuir al propio desarrollo profesional, así como al mejoramiento de la salud de la población.

- Divulga y aplica los resultados de las investigaciones, a fin de contribuir a mejorar la atención de salud, la especialidad la profesión y el desarrollo profesional en el sector.

Específicas relacionadas con la ozonoterapia

Estas funciones son ejecutadas mediante acciones independientes o dependientes. Las primeras son todas aquellas acciones que puede realizar el enfermero sin que necesariamente tenga que mediar una indicación médica y las segundas, aquellas que realiza por indicación médica expresa. Ambas pueden ser desarrolladas acorde con la categoría asistencial, académica y científico técnica alcanzadas por este profesional.

-Acciones independientes

El enfermero en este nivel no está capacitado para realizar acciones independientes relacionadas con la aplicaciones de la ozonoterapia.

-Acciones dependientes

- Insuflación rectal.

Enseñanza media superior

Enfermero que ha adquirido una calificación científico técnica de nivel medio superior para cuidar y ayudar a las personas sanas o enfermas (niños, adolescentes, embarazadas, adultos y adultos mayores), la familia y la comunidad en los tres niveles de atención (primario, secundario y terciario) mediante el desempeño de funciones asistenciales, administrativas, docentes e investigativas, el cual está capacitado y entrenado en los procedimientos invasivos del ejercicio de la profesión.

- **Primer nivel de atención**

Enfermero cuya calificación a este nivel le permite asumir funciones en policlínicas con camas o no, centros laborales, círculos infantiles, hogares maternos o de ancianos, impedidos físicos y mentales; hospitales de día, casas de abuelos, centros penitenciarios, comunitarios de salud mental, turísticos y de recreación, así como clínicas de MNT

- **Segundo y tercer niveles de atención**

Enfermero que en el segundo y tercer nivel de atención se desempeña como enfermero asistencial en los diferentes servicios hospitalarios y unidades quirúrgicas (salas, consulta externa especializada o no, centrales de esterilización y servicios de urgencia).

- **Funciones**

Asistenciales

- Evalúa las respuestas del individuo, la familia y la comunidad al tratamiento, así como los cuidados de Enfermería y los registra debidamente en las HH. CC.
- Planifica y ejecuta las actividades de promoción y prevención para la salud, así como la curación y rehabilitación de la salud en el individuo, la familia y la comunidad.
- Ejecuta las acciones de Enfermería en situaciones de emergencia y de catástrofe.
- Identifica en su comunidad los signos y síntomas de complicación que pudieran presentarse en los pacientes y lo comunica a los servicios de urgencia, así como a las autoridades se salud, al médico de asistencia o de guardia y cumple las indicaciones que al respecto le sean dadas.
- Garantiza las condiciones óptimas para la recepción y el traslado del paciente.
- Realiza la preparación física preoperatoria del paciente según el tipo de intervención quirúrgica a efectuarse y cumple las normas y los procedimientos que se utilizan en el servicio.

- Identifica las posibles complicaciones que se presentan en el embarazo, el parto y el puerperio, así como los signos y síntomas que los acompañan. Los comunica al médico de asistencia y cumple las indicaciones que le sean dadas al respecto.
- Identifica los signos y síntomas de alarma que indican la alteración del equilibrio hidromineral y ácido-base, lo comunica al facultativo y cumple las indicaciones pertinentes.
- Identifica las posibles reacciones adversas provocadas por los fármacos y al corroborarlas interrumpe inmediatamente su aplicación, lo comunica prontamente al facultativo de asistencia y cumple las indicaciones que le sean dadas.
- Cumple las indicaciones médicas relacionadas con la ejecución de la alimentación por los diferentes métodos que se utilizan (gavaje, yeyunostomía y gastrostomía).
- Brinda atención especial al paciente acoplado permanentemente a un equipo de drenaje pleural.
- Brinda atención a los pacientes con (pleurostomía, colostomía, traqueostomía, abdomen abierto), además de efectuar otros procedimientos complejos.
- Participa en la reanimación cardiopulmonarcerebral básica y avanzada.
- Interviene en la ejecución de la modalidad de fisioterapia respiratoria.
- Cumple con la administración de oxigenación por diferentes métodos de aplicación.
- Participa en la organización de la estación de trabajo del personal de Enfermería.
- Realiza asesoría tutorial a los alumnos de Enfermería, además de supervisar e impartir docencia incidental en el puesto de trabajo al personal de menor calificación.

- Transfunde la sangre previa certificación de compatibilidad.
- Forma parte del equipo de salud interdisciplinario e intersectorial y participa en el cuidado integral de las personas, la familia y la comunidad.
- Cuida de la salud del individuo de forma integral y personalizada y respeta sus valores, costumbres y creencias.
- Participa en el estudio y vigilancia sistemáticos de la situación de salud de la población que corresponde al área de salud a su cargo, así como en su análisis y discusión, dirigidos a revelar grupos vulnerables e identificar factores de riesgo, con vistas a implementar acciones destinadas a su disminución y erradicación.
- Ejecuta acciones que dan solución a los problemas de salud identificados en el análisis de la situación de la salud de su comunidad.
- Ejecuta las acciones comprendidas en los programas de salud que dan solución a los problemas medioambientales y de salud de su comunidad.
- Realiza el Proceso de Atención de Enfermería, como método científico de la profesión.
- Registra en la H.C. toda la información obtenida a partir de su gestión sobre los problemas medioambientales y de salud identificados en los individuos, la familia y la comunidad.
- Analiza y valora toda la información obtenida y registrada con vistas a realizar las acciones pertinentes de Enfermería que se requieran y las registra debidamente en las HH. CC.
- Ejecuta actividades para la curación del paciente, así como otras relacionadas con los cuidados paliativos que se le deben brindan.

- Planifica y ejecuta las actividades de rehabilitación y reinserción del individuo y la familia en la sociedad.
- Ejecuta técnicas y procedimientos de Enfermería en el ámbito de su competencia.
- Aplica las técnicas y procedimientos de la medicina alternativa en el ámbito de su competencia.
- Realiza acciones encaminadas a mantener la vigilancia en la salud y el control de las enfermedades transmisibles y no transmisibles.
- Planifica y ejecuta acciones encaminadas al control del medio ambiente y que contribuyan a garantizar un entorno saludable.
- Fomenta la colaboración intersectorial y multidisciplinaria en la gestión de los cuidados de la salud de la población.
- Detecta las necesidades educacionales y elabora programas de educación para la salud, en la búsqueda del mejoramiento de la calidad de vida.
- Capacita a las brigadistas sanitarias y a los grupos voluntarios para su participación en la promoción de la salud.
- Realiza la recepción del paciente y revisa en la H.C., antecedentes personales y familiares, así como las informaciones complementarias en correspondencia con la especialidad y los motivos de ingreso.
- Cumple rigurosamente el tratamiento médico indicado, incluida la administración de citostáticos y estupefacientes (drogas sometidas a control y fiscalización).
- Ejecuta la preparación y administración de fármaco por diferentes vías.
- Brinda los cuidados pertinentes al paciente fallecido y la atención debida a sus familiares.

- Identifica signos y síntomas de emergencia quirúrgica tales como: evisceración, sangramiento, shock hipovolémico, dehiscencia de heridas y comunica debidamente su aparición al médico de asistencia y cumple las indicaciones que le sean dadas.
- Identifica en el paciente signos y síntomas relacionados con alteraciones de la cavidad bucal y lo remite al estomatólogo para su valoración y control.
- Realiza acciones de promoción del autoexamen de la cavidad bucal y su importancia.
- Realiza acciones preventivas y educativas para el mejoramiento de la salud bucal.
- Realiza acciones de promoción para el autoexamen de las mamas.

Administrativas
- Participa en todas las reuniones y actividades organizativas de su competencia que se realizan en la institución, dirección, grupo de trabajo y departamento.
- Cumple los reglamentos y disposiciones establecidos.
- Cuida la organización, higiene y limpieza del departamento.
- Participa en el planeamiento de acciones interdisciplinarias e intersectoriales en los diferentes niveles de atención de la salud.
- Vela por el cumplimiento de los principios éticos.
- Interviene en la aplicación de técnicas administrativas y científicas de Enfermería.
- Controla el cumplimiento de las medidas y acciones de asepsia y antisepsia.
- Participa en la organización de la estación de trabajo del personal de Enfermería.
- Toma parte en el desarrollo y la aplicación de técnicas administrativas y científicas de Enfermería.

- Interviene en pases de visita a los pacientes ingresados en sala.
- Recibe y entrega el turno de trabajo.
- Vela por el cumplimiento de los reglamentos y disposiciones establecidas.

Docentes

- Participa en el programa de educación continua para el personal de Enfermería y otros profesionales de la salud.
- Participa en el proceso de enseñanza-aprendizaje correspondiente a la formación de personal de Enfermería y otros profesionales de la salud.
- Imparte docencia incidental en el puesto de trabajo.
- Desarrolla actividades formativas en los estudiantes ubicados en su servicio o bajo su tutoría.

Investigativas

- Toma parte en investigaciones relacionadas con Enfermería y otras especialidades con el objeto de contribuir al propio desarrollo profesional y paralelamente, a las que contribuyan al desarrollo de la profesión y la especialidad, así como al mejoramiento de la salud de la población.
- Participa en diferentes actividades científicas.
- Divulga y aplica los resultados de las investigaciones a fin de contribuir a mejorar la atención de salud, lo concerniente a la profesión, así como al propio desarrollo profesional.

Específicas relacionadas con la ozonoterapia

Estas funciones son ejecutadas por el enfermero mediante acciones independientes o dependientes.

-Acciones independientes

- Aplicación de ozonoterapia bajo campana y en bolsas de nylon.
- Aplicación de gotas óticas con aceites ozonizados.

- Lavado ótico con agua ozonizada.
- Curación de piel y mucosas con aceite ozonizado.

-Acciones dependientes
- Insuflación rectal.
- Administración subcutánea.
- Aplicación intramuscular.
- Realización de la AHTm.
- Aplicación de la AHTM.
- Realización de ozonopuntura.

Enseñanza superior especializada

Enfermero(a) que ha adquirido una calificación científico técnica de nivel superior que le permite desempeñarse en los tres niveles de atención de salud, que cuida y ayuda a las personas sanas o enfermas (niños, embarazadas, adolescentes, adultos y adultos mayores), familia y comunidad, y realiza funciones asistenciales, administrativas, docentes e investigativas en instituciones en los tres niveles de atención de salud, con la debida autoridad para tomar decisiones y con profundos conocimientos en las áreas biológica, psicosocial, así como con habilidades teórico prácticas en las técnicas específicas y de alta complejidad del ejercicio de la profesión, que está entrenado además, en los procedimientos invasivos que se practican en ella.

▪ **Primer nivel de atención**

Enfermero(a) con la calificación requerida para asumir funciones en policlínicas con camas o no, centros laborales, círculos infantiles, hogares maternos o de ancianos, impedidos físicos y mentales; hospitales de día, casas de abuelos, centros penitenciarios, comunitarios de salud mental, turísticos y de recreación, consultorios del médico y enfermera de la familia, departamentos de inmunización, central de esterilización, postas y consultas médicas de especialidades, así como clínicas de MNT.

- **Segundo nivel de atención**

Enfermero asistencial en los diferentes servicios hospitalarios (municipales, provinciales generales, clínico quirúrgicos, ginecobstétricos, materno infantil, pediátricos, especializados y psiquiátricos).

- **Tercer nivel de atención**

Enfermero(a) con elevada calificación y preparación para su desempeño en Institutos y centros de investigación científica, así como en universidades de las ciencias médicas.

- **Funciones**

Asistenciales

- Toma las decisiones en su servicio, además de controlar y ejecutar la administración de analgésicos y de antipiréticos.

- Evalúa comenzar o suspender la vía oral del paciente en caso de presentar este signos y síntomas del sistema digestivo (en el caso de los pacientes operados deben ser evaluados por el cirujano).

- Decide y ejecuta la colocación y permanencia de la sonda nasogástrica en caso de la ocurrencia de vómitos.

- Ejecuta el acoplamiento, conexión y manejo del equipo de infusión (de forma continua o intermitente) para pequeños y grandes volúmenes de disoluciones y que se necesitan un control riguroso de su administración.

- Ejecuta y evalúa las acciones de Enfermería, además toma decisiones ante la presencia de secreciones nasofaríngeas y endotraqueales.

- Identifica las alteraciones electrocardiográficas en el paciente, participa en su análisis, así como en su valoración y toma decisiones de forma autónoma o en cooperación con el médico, para ejecutar acciones de Enfermería y cumplir las indicaciones médicas pertinentes.

- Planifica, participa y conoce, las necesidades básicas de la alimentación del paciente. Ejecuta su nutrición por diferentes métodos (gavaje, yeyunostomía y gastrostomía), en colaboración con el médico.
- Decide y ejecuta la colocación de la sonda vesical, así como su permanencia, en conjunto con el médico.
- Participa en la implantación de marcapasos.
- Verifica el funcionamiento de los ventiladores mecánicos.
- Verifica el estado de la intubación del paciente y en el caso de ser selectiva, lo comunica a su médico de asistencia y cumple las acciones de Enfermería e indicaciones que le sean dadas.
- Realiza la consulta de puericultura.
- Realiza la consulta de embarazada sin riesgo.
- Realiza la consulta de puérpera.
- Realiza la endoscopia digestiva alta (con entrenamiento).
- Planifica, controla y ejecuta las acciones de Enfermería en las situaciones de emergencia y catástrofe.
- Identifica en los pacientes que reciben sus servicios y de su comunidad signos y síntomas de posibles complicaciones, tales como: hipoglicemia e hiperglicemia, shock, convulsiones, sangramientos, infecciones y paro cardiorespiratoriocerebral y participa en su análisis y valoración y toma decisiones de forma autónoma o en colaboración con el médico de asistencia. Implementa las acciones de Enfermería y cumple las indicaciones pertinentes.
- Identifica los signos y síntomas en las emergencias quirúrgicas, tales como: evisceración, sangramiento, shock hipovolémico, dehiscencia de la herida, participa en su valoración, toma decisiones de

forma autónoma o en conjunto con el médico de asistencia, desarrolla las acciones de Enfermería y cumple las indicaciones pertinentes.

- Identifica las posibles complicaciones que se presentan en el embarazo, el parto y el puerperio, así como los signos y síntomas que las acompañan; participa en su valoración; toma decisiones de forma autónoma o con la participación del médico de asistencia; ejecuta las acciones de Enfermería y cumple las indicaciones pertinentes.

- Prepara, acopla y conecta el equipo de drenaje pleural, además de verificar su funcionamiento.

- Mantiene el control sobre el paciente con (pleurostomía, colostomía, traqueostomía y abdomen abierto), toma decisiones sobre las acciones de Enfermería a realizar, así como sobre otros procedimientos de gran complejidad.

- Selecciona las disoluciones y otros elementos a utilizar en las desinfecciones concurrentes y terminales, así como los antisépticos, cremas, pomadas y ungüentos a aplicar en la curación de heridas.

- Identifica los signos y síntomas de alarma que indican la alteración del equilibrio hidromineral y ácido-base y participa en su análisis y valoración; toma decisiones de forma autónoma o en colaboración con el médico de asistencia; ejecuta acciones de Enfermería y cumple las indicaciones médicas pertinentes.

- Identifica signos y síntomas de intoxicación alimentaria o medicamentosa y participa en su análisis y valoración, además de tomar decisiones de forma autónoma o en conjunto con el médico de asistencia; ejecuta acciones de Enfermería y cumple las indicaciones médicas pertinentes.

- Identifica alteraciones en los valores de los indicadores vitales y clínicos; participa en su análisis, así como en su valoración y toma decisiones de forma autónoma o en cooperación con el médico de asistencia; ejecuta acciones de Enfermería y cumple las indicaciones médicas pertinentes.
- Selecciona, ejecuta y controla la modalidad de fisioterapia respiratoria.
- Selecciona la administración de dioxígeno por los diferentes métodos de aplicación en colaboración con el médico de asistencia.
- Actúa como asesor y consultor en el ámbito de la salud con los individuos, la familia y la comunidad.
- Indica la realización de análisis de laboratorio clínico que revelan el estado del funcionamiento renal (sulfosalicílico, creatinina, hemoglobina y ultrasonido renal).
- Remite a los pacientes al médico clínico o al nefrólogo de acuerdo con los resultados de los análisis de laboratorio clínico y el diagnóstico realizado por él.

Administrativas
- Participa en el planeamiento de las acciones interdisciplinarias e intersectoriales en los diferentes niveles de atención de salud.
- Participa en el desarrollo y la aplicación de las técnicas administrativas y científicas de Enfermería.
- Asesora el desarrollo de la planificación sanitaria en los ámbitos institucionales de servicios (municipal, provincial y nacional).
- Asesora el desarrollo, así como el desempeño de la especialidad de Enfermería en los ámbitos institucionales de servicios (municipal, provincial y nacional).
- Administra instituciones y servicios de salud en los distintos niveles de atención.

- Dirige el equipo de Enfermería en unidades de atención.
- Participa y dirige las reuniones del servicio de Enfermería que sean programadas en el equipo de trabajo.
- Diseña, implementa y participa en los programas de evaluación de la calidad de las actividades de Enfermería y establece patrones para su medición.
- Establece la política de atención, educación e investigación de la profesión en la especialidad.
- Planifica y controla los cuidados de Enfermería.
- Vela por la organización de la estación de trabajo del personal de Enfermería.
- Desarrolla actividades administrativas en dependencia de la composición del equipo de trabajo de Enfermería.
- Supervisa el área de desempeño de Enfermería para mantener y mejorar los servicios.
- Dirige, controla y realiza la entrega y recibo del servicio en cada turno de trabajo.
- Participa en la realización de los manuales de organización y procedimientos de los servicios, así como de las normas de bioseguridad.
- Desempeña funciones directivas en los diferentes perfiles de la enseñanza en ciencias médicas (unidades asistenciales, escuelas técnicas, institutos politécnicos de la salud y universidades nacionales e internacionales).

Docentes

- Desempeña funciones directivas en los diferentes niveles de la enseñanza en ciencias médicas en unidades asistenciales, escuelas técnicas, institutos politécnicos de la salud y universidades nacionales e internacionales. Participa en los programa de educación continua para el personal de Enfermería y otros profesionales de la salud.

- Imparte docencia incidental en el puesto de trabajo.
- Desarrolla actividades formativas en los estudiantes ubicados en su servicio, teniendo en cuenta la composición del equipo de trabajo de Enfermería.
- Diseña, planifica y participa en los programas de educación permanente para el personal de Enfermería y otros profesionales de la salud.
- Participa, planifica, ejecuta y controla el proceso de enseñanza-aprendizaje en la formación del personal de Enfermería.
- Asesora y planifica la educación en el perfil de la enseñanza médica para el personal de Enfermería a nivel municipal, provincial, nacional e internacional.
- Desempeña funciones docentes en los diferentes niveles de la enseñanza en ciencias médicas en unidades asistenciales, escuelas técnicas, institutos politécnicos de la salud y universidades nacionales e internacionales.
- Desempeña funciones metodológicas en instituciones docentes nacionales e internacionales de ciencias médicas.
- Coordina cursos, estancias, pasantías, diplomados y maestrías, tanto nacionales como internacionales.
- Integra tribunales para el proceso de categorización docente.
- Integra tribunales de exámenes estatales, diplomados y especialidades.
- Realiza tutoría y asesoría a cursos de posgrado.

Investigativas
- Integra los consejos científicos en los diferentes niveles del Sistema Nacional de Salud.

- Realiza y participa en investigaciones relacionadas con la profesión y con otras áreas con el objetivo de contribuir al desarrollo profesional, lo cual se revierte en la calidad de los servicios que brinda y en el mejoramiento de la salud de la población.

<u>Específicas relacionadas con la ozonoterapia</u>

Estas funciones son ejecutadas por el enfermero mediante acciones independientes o dependientes.

-Acciones independientes

- Insuflación rectal (decide cambio en la concentración y en el volumen de la mezcla gaseosa O_2/O_3 en caso de intolerancia por el paciente).
- Aplicación de ozonoterapia bajo campana y en bolsas de nylon.
- Aplicación de gotas óticas con aceites ozonizados.
- Lavado ótico con agua ozonizada.
- Curación de piel y mucosas con aceite ozonizado.

-Acciones dependientes

- Insuflación rectal.
- Aplicación de la ozonoterapia por vía subcutánea, intramuscular, paravertebral, intra-articular, intravaginal, intravesical, AHTm y AHTM.

5.3. El Proceso de Atención de Enfermería como método científico en el ejercicio de esta profesión

El proceso de Atención de Enfermería es un método científico aplicado a un problema concreto de la salud humana, ya sea a la persona, la familia y la comunidad y está constituido por el conjunto de pasos que da el personal de Enfermería para planear, organizar y brindar cuidados de Enfermería sobre la base de la aplicación del método científico en la práctica de la profesión y tiene un alcance universal. Este proceso incluye la realización de un diagnóstico de Enfermería y la obtención de las respuestas humanas al tratamiento aplicado a los problemas físicos o emocionales, reales o potenciales, a través de servicios tales como la investigación de casos y la educación para la salud para el mantenimiento o el restablecimiento de la vida y el bienestar del individuo, la familia y la comunidad.

El proceso de Atención de Enfermería actualmente se define como un acercamiento a la identificación de los problemas, su prevención y minimización, así como a la erradicación de estos en el cuidado del individuo, la familia o la comunidad, como una forma en la que se establece una relación de ayuda, caracterizada por el conocimiento, la razón y el cuidado.

Dada la importancia que tiene este proceso por constituir una invariante de trabajo y de desarrollo del conocimiento científico técnico en el ejercicio de la profesión y por su contribución a su desarrollo como ciencia, es que se le ha dado especial énfasis en este capítulo.

Asimismo, por su indiscutible aporte metodológico, también se incluyen más adelante los diagnósticos de Enfermería de la Asociación Norteamericana de Enfermería (NANDA) que los autores consideran más relacionados con la ozonoterapia.

Fases o etapas del Proceso de Atención de Enfermería

El proceso de Atención de Enfermería para su ejecución consta de varias fases o etapas indisolublemente unidas entre sí. Ellas son:

Valoración: Establece la recogida y organización de los datos que conciernen a la persona, familia y entorno, los cuales constituyen la base para la toma de las decisiones y las actuaciones posteriores.

Diagnóstico de Enfermería: Criterio o conclusión que se origina como resultado de la valoración de Enfermería.

Planificación: Fase en la que se formulan las estrategias requeridas o actuaciones de Enfermería para prevenir, minimizar o corregir los problemas, así como para promocionar la salud.

Ejecución: Fase en la que se realiza la puesta en práctica de los cuidados programados.

Evaluación: Fase en la que se comparan las repuestas de la persona, la familia, o la comunidad para determinar si se han alcanzado los objetivos propuestos.

Diagnósticos de Enfermería

El diagnóstico de Enfermería es el juicio o conclusión que se produce como resultado de la valoración de Enfermería. Para enunciar un diagnóstico es imprescindible tener en cuenta que puede ser de cuatro tipos:

Real: Representa un estado que ha sido clínicamente validado mediante definidas e identificables características principales.

Riesgo: Es un juicio clínico acerca de un individuo, una familia o comunidad en el que se le considera más vulnerable a desarrollar un problema dado que otros en iguales o similares condiciones.

Bienestar: Juicio clínico respecto a un individuo, una familia o comunidad que transita desde un nivel específico de bienestar hacia un nivel superior.

Posible: Juicio que describe la sospecha de un problema cuya definición requiere disponer de datos adicionales.

Para enunciar un diagnóstico de Enfermería se requieren tres elementos fundamentales:

- El problema de salud (real o potencial que requiere la intervención de Enfermería) (P).
- El factor etiológico o su posible relación (E).
- Las características distintivas o el conjunto de signos y síntomas que le acompañan (S).

Ejemplo de diagnóstico de Enfermería real:

Perfusión tisular periférica ineficaz relacionada con disminución del flujo sanguíneo y secundaria a una polineuropatía

El diagnóstico de Enfermería *riesgo* consta de dos componentes, el problema (P) y el factor etiológico o su posible relación (E).

Ejemplo de diagnóstico de Enfermería de riesgo:

Riesgo de disminución de la perfusión tisular cardiaca relacionado con disnea y secundaria a una insuficiencia cardiaca.

El diagnóstico de Enfermería *posible* consta de dos componentes, el problema (P) y el factor etiológico o su posible relación (E).

Ejemplo de diagnóstico de Enfermería posible:

Riesgo de infección relacionado con la aplicación de procedimientos invasivos profundos.

En el diagnóstico de Enfermería *bienestar*, deben estar presentes dos hechos: el deseo de alcanzar un nivel superior de bienestar y la situación actual. Son enunciados de una sola parte que contiene solamente la denominación y carecen del factor etiológico o posible relación. Lo esencial de este diagnóstico es que el individuo, familia o comunidad comprenda que se puede alcanzar un nivel funcional de bienestar superior si se desea.

Ejemplo de diagnóstico de Enfermería *bienestar*:

Conducta generadora de salud. (Hervir el agua de beber).

Normas a tener en cuenta al enunciar un diagnóstico de Enfermería

Para emitir un diagnóstico de Enfermería es de estricto cumplimiento tener presente las pautas siguientes:

- Unir la primera parte (P) con la segunda (E) mediante la expresión "relacionado con", lo cual no quiere significar que necesariamente existe una relación causa-efecto directa entre ellas.
- Identificar la respuesta del individuo, la familia o la comunidad en la primera parte del diagnóstico y no como una actividad de Enfermería.

- La primera parte del diagnóstico identifica la respuesta del individuo, la familia o la comunidad y no una actividad de Enfermería.
- Redactar el diagnóstico en términos y adecuados desde el punto de vista lógico.
- Escribir el diagnóstico de Enfermería sobre la base de datos objetivos y subjetivos recogidos y validados en torno al individuo, la familia o la comunidad.
- No invertir el orden de las partes del diagnóstico.
- No mencionar signos y síntomas en la primera parte del diagnóstico.
- No emitir el diagnóstico de Enfermería como si fuera un diagnóstico médico.
- No formular un diagnóstico que repita una disposición médica.

Con la intención de coadyuvar a un mejor desempeño de los profesionales de esta especialidad se han identificado los diagnósticos que más se utilizan en la modalidad de la ozonoterapia, con aquellas categorías *diagnósticos de Enfermería* aprobadas por la NANDA agrupadas mediante los patrones de respuestas humanas.

Se realizó un compendio de los diagnósticos de Enfermería y necesidades del paciente y se fusionaron con sus posibles relaciones, lo que permitió lograr las diferentes categorías diagnósticas.

Categorías diagnósticas relacionadas

Las categorías diagnósticas son los diagnósticos de Enfermería aprobados por la Asociación Norteamericana de esta profesión, aunque no incluyen su posible relación, siendo esta segunda parte del diagnóstico la desarrollada por el personal de Enfermería acorde con los conocimientos que posee de las necesidades del paciente, así como de las causas o signos y síntomas que le dieron su origen para poder relacionarlo.

Cuba es uno de los pioneros en la aplicación del *Proceso de Atención de Enfermería* y dentro de él, de los diagnósticos de Enfermería, lo que constituye una muestra del desarrollo, así como del conocimiento científico técnico alcanzados por sus profesionales de la especialidad.

Algunas categorías diagnósticas aplicables en la especialidad de la ozonoterapia

Categoría	Relacionada con
Incumplimiento.	Desconocimiento, conocimiento inadecuado,
Protección ineficaz.	Defensas inmunológicas deprimidas, heridas, lesiones de la piel, conocimiento inadecuado.
Deterioro de la integridad cutánea.	Lesiones de la piel, úlceras.
Deterioro de la integridad tisular.	Quemaduras, lesiones de la piel, úlceras.
Riesgo de infección.	Derivado de la aplicación invasiva.
Hipertermia.	Derivado de la aplicación invasiva, proceso infeccioso.
Motilidad gastrointestinal disfuncional.	Tratamiento indicado.
Perfusión tisular periférica ineficaz.	Disminución del flujo sanguíneo secundario a una polineuropatía, intolerancia a la actividad física, cansancio
Riesgo de la percusión tisular cerebral ineficaz.	Disminución del flujo sanguíneo secundario a una isquemia, oclusión vascular, accidente vascular encefálico, parálisis cerebral.
Riesgo de disminución de la perfusión tisular cardiaca.	Disnea secundaria a una insuficiencia cardiaca, cansancio, intolerancia a la actividad física.
Intolerancia a la actividad.	Decaimiento, dolor, bajo gasto cardiaco, fatiga.
Trastorno del patrón de sueño.	Dolor, estrés.
Descuido personal.	Dolor, estrés, enfermedad de base, decaimiento, fatiga, intolerancia a la actividad.
Sufrimiento espiritual.	Dolor, estrés, enfermedad de base.

Bibliografìa

Gordon M. Nurs Diagnosis. Process and Application. New York: McHill Book Company; 1992.

Witter Du Gas B. Tratado de Enfermería Práctica. La Habana Cuba: Interamericana; 1989:p. 455-426.

Enfermería Clínica Central "Cira García". Proceso de Enfermería. Disponible en http://www.enfermeria.sld.cu/enfermeriacirag/proceso.html

Carrillo González GM y Rubiano Mesa YL. La investigación en validación de diagnósticos de enfermería. Rev Cubana Enf. [revista en internet]. [Consultado 25 de junio de 2011], 2007 septiembre; 23(3): Disponible en: http://scielo.sld.cu/scielo.php?script=sci_arttext&pid=S0864-03192007000300009&lng=es.

Carpenito Linda J. Diagnósticos de Enfermería. Aplicación a la práctica clínica. 5ta Edición. Madrid. Epígrafos. 1995.

Iyer PW. Proceso de Enfermería y Diagnósticos de Enfermería. 2da Edición. Madrid. 1993.

Junta de Andalucía. Consejería de Salud. Manual de procedimientos de Enfermería. Cura de heridas. Generalidades. Marzo 2003:p.147.

NANDA Internacional. Diagnósticos enfermeros. Definiciones y clasificación. 2009-2011. Elsevier España, 2010. 456pp.

Capítulo 6. Procedimiento y atención de enfermería en las diferentes modalidades de aplicación de la ozonoterapia

Introducción

Por los incuestionables y valiosos beneficios, así como por las crecientes e ilimitadas potencialidades con que se presentan las aplicaciones de la ozonoterapia como parte de la MNT en la mayoría de las especialidades médicas que comprende el sector de la salud y su favorable repercusión en la recuperación de la salud o la mejora de la calidad de vida de las personas, no solo desde el punto de vista curativo, sino también, preventivo y no disponer de una obra que abordara los procedimientos, que ya se venían aplicando, fue la razón que inspiró a los autores a elaborar este libro y como parte de él, el presente capítulo, que intenta aportar al personal de Enfermería elementos que contribuyan a la mejor realización de aquellos.

Por la gran importancia que presentan las diferentes vías de administración de la mezcla O_2/O_3 y los procedimientos correspondientes, en este capítulo, se abordan las precauciones generales aplicables a todos ellos, incluidas las vías tópica y oral del aceite de girasol ozonizado (OLEOZÓN*), así como los métodos de aplicación de la mezcla O_2/O_3 en diferentes patologías. Asimismo, se aportan las indicaciones más frecuentes, los objetivos, las precauciones, los equipos, los materiales e instrumentos necesarios, las invariantes funcionales al inicio y al final de cada procedimiento, así como sus variantes funcionales y la Atención de Enfermería correspondiente.

6.1. Precauciones generales aplicables en todos los procedimientos

- Garantizar que el material a utilizar sea resistente a la acción del ozono.
- Recepción e identificación del paciente.
- Verificar las indicaciones médicas.
- Comprobar la dosis indicada.
- Asegurar una ventilación adecuada del local.
- Realizar la calibración del generador de ozono cada seis meses. No se debe exceder el año, pues pasado este tiempo no resulta confiable.
- Verificar que el generador no presente escapes de gas.
- Conectar el equipo 15 s antes de aplicar el procedimiento que se trate para estabilizar la generación de la mezcla gaseosa O_2/O_3.
- Rotar el sitio de la inyección si su indicación médica es frecuente.
- Inyectar la mezcla gaseosa O_2/O_3 lentamente, pues la inyección es dolorosa.
- No inyectar en regiones edematosas, irritadas, tumefactas, ni sobre lunares, cicatrices, marcas de nacimiento u otras lesiones.
- Comprobar que tanto el material como el instrumental necesario se encuentren en fecha con respecto a la esterilización.
- Ajustar bien la aguja al cono de la jeringuilla.
- No dar masajes, solo aplicar una ligera presión con los dedos de la mano en el sitio puncionado.
- Durante todo el desarrollo del procedimiento debe ser utilizado irrestrictamente el nasobuco.

6.2. Métodos de aplicación del aceite de girasol ozonizado (OLEZÓN® tópico y oral) en algunas patologías

Gingivoestomatitis

Después de cada comida y la limpieza habitual, aplicar directamente el aceite ozonizado en la zona afectada mediante un aplicador convencional y con un leve masaje. A partir del tercer día, son visibles los resultados. La curación total puede alcanzar el séptimo día.

Otitis externa crónica difusa

En este caso, el tratamiento se realiza mediante aplicación directa del aceite ozonizado dos o tres veces al día sobre la zona afectada. El tratamiento es efectivo contra Pseudomonas, Candidas, Enterobacterias y otros. El tiempo de curación varía entre 15 y 20 d. En dependencia del microorganismo que pueda estar presente.

Herpes simple genital recidivante

Se realizan aplicaciones tópicas de aceite ozonizado con leves masajes dos veces al día (en la mañana y al acostarse). Se alcanza una disminución en el número de recidivas, así como en su intensidad y duración.

Infecciones vulvovaginales

Se realizan curas directas vaginales con el aceite ozonizado durante diez días. Los síntomas mejoran a partir de las 24 h (prurito y leucorrea) y desaparecen entre la quinta y décima aplicaciones en dependencia del microorganismo que haya estado presente. El tratamiento se puede emplear también en el caso de infecciones por hongos, bacterias o virus.

Úlcera varicosa

Una vez limpia la lesión, se aplica sobre ella dos veces al día una fina capa de aceite ozonizado y se cubre con material estéril.

Los resultados son apreciables en las primeras semanas con disminución del dolor y la aparición de tejido de granulación. Se utiliza hasta la total curación de la lesión.

Epidermofitosis

En este caso, el tratamiento se realiza mediante aplicación directa y tópica del aceite ozonizado con ligeros masajes, dos veces al día durante seis semanas. El prurito y el dolor disminuyen a partir de las 72 h de comenzado el tratamiento.

Onicomicosis

Es necesario limar la uña hasta el lecho ungueal y aplicar el aceite ozonizado dos veces al día de forma tópica. Se debe acompañar la operación con un masaje que garantice la penetración del medicamento. Se obtienen mejorías importantes a partir del segundo mes. El tratamiento es de tres a seis meses, en dependencia de la extensión de la lesión.

Escaras o úlceras por decúbito

Se realiza la limpieza de la lesión y a continuación, se aplica el aceite ozonizado dos veces al día. Se garantiza una rápida aseptización de la zona que ayuda a la regeneración de tejido hasta la total curación de la lesión.

Heridas sépticas

Se limpia bien la lesión y se aplica el aceite ozonizado dos veces al día. Se garantiza una rápida aseptización de la zona que ayuda a la regeneración de tejido hasta la curación total de la lesión.

Estomatología

El tratamiento consiste en aplicar directamente el aceite ozonizado dos veces al día en el área afectada, conductos radiculares infectados alveolitis, gingivitis, traumatismos (debido a tratamiento o prótesis) con resultados muy satisfactorios. En todos los casos, el tratamiento consiste en realizar aplicaciones tópicas en el área lesionada dos veces al día. El tiempo de curación en dependencia del tipo de lesión se encuentra alrededor de la semana.

Giardiasis

Posología. En mayores de 12 años: Se ingerirán diariamente 20 gotas del aceite de girasol ozonizado (OLEOZÓN° oral) una hora antes del desayuno y otras 20 gotas al acostarse (3 h después de la última comida) durante 10 d. Se descansará una semana y se volverá a repetir el ciclo por otros 10 d.

En niños: Entre 8 meses y 2 años de edad, se administrarán cinco gotas; de 3 a 5 años de edad, se administrarán 10 gotas y de 6 a 11 años, se administrarán 15 gotas, según el mismo esquema del tratamiento anterior.

Atención de Enfermería

- Verificar las indicaciones médicas.
- Conservar el producto entre 2 y 8 °C, a fin de garantizar la estabilidad de sus principios activos.
- Tener en cuenta que el producto tiene fecha de vencimiento.
- Además de los aspectos anteriores, cuando se trate del aceite de girasol ozonizado de uso oral:
- No ingerir el producto con alimentos ni asociado con líquidos ni con el agua.
- Administrar el aceite ozonizado en la mañana en ayunas y tres horas después de la última comida.

6.3. Obtención y aplicación del agua ozonizada en el campo de la ozonoterapia

El uso del agua ozonizada no se originó en el campo de la medicina, sino en la purificación de agua potable para uso de la población. Esto ocurrió en los inicios del siglo XX en la ciudad Alemana de Niza después de haber sufrido una epidemia de cólera. A partir de la segunda mitad de este propio siglo, se comenzó a utilizar en la industria en la elaboración de bebidas y en la depuración del agua de las piscinas, lo que ha trascendido hasta el presente.

El agua ozonizada es totalmente segura y no se han reportado eventos adversos de ningún tipo en más de un siglo de utilización.

Para obtener agua ozonizada basta utilizar agua del grifo, destilada, esterilizada, etc., a través de la cual se hace burbujear un volumen dado de la mezcla gaseosa O_2/O_3 de 60 mg/L (que a su vez, posee una elevada concentración de ozono) durante 5 o 10 min, para dejarla libre de microorganismos patógenos y apta para su uso. Puede ser aplicada sobre la zona a tratar las veces que sea necesaria acorde con el tipo de lesión y las necesidades que se tenga de ella.

Presenta una eficacia muy elevada contra gérmenes patógenos y puede ser utilizada en varias especialidades médicas en el campo de la salud.

El recipiente de trabajo

El recipiente de trabajo puede ser un frasco de cristal o plástico que conste de un tapón de cristal o teflón (u otro material resistente a la acción del ozono) (o tapa) provisto de dos orificios por donde penetren verticalmente dos tubos plásticos o de cristal. Uno, hasta 1 cm por debajo del tapón y por lo tanto, sin llegar a tener contacto con el agua por donde escapará el gas que no se absorba hacia el destructor de ozono. El otro quedará 1 cm por encima del fondo del recipiente. Los tramos de ambos tubos quedarán en el exterior unos centímetros por encima del tapón. Este debe quedar bien ajustado a la boca del frasco (Figura 6.1). De esta manera, el recipiente queda herméticamente sellado y listo para su uso

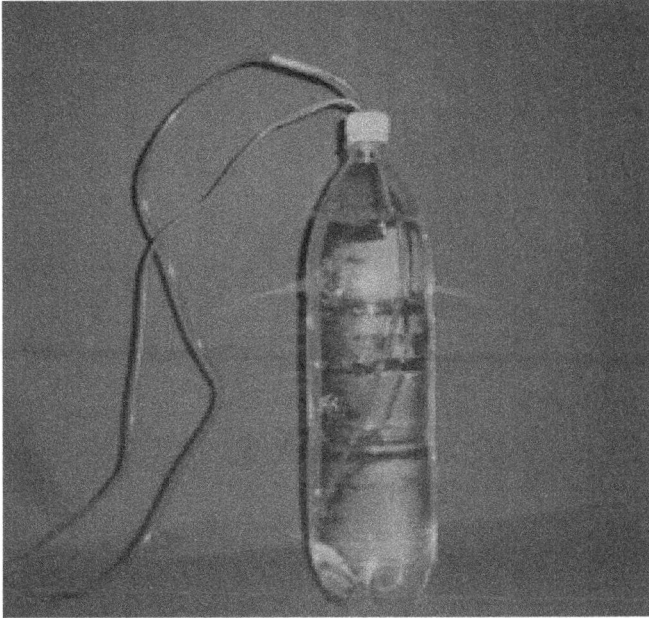

Fig. 6.1. Recipiente de trabajo para la obtención de agua ozonizada.

Indicaciones más frecuentes

- Heridas y lesiones sépticas de la piel.
- Úlceras por decúbito, del diabético y el sicklémico.
- Aftas bucales.
- Limpieza y desinfección de la cavidad bucal.
- Cura de áreas quirúrgicas.
- Inflamaciones y procesos sépticos (úlceras, aftas, etc.) en la boca y la garganta.

- Fístulas anales.
- Enemas para tratar la constipación, así como en infecciones rectales y hemorroides.
- Lavados vesicales.
- Curas vaginales.
- Otras.

Objetivo

Disponer de un medio/recurso simple, eficaz, y seguro para la curación de heridas, úlceras, curaciones bucales en general en Estomatología, en Otorrinolaringología gargarismo, enemas, etc.

Precauciones

- Asegurar la total hermeticidad del frasco a utilizar
- Garantizar que las conexiones a la válvula de paso continuo y al destructor de ozono estén correctamente hechas y presenten total hermeticidad.
- Preservar el agua ozonizada en refrigeración y evitar su congelación.
- Aprovechar las propiedades del agua ozonizada dentro de las 48 h .

Equipo, instrumental y materiales necesarios

- Generador de ozono provisto de un destructor de este gas.
- Fuente de obtención de dioxígeno medicinal seco.
- Recipiente de trabajo dispuesto para la técnica.
- Agua corriente del grifo, destilada, esterilizada, etc.
- Válvula de paso continuo.
- Recipiente para desechos.

Procedimiento de obtención

- Llenar el recipiente de trabajo con agua y cerrarlo herméticamente.

- Conectar la válvula de paso continuo al generador de ozono.
- Unir el tramo de tubo más distante de la válvula de paso continuo al tubo que penetra dentro del agua.
- Conectar el tramo de tubo más distante del destructor de ozono al tubo que penetra en el frasco y no hace contacto con el agua.
- Conectar el equipo.
- Fijar la concentración de la mezcla O_2/O_3 que habrá de utilizarse.
- Apagar el equipo en el tiempo indicado.
- Retirar las conexiones y proceder a la limpieza y ordenamiento del local.

Atención de Enfermería

- Verificar el flujo de gas de entrada (dioxígeno medicinal) al generador y el voltaje aplicado para garantizar que administre la concentración adecuada.
- Controlar debidamente la válvula de paso continuo del generador para garantizar la salida de un flujo continuo de la mezcla O_2/O_3 hacia el agua contenida en el recipiente de trabajo.
- Destruir el ozono remanente que se acumula durante la ozonificación del agua.
- Garantizar la hermeticidad del recipiente de trabajo y de la salida del gas remanente para garantizar su conducción hacia el destructor de ozono.

6.4. Ozonoterapia por vía intradérmica

Este tratamiento consiste en introducir pequeñas volúmenes de la mezcla O_2/O_3 en la dermis (0,1 a 1 mL) mediante jeringuilla y aguja. No se excederán bajo ninguna condición los 50 mL.

Indicaciones más frecuentes

- Esclerosamiento de microvárices.
- Artritis reumatoidea.
- Otros.

Objetivos

- Asegurar una acción local rápida y segura del ozono durante el tratamiento.
- Utilizar la dermis como un medio óptimo para garantizar la absorción de los metabolitos producidos bajo la acción del ozono.
- Aprovechar el intercambio de esta vía de aplicación del ozono con otras para alcanzar una acción más eficaz de este.

Precauciones

- Introducir la aguja en un ángulo de 10 a 15° con respecto a la piel.
- No aspirar debido a la poca vascularización de la piel.
- No utilizar antisépticos que desarrollen color, pues podrían enmascarar la zona.

Región para la inyección

A diferencia de la inyección intradérmica convencional puede ser aplicada prácticamente en cualquier parte del cuerpo.

Equipo, instrumental y materiales necesarios

- Generador de ozono.
- Fuente de obtención de dioxígeno medicinal y seco.
- Carro de cura o bandeja limpios y desinfectados.
- Jeringuilla de cristal o plástica (de 5, 10 y 20 mL).
- Agujas (números 25G, 26G, 27G, 30G x ⅝" y ½").
- Filtro de 0,2 μm .
- Torundas estériles (de algodón o gasa).

- Venda elástica (para microvárices).
- Recipiente para disolución antiséptica en caso necesario.
- Antiséptico (alcohol al 76 %).
- Cubeta estéril con tapa.
- Guantes estériles.
- Recipiente para desechos.

Procedimiento de Enfermería

-Invariantes y variantes funcionales en los procedimientos de Enfermería

Las invariantes funcionales son acciones necesarias e imprescindibles que permiten que la ejecución de un procedimiento ocurra de manera idéntica siempre. Son pasos invariables que están presentes al inicio y al final de cada procedimiento.

Las variantes funcionales son acciones necesarias e imprescindibles que permiten que la ejecución del procedimiento ocurra de manera diferente. Son pasos que varían de acuerdo con la manera en que se lleve a cabo la aplicación.

Invariantes funcionales al inicio del procedimiento

Identificar al paciente con atención a la esfera psicológica.

- Verificar las indicaciones médicas.
- Lavarse bien las manos.
- Preparar el equipo, el instrumental y los materiales necesarios.
- Disponer el equipo y todo el material requerido al lado del paciente.

Variantes funcionales

- Colocar al paciente en la posición adecuada en relación con la región seleccionada para aplicar el tratamiento.
- Lavarse bien las manos.
- Colocarse los guantes.
- Preparar una jeringuilla y colocarla en una cubeta estéril con tapa.
- Cargar del generador de ozono la dosis indicada de la mezcla gaseosa en la jeringuilla y acoplar un filtro de 0,2

µm a ella o al generador para atrapar posibles partículas y microorganismos indeseables y evitar su paso hacia la zona a infiltrar del paciente.

- Acoplar la aguja a la jeringuilla con el mismo protector.
- Colocar nuevamente la jeringuilla en la cubeta estéril con tapa.
- Humedecer la torunda con alcohol al 76 %, palpar y proceder a aseptizar la región seleccionada con un movimiento circular (del centro a la periferia) o de barra y secarla.
- Asir la jeringuilla con una mano y con la otra estirar la piel con la ayuda de los dedos índice y pulgar.
- Puncionar la piel manteniendo la jeringuilla en un ángulo de 10 a 15°.
- Colocar la torunda estéril en el sitio de la inyección y retirar la aguja. A continuación, repetir el resto de las punciones en toda la zona seleccionada hasta terminar el procedimiento (Figura 6.2).
- Colocar una venda elástica en el sitio de las punciones al concluir el procedimiento.
- Colocar todo el material desechable utilizado en el recipiente para desechos.

Invariantes funcionales al final del procedimiento

- Acomodar al paciente con atención a la esfera psicológica.
- Retirar el material no desechable utilizado y proceder a su limpieza y descontaminación.
- Lavarse bien las manos.
- Registrar en la H.C. del paciente el cumplimiento de las indicaciones médicas, así como cualquier evento adverso u otro observado o referido por el paciente.

Atención de Enfermería

- Verificar el flujo de gas de entrada (dioxígeno medicinal) al generador y el voltaje aplicado para garantizar que administre la concentración adecuada.

- Verificar que el bisel de la aguja esté hacia arriba
- Inyectar pequeñas cantidades en cada sitio de la punción.
- Utilizar un filtro de 0,2 μm .
- No utilizar sustancias antisépticas que desarrollen color, pues pueden enmascarar la zona.
- Garantizar la disposición de un carro de paro, así como de un equipo de oxigenoterapia.

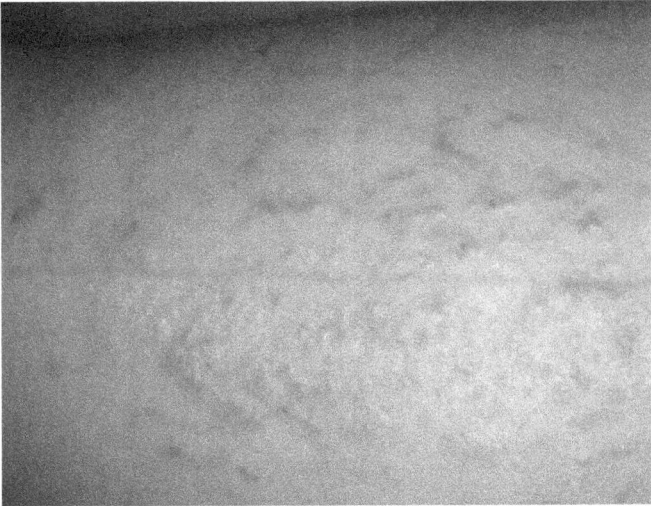

Fig. 6.2. Ozonoterapia en el esclerosamiento de microvárices. Estado de las microvárices al terminar una sesión del tratamiento.

6.5. Ozonoterapia por vía subconjuntival

Este tratamiento consiste en introducir pequeñas dosis de ozono en la membrana conjuntival a fin de que llegue a la porción del ojo que corresponde a la subconjuntiva. Se aplica un volumen de la mezcla gaseosa O_2/O_3 entre 0,1 a 1,0 mL, mediante jeringuilla y aguja, por lo que es imprescindible la presencia de un especialista en la ejecución del procedimiento. Esta membrana recubre y protege la esclerótica y por su gran exposición es susceptible a procesos infecciosos.

Indicaciones más frecuentes

Afecciones conjuntivales.

Objetivos

Asegurar una rápida acción local y segura del ozono durante el tratamiento.

- Utilizar la porción subconjuntival como medio óptimo para garantizar la absorción de los metabolitos producidos bajo la acción del ozono.
- Aprovechar el intercambio de esta vía con otras para alcanzar una acción más eficaz del ozono.

Precauciones

- Introducir la aguja en un ángulo de 10 a 15° con respecto a la membrana conjuntival.
- No aspirar dada la poca vascularización que existe en la porción de la subconjuntiva.

Región para la inyección

Penetrar la membrana conjuntiva hasta llegar a la porción subconjuntival.

Equipo, instrumental y materiales necesarios

- Generador de ozono.
- Fuente de obtención de dioxígeno medicinal seco.
- Carro de cura o bandeja limpios y desinfectados.
- Jeringuilla de cristal o plástica de 1 mL.
- Agujas (números 27G, 30G x ⅝" y ½").
- Filtro de 0,2 μm .
- Torundas estériles (de algodón o gasa).
- Dos paños hendidos.

- Colirio anestésico.
- Cinta adhesiva (esparadrapo).
- Apósitos para los ojos.
- Tijeras curvas o rectas.
- Cubeta estéril con tapa.
- Guantes estériles.
- Recipiente para desechos.

Procedimiento de Enfermería

-Invariantes funcionales al inicio del procedimiento
- Identificar al paciente con atención a la esfera psicológica.
- Verificar las indicaciones médicas.
- Lavarse bien las manos.
- Preparar el equipo, el instrumental y los materiales necesarios.
- Disponer el equipo y todo el material requerido al lado del paciente.

-Variantes funcionales
- Colocar al paciente en posición decúbito supino.
- Lavarse bien las manos.
- Colocarse los guantes.
- Preparar una jeringuilla y colocarla en una cubeta estéril con tapa.
- Cubrir con un paño hendido la cara del paciente y aplicar dos gotas de colirio anestésico en el ojo a tratar.
- Cargar del generador de ozono la dosis indicada en la jeringuilla y acoplar un filtro de 0,2 μm a ella o al generador para atrapar posibles partículas y microorganismos indeseables y evitar su paso hacia la zona a infiltrar del paciente.
- Acoplar la aguja a la jeringuilla con el mismo protector.
- Colocar nuevamente la jeringuilla en la cubeta estéril con tapa.
- Asir la jeringuilla con una mano y con la otra, mantener abierto el ojo con la ayuda de los dedos índice y pulgar.

- Puncionar la conjuntiva mientras se mantiene la jeringuilla en un ángulo de 10 a 15° con respecto a la membrana subconjuntiva.
- Colocar la torunda estéril en el sitio de la inyección y retirar la aguja.
- Cubrir el ojo con un apósito destinado para este propósito y fijarlo con cinta adhesiva.
- Colocar todo el material desechable utilizado en el recipiente para desechos.

-Invariantes funcionales al final del procedimiento

- Acomodar al paciente con atención a la esfera psicológica.
- Retirar el material no desechable y proceder a su limpieza y descontaminación.
- Lavarse bien las manos.
- Registrar en la H.C. del paciente el cumplimiento de las indicaciones médicas, así como cualquier evento adverso observado o referido por el paciente.

Atención de Enfermería

- Verificar el flujo del gas de entrada (dioxígeno medicinal) al generador y el voltaje aplicado para garantizar que administre la concentración adecuada.
- Verificar que el bisel de la aguja esté hacia arriba
- Inyectar pequeños volúmenes (0,1 a 0,3 mL) en el sitio de la punción.
- Utilizar un filtro de 0,2 μm .
- Garantizar la disposición de un carro de paro, así como de un equipo de oxigenoterapia.

6.6. Ozonoterapia por vía subcutánea

Este tratamiento permite introducir pequeñas dosis de ozono de manera local en el tejido celular subcutáneo mediante jeringuilla y aguja. Se aplica alrededor y dentro de las zonas afectadas (úlceras, focos infecciosos, quemadura, llagas, etc.). El volumen de la mezcla gaseosa O_2/O_3 a administrar por sitio de punción puede estar entre 0,3 y 10 mL. Se puede llegar a aplicar un volumen total de 50 mL.

El procedimiento es fácil de ejecutar porque resulta similar a la inyección que se aplica corrientemente en todas las instituciones de salud. El tratamiento se puede combinar con acupuntura. Para lograrlo, se punciona el punto correspondiente y se inyecta en él, el volumen dado de la mezcla. En este caso, se deben utilizar las concentraciones y volúmenes menores posibles (dosis bajas, Cap. 4). El tratamiento garantiza total aseptización, la formación de tejido de granulación y la cicatrización de las lesiones.

Indicaciones médicas más frecuentes

- Queloides.
- Celulitis.
- Úlceras por decúbito del diabético y el sicklémico.
- Heridas sépticas.
- Infiltraciones periarticulares (en manos, rodillas y hombros).
- Artritis reumatoidea
- Puntos de acupuntura (DOU o vaso gobernador, Huatuo Jiaji, ashi y otros.).
- Otros.

Objetivos

- Asegurar una acción local, rápida y segura del ozono durante el tratamiento.
- Utilizar el tejido subcutáneo como medio óptimo para la absorción de los metabolitos producidos bajo la acción del ozono y la vascularización de la zona.
- Aprovechar el intercambio de esta vía con otras para alcanzar una acción más eficaz del ozono.

Precauciones

Introducir la aguja en la zona seleccionada en un ángulo de 45 a 60° con respecto a la piel.

Región para la inyección

A diferencia de la inyección subcutánea convencional, la ozonoterapia puede ser practicada casi en cualquier parte del organismo, siempre que se cumplan las medidas que aquí se describen.

Equipo, instrumental y materiales necesarios

- Generador de ozono.
- Fuente de obtención de dioxígeno medicinal seco.
- Carro de cura o bandeja limpios y desinfectados.
- Filtro de 0,2 µm.
- Jeringuilla de cristal o plástica (de 5, 10 o 20 mL).
- Agujas (números 25G, 26G, 27G, 30G x ½»).
- Torundas estériles (de algodón o gasa).
- Apósito (en caso de cura).
- Vendaje de gasa (para la cura).
- Agua ozonizada (en caso de cura).
- Aceite ozonizado (para la cura).
- Tijeras curvas o rectas.
- Cinta adhesiva (esparadrapo).
- Recipiente para disolución antiséptica en caso necesario.
- Antiséptico (iodopovidona o hisopo impregnado en ella). Alcohol al 76 %.
- Cubeta estéril con tapa.
- Guantes estériles.
- Recipiente para desechos.

Procedimiento de Enfermería

Invariantes funcionales al inicio del procedimiento

- Identificar al paciente con atención a la esfera psicológica.
- Verificar las indicaciones médicas.

- Lavarse bien las manos.
- Preparar el equipo, el instrumental y los materiales necesarios.
- Disponer el equipo y todo el material requerido al lado del paciente.

Variantes funcionales

Colocar al paciente en la posición adecuada en relación con la región seleccionada.

- Lavarse bien las manos.
- Colocarse los guantes.
- Preparar una jeringuilla y colocarla en una cubeta estéril con tapa.
- Cargar del generador de ozono en la jeringuilla la dosis indicada de la mezcla gaseosa y acoplar un filtro de 0,2 μm, a esta o al generador para atrapar posibles partículas y microorganismos indeseables y evitar su paso hacia la zona a infiltrar del paciente.
- Acoplar la aguja a la jeringuilla con el mismo protector.
- Colocar nuevamente la jeringuilla en la cubeta estéril con tapa.
- Humedecer la torunda con alcohol al 76 %, palpar y proceder a la aseptización de la región seleccionada con un movimiento circular (del centro a la periferia) y secar.
- Asir la jeringuilla con una mano y con la otra, estirar la piel con la ayuda de los dedos índice y pulgar o realizar un pliegue en caso necesario.
- Puncionar la piel manteniendo la jeringuilla en un ángulo de 45 a 60° (Figura 6.3).
- Aspirar (retirando el émbolo). Si no fluye sangre a la jeringuilla, presionar lentamente el émbolo para introducir la mezcla O_2/O_3, pero si al aspirar se observa sangre, entonces, se debe repetir el procedimiento.
- Colocar la torunda estéril en el sitio de la inyección y retirar la aguja. A continuación, repetir el resto de las punciones en toda la zona seleccionada hasta terminar la sesión del tratamiento.
- Colocar el material desechable utilizado en el recipiente para desechos.

Invariantes funcionales al final del procedimiento

- Acomodar al paciente con atención a la esfera psicológica.
- Retirar el material no desechable y proceder a su limpieza y descontaminación.
- Lavarse bien las manos.
- Registrar en la H.C. del paciente el cumplimiento de las indicaciones médicas, así como cualquier evento adverso observado o referido por el paciente.

Atención de Enfermería

- Verificar el flujo de gas de entrada (dioxígeno medicinal) al generador y el voltaje aplicado para garantizar que administre la concentración adecuada.
- Inyectar moderadas cantidades de la mezcla gaseosa O_2/O_3 en cada sitio de la punción.
- Utilizar un filtro de 0,2 μm.
- Aspirar antes de introducir la mezcla O_2/O_3. Si fluye sangre, se debe repetir el procedimiento.
- Garantizar la disposición de un carro de paro, así como de un equipo de oxigenoterapia.

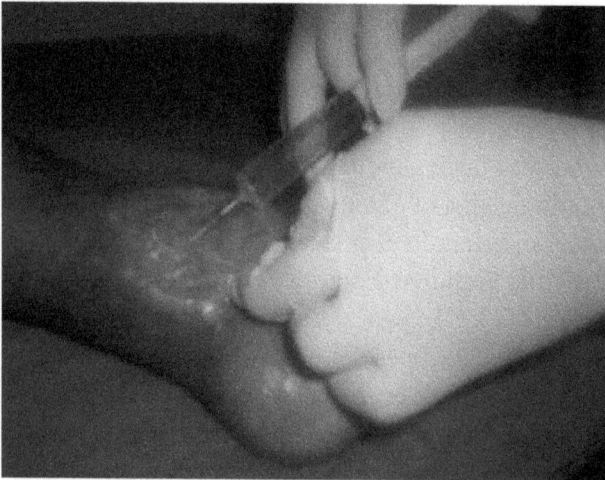

Fig. 6.3. Aplicación de la ozonoterapia por vía subcutánea en una úlcera varicosa de un paciente diabético.

6.7. OZONOTERAPIA POR VÍA INTRAMUSCULAR

Este tratamiento permite introducir el ozono entre las fibras musculares profundas que están provistas de abundante irrigación sanguínea. El procedimiento es de fácil ejecución. La inyección es igual a la convencional que se aplica en todas nuestras instituciones de salud, con la diferencia de que en este caso, lo que se administra es una mezcla gaseosa.

Indicaciones más frecuentes

- Trastornos circulatorios arteriales cerebrales, periféricos (grados I, II, III y IV).
- Vasculitis de pequeños, medianos y grandes vasos (grados I, II, III y IV).
- Cáncer.
- Estados postoperatorios.
- Dolor crónico.
- Artrosis.
- Artritis reumatoidea.
- Migrañas.
- Dolores osteoarticulares.
- Infecciones respiratorias.
- Accidente vascular encefálico.
- Enfermedad pulmonar obstructiva crónica.
- Asma bronquial.
- Inmunodeficiencias.
- Bursitis.
- Neuralgias.
- Colitis.
- Proctitis.
- Activación del sistema inmune.
- Degeneración macular.
- Retinosis pigmentaria.

- Atrofia del nervio óptico.
- Herpes genital y labial recidivante.
- Herpes zoster.
- Revitalización general.
- Otros.

Objetivos

- Garantizar una acción sistémica rápida y segura del ozono durante el tratamiento.
- Utilizar el tejido muscular profundo como medio óptimo para la absorción de los metabolitos producidos por la acción del ozono y la vascularización de la zona.
- Aprovechar el intercambio de esta vía con otras para alcanzar una acción sistémica más eficaz.

Precaución

Introducir la aguja en un ángulo de 90° con respecto a la piel.

Región para la inyección

Inyectar en la región dorsogluteal (ángulo interno del cuadrante superior externo) de cualquiera de los dos glúteos.

Equipo, instrumental y materiales necesarios

- Generador de ozono.
- Fuente de obtención de dioxígeno medicinal seco.
- Carro de cura o bandeja limpios y desinfectados.
- Jeringuilla de cristal o plástica (de 20 o 50 mL).
- Agujas (números 23G, 22G, 21G, 20G x 1" y 1½").
- Filtro de 0,2 µm .
- Torundas estériles (de algodón o gasa).
- Antiséptico (alcohol al 76 %).
- Cubeta estéril con tapa.
- Guantes estériles o limpios.
- Recipiente para desechos.

Procedimiento de Enfermería

Invariantes funcionales al inicio del procedimiento

- Identificar al paciente con atención a la esfera psicológica.
- Verificar las indicaciones médicas.
- Lavarse bien las manos.
- Preparar el equipo, el instrumental y los materiales necesarios.
- Disponer el equipo y todo el material requerido al lado del paciente.

Variantes funcionales

- Colocar al paciente en la posición adecuada en relación con la región seleccionada (decúbito prono).
- Lavarse bien las manos.
- Colocarse los guantes.
- Preparar una jeringuilla y colocarla en una cubeta estéril con tapa.
- Cargar del generador de ozono en la jeringuilla la dosis indicada de la mezcla gaseosa O_2/O_3 y acoplar un filtro de 0,2 µm a esta o al generador para atrapar posibles partículas y microorganismos indeseables y evitar su paso hacia la zona a infiltrar del paciente.
- Acoplar la aguja a la jeringuilla con el mismo protector.
- Colocar nuevamente la jeringuilla en la cubeta estéril con tapa.
- Humedecer la torunda con alcohol al 76 %, palpar y proceder a la aseptización de la región seleccionada con un movimiento circular (del centro a la periferia) y secar.
- Tomar la jeringuilla con una mano y con la otra estirar la piel utilizando los dedos índice y pulgar o realizar un pliegue en caso necesario.
- Puncionar la piel y mantener la jeringuilla en un ángulo de 90° con respecto a la piel (Figura 6.4).

- Aspirar (retirando el embolo). Si no fluye sangre a la jeringuilla, presionar lentamente el émbolo para introducir la mezcla O_2/O_3, pero si al aspirar fluye sangre, entonces, se debe repetir el procedimiento.
- Colocar la torunda estéril en el sitio de la inyección y hacer una ligera presión sobre ella con los dedos de la mano y retirar la aguja con un rápido movimiento.
- Colocar el material desechable utilizado en el recipiente para desechos.

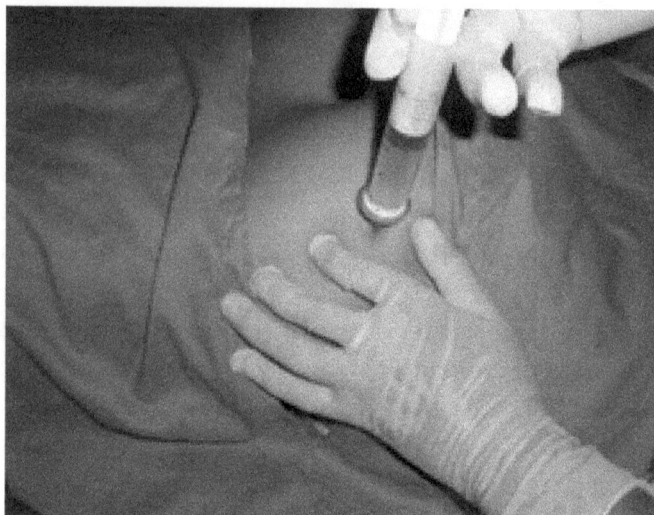

Fig. 6.4. Aplicación de la ozonoterapia por vía intramuscular.

Invariantes funcionales al final del procedimiento
- Acomodar al paciente con atención a la esfera psicológica.
- Retirar el material no desechable y proceder a su limpieza y descontaminación.
- Lavarse bien las manos.
- Registrar en la H.C. el cumplimiento de las indicaciones médicas y así como cualquier evento adverso observado o referido por el paciente.

Atención de Enfermería

- Verificar el flujo de gas de entrada (dioxígeno medicinal) al generador y el voltaje aplicado para garantizar que administre la concentración adecuada.
- No inyectar en regiones edematosas, irritadas, tumefactas, ni sobre lunares, cicatrices, marcas de nacimiento u otras lesiones.
- Utilizar un filtro de 0,2 μm.
- Aspirar antes de introducir la mezcla O_2/O_3. Si fluye sangre, se debe repetir el procedimiento.
- Inyectar lentamente, pues la inyección es dolorosa.
- Garantizar la disposición de un carro de paro, así como de un equipo de oxigenoterapia.

6.8. Ozonoterapia mediante autohemoterapia menor (AHTm)

Pequeñas autohemoterapias eran muy practicadas en los años treinta y consistían en la extracción de una pequeña cantidad de sangre venosa del paciente que después le era reinyectada por vía intramuscular antes de que se coagulara. Posteriormente, se realizaron mediante la inyección de una mezcla de la propia sangre del paciente con algunos medicamentos, entre otros, cianocobalamina. Actualmente, los ozonoterapistas emplean la mezcla ozono-sangre. El torniquete debe ser aplicado en la extremidad del paciente antes de cargar la mezcla O_2/O_3 en la jeringuilla, con el objetivo de no perder tiempo durante la selección de la vena, la aseptización de la zona y la propia extracción de la sangre, lo que ayuda a evitar su coagulación.

En esta modalidad, se utiliza una jeringuilla de 10 o 20 mL en la que se carga igual cantidad de la mezcla O_2/O_3 que de sangre (Ej.: 5 mL de la mezcla y 5 mL de sangre. No se deben exceder los 10 mL). A continuación, se agita enérgicamente para facilitar y uniformar la mezcla de ambos y se reinyecta intramuscularmente.

Indicaciones más frecuentes

Artritis reumatoidea.
Prostatitis agudas y crónicas.
Asma bronquial.
Activación del sistema inmune.
Infecciones respiratorias.
Colitis.
Hepatitis aguda y crónica A, B y C.
Psoriasis.
Alergias.
Acné furunculosis.
Tratamiento de apoyo a la terapia contra el cáncer.
Revitalización general.
Herpes genital y labial recidivante.
Herpes zóster.
Giardia lamblia.
Otros

Objetivos

- Garantizar una vía de acción sistémica rápida, segura y eficaz del ozono durante el tratamiento.
- Utilizar el tejido muscular como medio óptimo para la absorción de los metabolitos producidos bajo la acción del ozono sobre la sangre, así como la vascularización de la zona.
- Aprovechar el intercambio de esta vía con otras para alcanzar una acción sistémica más eficaz de los metabolitos del ozono durante el tratamiento.

Precauciones

- Garantizar la limpieza mecánica previa de la zona donde se hará la extracción de la sangre.

- Mezclar y homogenizar la mezcla O_2/O_3 y la sangre con movimientos rápidos y vigorosos para evitar su coagulación.
- Cambiar la aguja por otra número 20G o 21G x 1½" para realizar la inyección intramuscular.
- Al realizar la inyección intramuscular, introducir la aguja en un ángulo de 90° con respecto a la piel, canalizar la vena en un ángulo de 30° y reducir este hasta 10° una vez canalizada la vena.
- Verificar que el paciente no sea alérgico a la iodopovidona.
- Durante la extracción de la sangre, asegurar que el bisel de la aguja esté hacia arriba (Figura 6.5).
- Inyectar la mezcla ozono-sangre como si fuera una inyección intramuscular normal.
- Extremar las medidas de asepsia y antisepsia.

Regiones para la punción

Utilizar una vena preferentemente de la cara externa de los brazos, la más accesible posible ubicada en la flexura del codo (la basílica, la cefálica o la mediana cubital), o una de las manos o de las del borde externo de la muñeca, etc.

Región para la inyección

La inyección se realiza en la región dorsoglútea (ángulo interno del cuadrante superior externo) de cualquiera de los dos glúteos.

Equipo, instrumental y materiales necesarios

- Generador de ozono.
- Fuente de obtención de dioxígeno medicinal seco.
- Carro de cura o bandeja limpios y desinfectados.
- Recipiente para disolución antiséptica en caso necesario.
- Jeringuilla plástica estéril (de 10 o 20 mL).
- Agujas estériles (número 20G y 21G x 1" y 1½").
- Cinta elástica, tramo de goma u otro material para practicar una ligadura en la extremidad (torniquete).

- Cinta adhesiva (esparadrapo).
- Antiséptico (iodopovidona o hisopo impregnado en ella). Alcohol al 76 %.
- Cubeta estéril con tapa.
- Torundas estériles (de algodón o gasa).
- Guantes estériles o limpios.
- Tijeras rectas o curvas.
- Aislar el brazo del paciente y proteger la cama mediante campo de protección.
- Filtro de 0,2 μm.
- Recipiente para desechos.

Equipo accesorio
- Silla del operador.
- Fuente de luz (si fuese necesario).

Procedimiento de Enfermería

Invariantes funcionales al inicio del procedimiento
- Identificar al paciente con atención a la esfera psicológica.
- Verificar las indicaciones médicas.
- Lavarse bien las manos.
- Preparar el equipo, el instrumental y los materiales necesarios.
- Disponer el equipo y todo el material requerido al lado del paciente.

Variantes funcionales
- Garantizar que la iluminación de la zona en que se realizará la extracción de la sangre sea la adecuada.
- Colocar al paciente en decúbito supino y seleccionar previamente la vena, aislar su brazo y proteger la cama mediante campo de protección. Pedir al paciente masculino además, desabotonar el pantalón para que una vez que sea extraída la sangre, se coloque prontamente en decúbito prono a fin de practicarle la inyección intramuscular de la mezcla ozono-sangre en el menor tiempo posible. Previamente, se debe realizar una limpieza mecánica de todo el brazo.

- Colocar una silla lo más próximo al paciente de manera que facilite la canalización de la vena y por ende, la ejecución del procedimiento.
- Lavarse bien las manos.
- Colocar el torniquete en el brazo del paciente (previamente desinfectado).
- Colocarse los guantes.
- Preparar una jeringuilla y colocarla en una cubeta estéril con tapa.
- Aseptizar la región con iodopovidona, con un movimiento circular del centro a la periferia. Posteriormente, aplicar alcohol al 76 % de igual forma. Secar la piel siempre que se observe y palpe la vena.
- Cargar del generador de ozono en la jeringuilla la dosis indicada de la mezcla O_2/O_3 y acoplar un filtro de 0,2 µm al generador para atrapar posibles partículas y microorganismos indeseables y evitar su paso hacia la zona a infiltrar del paciente.
- Acoplar la aguja con el mismo protector.
- Colocar nuevamente la jeringuilla en la cubeta estéril con tapa.
- Sentarse al lado del paciente y lo más cerca del brazo cuya vena se haya seleccionado para hacer la extracción de sangre.
- Introducir la aguja para canalizar la vena en un ángulo de 30° con respecto a la piel y una vez que fluya la sangre en el interior de la jeringuilla, reducir aquel hasta unos 15°. Debe cerciorarse que la vena haya sido bien canalizada y entonces, extraer la cantidad de sangre indicada (Figura 6.5).
- Retirar el torniquete del brazo y extraer la aguja suavemente.
- Proteger el sitio de la punción con una torunda y cinta adhesiva (esparadrapo).
- Colocar la jeringuilla con la mezcla ozono-sangre en la cubeta con tapa estéril.

- Cambiar la aguja por una 20G x 1½", para realizar la inyección intramuscular.
- Homogenizar la mezcla ozono-sangre con movimientos rápidos y vigorosos, con lo que se obtiene una mezcla uniforme en un tiempo breve, para evitar de esta manera su posible coagulación y mientras tanto, solicitar al paciente que adopte la posición decúbito prono para realizar la inyección intramuscular.
- Humedecer la torunda con alcohol al 76 %, palpar y aseptizar la región dorsogluteal (ángulo interno del cuadrante superior externo) de cualquiera de los dos glúteos con un movimiento circular (del centro a la periferia) y secar.
- Tomar la jeringuilla con una mano y con la otra estirar la piel utilizando los dedos índice y pulgar o realizar un pliegue en caso necesario.
- Puncionar la piel y mantener la aguja en un ángulo de 90° con respecto a ella.
- Aspirar (retirando el émbolo). Si el volumen de la sangre aumenta dentro de la jeringuilla, se debe retirarla y repetir el procedimiento.
- En caso contrario, presionar lentamente el émbolo para introducir la mezcla ozono-sangre.
- Colocar la torunda estéril en el sitio de la inyección y hacer una ligera presión sobre ella con los dedos de la mano y retirar la aguja con un movimiento rápido.
- Proteger el sitio de la inyección con cinta adhesiva (esparadrapo).
- Colocar el material desechable utilizado en el recipiente para desechos.

Invariantes funcionales al final del procedimiento
- Acomodar al paciente con atendiendo a la esfera psicológica.
- Retirar el material no desechable y proceder a su limpieza y descontaminación.
- Lavarse bien las manos.

- Registrar en la H.C. el cumplimiento de las indicaciones médicas, así como cualquier evento adverso observado o referido por el paciente.

Nota:

Una vez extraída la sangre para su reinyección por vía intramuscular puede inyectarse con la espuma formada al realizar su homogenización, aunque también puede ser previamente expedido el gas que originó su formación antes de hacer la reinyección.

La operación de homogenización de la sangre no debe exceder 1 min.

Atención de Enfermería

- Verificar el flujo de gas de entrada (dioxígeno medicinal) al generador y el voltaje aplicado para garantizar que administre la concentración adecuada.
- No inyectar en regiones edematosas, irritadas, tumefactas, ni sobre lunares, cicatrices, marcas de nacimiento u otras lesiones.
- Utilizar un filtro de 0,2 µm.
- Verificar que el bisel de la aguja esté hacia arriba en la extracción de la sangre.
- Homogenizar la mezcla ozono-sangre con movimientos rápidos y vigorosos con lo que se obtiene una mezcla uniforme en un tiempo breve, para evitar su posible coagulación.
- Cambiar la aguja por otra número 20G o 21G x 1½» para realizar la inyección intramuscular.
- Aspirar antes de introducir la mezcla ozono-sangre. Si se aprecia un aumento de volumen, entonces, se debe repetir el procedimiento.
- Verificar que el paciente no sea alérgico a la iodopovidona.
- Inyectar como si fuera una inyección convencional.
- Extremar las medidas de asepsia y antisepsia.
- Puncionar la región después de haber recibido una limpieza mecánica previa y de haber sido rasurada en caso necesario.
- Garantizar la disposición de un carro de paro, así como de un equipo de oxigenoterapia.

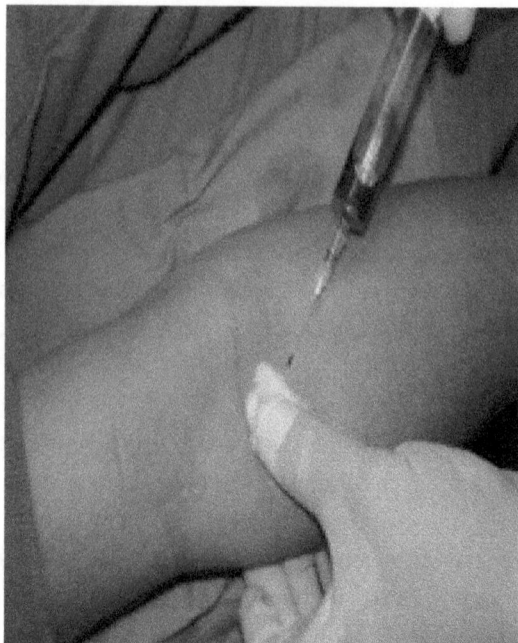

Fig. 6.5. Una de las operaciones que interviene en la
autohemoterapia menor.

Extracción de la sangre con la jeringuilla cargada con
la mezcla gaseosa, Esta se inyecta con la mezcla ozono-
sangre al propio paciente.

6.9. Ozonoterapia mediante autohemoterapia mayor

La autohemoterapia mayor (AHTM) se considera el procedimiento más importante que se utiliza dentro de las aplicaciones de la ozonoterapia. Se realiza en un sistema cerrado, libre
de presión y microorganismos patógenos.

El procedimiento consiste en canalizar una vena, extraer
cierto volumen de sangre al propio paciente (50 a 200 mL),

hacia un frasco al vacío, sellado y estéril en el que previamente se ha dispuesto un anticoagulante (el contenido de un ámpula de citrato de sodio (3,13 %) por cada 100 mL de sangre. A continuación, la sangre es ozonizada y después reinyectada al paciente a razón de 60 a 90 gotas/min por la misma vena de extracción. La sangre y el ozono se mezclan con movimientos suaves y pausados para evitar la formación de espuma. Lo ideal es que esta operación tome un tiempo de 5 a 10 min si el equipamiento utilizado tuviera conexión en Y, de no ser así, entonces hay que tener en cuenta que el equipo de transfusión por donde es extraída la sangre hacia el frasco al vacío, queda sin anticoagulante, ya que este resulta arrastrado hacia aquel, por lo que ese tiempo debe ser acortado solo algunos minutos (no exceder los tres minutos).

Este procedimiento constituye la modalidad más preferida, ya que la respuesta al tratamiento es más rápida y se logra una eficacia mayor. Aunque vale destacar que este procedimiento requiere de un entrenamiento mayor del personal que lo ejecuta, así como de una mayor cantidad de recursos (equipos, instrumental y materiales) imprescindibles para su ejecución.

Indicaciones más frecuentes

- Hiperlipidemias.
- Hepatitis aguda y crónica A, B y C.
- Enfermedad de Parkinson.
- Sepsis.
- Trastornos circulatorios arteriales, cerebrales y periféricos (grados I, II, III y IV).
- Vasculitis de pequeños, medianos y grandes vasos (grados I, II, III y IV).
- Activación del sistema inmune.
- Degeneración macular.
- Retinosis pigmentaria.
- Atrofia del nervio óptico.

- Infecciones respiratorias.
- Artritis reumatoidea.
- Insuficiencia cardiaca.
- Insuficiencia respiratoria.
- Enfermedad pulmonar obstructiva crónica.
- Revitalización general.
- Asma bronquial.
- Psoriasis.
- Enfermedades neurodegenerativas.
- Herpes simple genital y labial recidivante.
- Revitalización general.
- Otros.

Objetivos

- Emplear una vía de acción sistémica rápida, segura y efectiva del ozono durante el tratamiento.
- Utilizar el torrente sanguíneo como medio óptimo para la absorción de los metabolitos producidos por la acción del ozono sobre la sangre.
- Facilitar y aprovechar el intercambio de esta vía con otras para alcanzar una acción más eficaz del tratamiento.

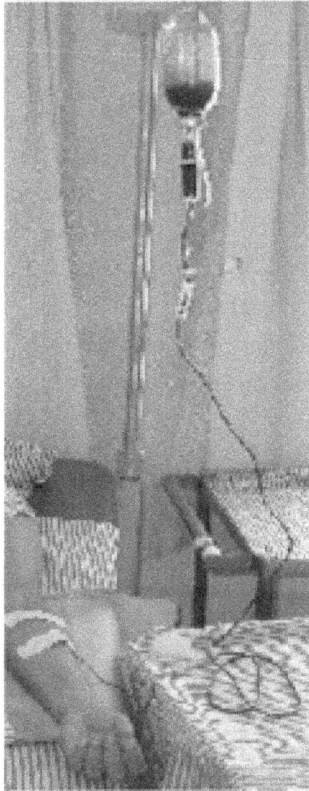

Fig. 6.6. Uno de los elemento u operación que interviene en la autohemoterapia mayor. Ozonización de la sangre y transfusión de la sangre ozonizada al paciente.

Precauciones

- Limpiar previa y mecánicamente la región a puncionar y rasurar en caso necesario.
- Realizar la desinfección mecánica y química del frasco y el ámpula. Velar porque el rótulo no pierda su identificación.
- Extremar las medidas de asepsia y antisepsia.
- Verificar que el paciente no sea alérgico a la iodopovidona.
- Asegurar que el bisel de la aguja esté hacia arriba.

- Verificar que la vena sea bien canalizada.
- Mezclar el ozono y la sangre con movimientos suaves y pausados.

Regiones para la punción

Utilizar una vena preferentemente de la cara externa de los brazos, la más accesible posible ubicada en la flexura del codo (la basílica, la cefálica o la mediana cubital), o una de las manos o de las del borde externo de la muñeca, etc.

Nunca se utilizará la safena ubicada por encima del tobillo ni ninguna otra de los miembros inferiores debido a su elevado compromiso vascular.

Equipo, instrumental y materiales necesarios

- Generador de ozono.
- Fuente de obtención de dioxígeno medicinal seco.
- Carro de cura o bandeja limpios y desinfectados.
- Recipiente para disolución antiséptica en caso necesario.
- Frasco sellado al vacío provisto de un sistema de microburbujas para la aplicación de la ozonoterapia por la vía endovenosa.
- Anticoagulante (citrato de sodio, ámpula de 3,13 %).
- Equipo de transfusión.
- Sistema antigermen que termina en un filtro de 0,2 μm.
- Recipiente para disolución antiséptica (para su empleo en caso necesario).
- Agujas insertadas a un catéter (mocha, mariposa o palomilla) (números 18G, 19G, 20G x 1" y 1½").
- Catéter montado sobre una aguja (bránula) (números 16G, 18G, o 20G x 1" y 1½").
- Jeringuilla de cristal o plástica (50 mL).
- Segueta metálica o pinza desinfectada para partir el ámpula en caso necesario.
- Cinta elástica, tramo de goma u otro material para practicar una ligadura en la extremidad (torniquete).

- Antiséptico (iodopovidona o hisopo impregnado en ella).
  Alcohol al 76 %.
- Cubeta estéril con tapa.
- Torundas estériles (de algodón o gasa).
- Guantes limpios y estériles.
- Campo de protección (Aislar el campo).
- Portafrascos (portasueros).
- Pinza (preferiblemente mosquito).
- Cinta adhesiva (esparadrapo).
- Tijeras curvas o rectas.
- Recipiente para desechos.

Equipo accesorio
- Equipo portasueros.
- Silla para el operador.
- Fuente de luz (si fuera necesario).

Procedimiento de Enfermería

Invariantes funcionales al inicio del procedimiento
- Identificar al paciente con atención a la esfera psicológica.
- Verificar las indicaciones médicas.
- Lavarse bien las manos.
- Preparar el equipo, el instrumental y los materiales necesarios.
- Disponer el equipo y todo el material requerido al lado
  del paciente.

Variantes funcionales
- Garantizar una buena iluminación.
- Colocar al paciente en decúbito supino y seleccionar la
  vena para la extracción de la sangre. Aislar el brazo y
  proteger la cama mediante campo de protección.
- Realizar previamente la limpieza mecánica de la zona del
  brazo donde se realizará la extracción.
- Colocar una silla lo más próximo al paciente de manera
  que facilite la canalización de la vena y por ende, la ejecución del procedimiento.

- Lavarse bien las manos.
- Colocarse los guantes.
- Disponer de un frasco de 250 mL sellado al vacío.
    - - Realizar la limpieza mecánica del frasco.
    - - Desinfectar la tapa protectora del frasco con io-dopovidona.
- Retirar la primera protección del frasco al vacío.
- Disponer de un sistema antigermen provisto de un filtro terminal de 0,2 µm. Cerrar la llave correspondiente con el rodillo regulador y conectar con el frasco al vacío.
- Tomar el equipo de transfusión, cerrar la llave correspondiente con el rodillo regulador y conectar con el frasco al vacío.
- Asir la mocha, conectarla al equipo de transfusión y depositarla en la cubeta estéril con tapa.
- Romper la cabeza del ámpula de citrato de sodio (al 3,13 %), previamente desinfectada. Realizar ambas operaciones con ayuda de una torunda.
- Asir la mocha e introducirla en el ámpula. Garantizar que se mantenga siempre en el seno de la disolución de citrato de sodio.
- Abrir la llave del equipo de transfusión. Por succión el citrato de sodio pasa al interior del frasco. Cuando este haya pasado, cerrar inmediatamente la llave, para no perder el vacío en el interior del frasco.
- Colocar nuevamente la mocha en la cubeta estéril con tapa.
- Colocar el torniquete en el brazo del paciente (previamente desinfectado).
- Sentarse al lado del brazo del paciente en el que ha sido seleccionada la vena para la extracción de sangre.
- Aseptizar la región con la iodopovidona, con un movimiento circular del centro a la periferia. Posteriormente, limpiar de igual forma con alcohol al 76 %. Secar la piel siempre que observe y palpe la vena.

- Introducir la aguja de la mocha para la canalización de la vena. Esta debe penetrar por un lado de esta, formando un ángulo de 30° con respecto a la piel y una vez que fluya la sangre, se debe reducir este hasta 10°. Es menester cerciorarse de que la vena esté bien canalizada. Después, se abre la llave del equipo de transfusión. Por succión la sangre fluye al frasco. Cuando haya pasado la cantidad de sangre deseada, se cierra la llave del equipo de transfusión y se retira la ligadura.
- Proteger la mocha y el sitio de punción con cinta adhesiva (esparadrapo).
- Cargar del generador de ozono la dosis indicada de la mezcla gaseosa O_2/O_3.
- Utilizar en la operación un sistema antigermen que termina en un filtro de 0,2 μm e introducir la mezcla gaseosa.
- Al abrir la llave del sistema antigermen, la mezcla gaseosa pasa al frasco por succión.
- Mezclar la sangre y la mezcla gaseosa con movimientos suaves y pausados. No exceder los tres minutos para evitar su coagulación.
- Colocar el frasco en el portasueros, abrir la llave del equipo de transfusión y pasar la sangre ozonizada al paciente (Figura 6.6).
- Colocar una torunda estéril en el sitio de la punción, hacer una ligera presión con los dedos de la mano y retirar la mocha.
- Proteger el sitio de punción con cinta adhesiva (esparadrapo).
- Colocar el material desechable utilizado en el recipiente para desechos.

Nota:
- En la AHTM el frasco al vacío puede tener incluido o no el anticoagulante (citrato de sodio).

- El procedimiento puede realizarse con el sistema en Y, lo que permite homogenizar la mezcla sangre-ozono entre 5 y 10 min.
- Si el procedimiento no está provisto del sistema anterior, la homogenización no debe exceder los tres minutos, para evitar que la sangre se coagule en el trayecto del equipo de transfusión.
- El anticoagulante ideal a utilizar en el procedimiento es el citrato de sodio, aunque se puede utilizar en su lugar la heparina sódica a razón de veinte unidades por mililitro de sangre (20 UI/mL), si no está contraindicada para el paciente.

Invariantes funcionales al final del procedimiento

- Acomodar al paciente con atención a la esfera psicológica.
- Retirar el material no desechable y proceder a su limpieza y descontaminación.
- Lavarse bien las manos.
- Registrar en la H.C. el cumplimiento de las indicaciones médicas, así como cualquier evento adverso observado o referido por el paciente.

Atención de Enfermería

- Verificar el flujo del gas de entrada (dioxígeno medicinal) al generador y el voltaje aplicado para garantizar que administre la concentración adecuada.
- Puncionar la región después de haber recibido una limpieza mecánica previa y de haber sido rasurada en caso necesario.
- Verificar que el bisel de la aguja esté hacia arriba.
- Extremar las medidas de asepsia y antisepsia.
- Verificar que el paciente no sea alérgico a la Iodopovidona.
- Utilizar un sistema antigermen que termina en un filtro de 0,2 μm.
- Corroborar que la vena sea bien canalizada.
- Mezclar la mezcla gaseosa O_2/O_3 y la sangre con movimientos suaves y pausados, pero en un tiempo corto (sin exceder los tres minutos) para evitar su coagulación. Si el

procedimiento se realiza con el equipo para transfundir la sangre (el cual presenta forma de Y), los movimientos pausados para la homogenización de la mezcla deben realizarse entre 5 y 10 min.

- Garantizar la disposición de un carro de paro, así como de un equipo de oxigenoterapia.

6.10. OZONOTERAPIA MEDIANTE AUTOHEMOTERAPIA MAYOR CON JERINQUILLA DE 50 ML (AHTM-50 ML) (MINIAUTOHEMOTERAPIA MAYOR CON JERINGUILLA DE 50 ML)

Este procedimiento es más sencillo y racional que la AHTM. En este caso, el frasco al vacío es sustituido por una jeringuilla de 50 o 60 mL, por lo que algunos han llamado al procedimiento *miniautohemoterapia mayor*.

Este tratamiento consiste en canalizar una vena, extraer cierto volumen de sangre al propio paciente (25 a 30 mL), hacia la jeringuilla, en la que previamente se ha cargado del generador un volumen de 25 a 30 mL de la mezcla O_2/O_3 y un anticoagulante [citrato de sodio (3,13 %), a razón de un ámpula por cada 100 mL de sangre a extraer]. A continuación, la sangre es ozonizada y posteriormente, se reinyecta lentamente al paciente por la misma vena en que se realizó extracción. La mezcla de la sangre con el ozono se debe realizar con movimientos suaves y pausados durante unos minutos (5 min), para asegurar su adecuada homogenización. Esto es posible sin temor a que ocurra la coagulación de la sangre, pues en el procedimiento es utilizada una mocha (19G o 20G) acoplada a una llave de tres vías o pasos.

Indicaciones más frecuentes

- Artritis reumatoidea.
- Prostatitis agudas y crónicas.

- Asma bronquial.
- Herpes genital y labial recidivante.
- Activación del sistema inmune.
- Infecciones respiratorias.
- Colitis.
- Hepatitis aguda y crónica A, B y C.
- Psoriasis.
- Alergias.
- Acné forunculosis.
- Tratamiento de apoyo a la terapia contra el cáncer.
- Revitalización general.
- Herpes simple genital recidivante.
- Herpes zoster.
- Giardia lamblia.
- Otros.

Objetivos

- Garantizar una vía de acción sistémica rápida, segura y eficaz del ozono durante el tratamiento.
- Utilizar el sistema endovenoso como un medio óptimo para la absorción de los metabolitos producidos por la acción del ozono sobre la sangre.
- Aprovechar el intercambio de esta vía con otras para alcanzar una acción sistémica más eficaz.

Precauciones

- Garantizar que la zona de la extracción de sangre presente una limpieza mecánica previa.
- Mezclar la mezcla gaseosa O_2/O_3 y la sangre con movimientos suaves y pausados, pero sin rebasar 5 min en la operación.
- Introducir la aguja en un ángulo de 30° y reducirlo hasta 15°, una vez que haya sido canalizada la vena.
- Verificar que el paciente no sea alérgico a la iodopovidona.

- Asegurar que el bisel de la mocha esté hacia arriba en la extracción de la sangre.
- Extremar las medidas de asepsia y antisepsia.

Regiones para la punción

Utilizar cualquier vena preferentemente de la cara externa de los brazos, la más accesible ubicada en la flexura del codo (la basílica, la cefálica o la mediana cubital), así como las de las manos o las del borde externo de la muñeca, etc.

Equipo, instrumental y materiales necesarios

- Generador de ozono.
- Fuente de obtención de dioxígeno medicinal seco.
- Carro de cura o bandeja limpios y desinfectados.
- Recipiente para disolución antiséptica en caso necesario.
- Jeringuilla de cristal o plástica de 1, 50 o 60 mL.
- Segueta metálica o pinza desinfectada para romper la cabeza del ámpula en caso necesario.
- Agujas insertadas a un catéter (mocha, mariposa o palomilla) (números 18G, 19G, o 20G x 1" y 1½").
- Anticoagulante (citrato de sodio al 3,13 %).
- Cinta elástica, tramo de goma u otro material para practicar una ligadura en la extremidad (torniquete).
- Cinta adhesiva (esparadrapo).
- Antiséptico (iodopovidona o hisopo impregnado en ella). Alcohol al 76 %.
- Cubeta estéril con tapa.
- Recipiente para disolución antiséptica en caso necesario.
- Torundas estériles (de algodón o gasa).
- Guantes estériles o limpios.
- Tijeras rectas o curvas.
- Campo de protección (aislar el campo).
- Filtro de 0,2 μm .
- Equipo accesorio.

- Silla para el operador.
- Fuente de luz (si fuese necesario).
- Recipiente para desechos.

Procedimiento de Enfermería

Invariantes funcionales al inicio del procedimiento

- Identificar al paciente con atención a la esfera psicológica.
- Verificar las indicaciones médicas.
- Lavarse bien las manos.
- Preparar el equipo, el instrumental y los materiales necesarios.
- Disponer el equipo y todo el material requerido al lado del paciente.

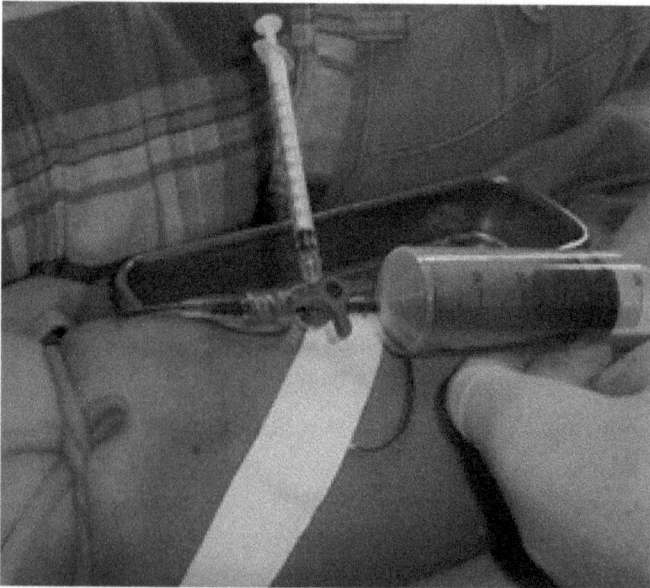

Fig. 6.7. Uno de los elemento u operación que interviene en la miniautohemoterapia mayor con jeringuilla de 50 mL)

- Garantizar que la iluminación de la zona de la extracción de la sangre sea la adecuada.

- Colocar al paciente en decúbito supino y seleccionar previamente la vena. Aislar su brazo y proteger la cama mediante campo de protección.

- Colocar una silla lo más próximo a la zona de la canalización de la vena, desde donde el técnico ejecutará el procedimiento.

- Lavarse bien las manos.

- Colocar el torniquete en el brazo del paciente (previamente desinfectado).

- Colocarse los guantes.

- Preparar las jeringuillas de 1 y 50 o 60 mL y colocarlas en una cubeta estéril con tapa.

- Conectar la llave de tres vías a la mocha y colocarla en la cubeta estéril con tapa.

- Romper la cabeza del ámpula de citrato de sodio (al 3,13 %), previamente desinfectada. Realizar ambas operaciones con ayuda de una torunda.

- Cargar la dosis indicada de citrato de sodio (al 3,13 %), en la jeringuilla de 1 mL.

- Aseptizar la región con iodopovidona con un movimiento circular del centro a la periferia. Posteriormente, aplicar de modo igual alcohol al 76 %. Secar la piel siempre que observe y palpe la vena.

- Cargar del generador de ozono en la jeringuilla de 50 o 60 mL la dosis indicada de la mezcla gaseosa O_2/O_3, utilizando el filtro de 0,2 μm.

- Colocar nuevamente la jeringuilla en la cubeta estéril con tapa.

- Sentarse al lado del brazo cuya vena haya seleccionado para hacer la extracción de la sangre.

- Introducir la aguja de la mocha para la canalización de la vena, en un ángulo de 30° con respecto a la piel y una vez que fluya la sangre al tramo de tubo plástico más distante de la mocha, reducir aquel hasta 10° y cerrar la entrada a la mocha mediante la llave de tres pasos. Acoplar la jeringuilla con el ozono por otra de las vías y conectar en la restante la jeringuilla con el anticoagulante. Después, descargar el anticoagulante hacia la jeringuilla con el ozono.

- Colocar una cinta adhesiva encima de la mocha para mantenerla en su lugar.
- Cerciorarse de que la vena está bien canalizada y extraer la cantidad de sangre indicada (Figura. 6.7).
- Homogenizar la sangre y el ozono con movimientos pausados durante un tiempo breve (3 a 5 min).
- Retirar el torniquete y comenzar a introducir la sangre ozonizada.
- Colocar la torunda estéril en el sitio de la inyección, hacer una ligera presión sobre ella con los dedos de la mano y retirar la mocha.
- Proteger el sitio de la inyección con cinta adhesiva (esparadrapo).
- Colocar el material desechable utilizado en el recipiente para desechos.

Nota:

En este procedimiento se carga el mismo volumen de sangre que de ozono. El proceso se repite hasta ozonizar el volumen de sangre que haya sido indicado.

El anticoagulante ideal es el citrato de sodio, de no tenerlo se puede utilizar la heparina sódica si el paciente no tiene contraindicación a razón de veinte unidades por mililitro de sangre (20 UI/mL).

Invariantes funcionales al final del procedimiento

- Acomodar al paciente con atención a la esfera psicológica.
- Retirar el material no desechable y proceder a su limpieza y descontaminación.
- Lavarse bien las manos.
- Registrar en la H.C. del paciente el cumplimiento de las indicaciones médicas, así como cualquier evento adverso observado o referido por el paciente.

Atención de Enfermería

- Verificar el flujo del gas de entrada (dioxígeno medicinal) al generador y el voltaje aplicado para garantizar que administre la concentración adecuada.
- Utilizar un filtro de 0,2 μm.
- Verificar que el bisel de la mocha esté hacia arriba.
- Mezclar el ozono y la sangre con movimientos suaves y pausados en un lapso de 5 min.
- Verificar que el paciente no sea alérgico a la iodopovidona.
- Extremar las medidas de asepsia y antisepsia.
- Corroborar que la región a puncionar presente una limpieza mecánica previa y haya sido rasurada en caso necesario.
- Garantizar la disposición de un carro de paro, así como de un equipo de oxigenoterapia.

6.11. Ozonoterapia por vía intra-articular

Por la importancia y valía que poseen los procedimientos de infiltración de las articulaciones y partes blandas, describiremos los más utilizados en nuestras prácticas diarias, estos procedimientos ayudaran al alivio del dolor y aumentar la calidad de vida del enfermo, lo que traerá consigo una mejor evolución del paciente desde el punto de vista psíquico y físico, lo que permitirá una mejor interacción entre el hombre enfermo y el medio que lo rodea, estos procedimientos en manos del personal de salud representaran una herramienta complementaria muy valiosa y eficaz.

Es importante que se conozca que las infiltraciones que se describen, para su ejecución solamente utilizan como único medicamento la mezcla del gas O_2/O_3, (pero es conveniente enfatizar que estas mismas articulaciones pueden ser utilizada para infiltrar esteroides u otros) por lo que se hace necesario que estos procedimientos se realicen por un personal bien capacitado y entrenado, extremando las medidas de asepsia y antisepsia para su realización.

Es preciso que el personal que ejecute el procedimiento conozca la anatomía de la región, todo lo cual sitúa al ejecutor a la hora de hacer avanzar la aguja por las diferentes estructuras, visualizando imaginariamente el punto diana donde se encuentra la aguja, recreando de esta forma una visión tridimensional de toda la región y estructura.

Este tratamiento consiste en introducir ozono directamente en la articulación o partes blandas con el auxilio de una aguja y una jeringuilla.

El procedimiento requiere de la asistencia de un personal auxiliar (Enfermero "A") capacitado que colabore durante su ejecución. Debe ser realizado cumpliendo y respetando estrictamente las medidas de asepsia y antisepsia con mayor rigor que en cualquier otro procedimiento, puede ser considerado muy complejo, por cuanto el hecho de tener que penetrar en una articulación precisa de un personal altamente calificado y entrenado para estos fines, por lo que además, resulta necesaria la presencia de un especialista.

Es utilizada en las especialidades de Reumatología, Ortopedia y Traumatología en grandes, medianas y pequeñas articulaciones como es el caso de las correspondientes a los dedos, las manos, los hombros, la cadera, etc.

6.12. Infiltración del espacio subacromial (abordaje de las estructuras posterior del hombro)

En nuestro medio resulta frecuente atender paciente aquejados de dolor en el hombro, tales afectaciones pueden ser tratadas mediante la aplicación de la ozonoterapia en la zona afectada y que comprometen el complejo de los rotadores, así como la parte proximal del tendón del bíceps (todo lo cual comprende el espacio subacromial), por lo que se puede acceder con relativa facilidad a estas estructuras.

Este procedimiento de abordaje del espacio subacromial lo consideramos el menos complejo de realizar y por ende el más seguro pues no se corre el riego de encontrarse con grandes arterias y nervios en el recorrido de la aguja.

Indicaciones más frecuentes

- Esguince del manguito de los rotadores.
- Tendinitis del manguito de los rotadores.
- Síndrome del manguito de los rotadores.
- Otros.

Objetivos

- Garantizar una acción local, rápida y segura del ozono durante el tratamiento.
- Aprovechar el intercambio de esta vía con otras para alcanzar una acción sistémica más eficaz.

Precauciones

La inyección debe ser aplicada lentamente, porque resulta dolorosa principalmente en aquellas articulaciones en las que los espacios que van a ser infiltrados, se llenan rápidamente con la mezcla gaseosa tan solo al aplicar una dosis pequeña de este.

Previamente se debe realizar una limpieza mecánica de la región seleccionada para el tratamiento

Equipo, instrumental y materiales necesarios

- Generador de ozono
- Fuente de obtención de dioxígeno medicinal seco.
- Carro de cura o bandeja limpios y desinfectados.
- Dos pinzas estériles.
- Dos paños hendidos estériles.

- Antiséptico (iodopovidona o hisopo impregnado en ella). Alcohol al 76 %.
- Recipiente para disolución antiséptica (para usar en caso necesario).
- Cubeta estéril con tapa.
- Tijeras curvas o rectas.
- Torundas estériles (de algodón o gasa).
- Cinta adhesiva (esparadrapo).
- Jeringuillas estériles de cristal o plásticas (10 y 20 mL).
- Guantes estériles.
- Agujas estériles (números 26G, 27G, 30G x 1½").
- Filtro de 0,2 μm.
- Recipiente para desechos.

Procedimiento de Enfermería

Invariantes funcionales al inicio del procedimiento
- Identificar al paciente con atención a la esfera psicológica.
- Verificar las indicaciones médicas.
- Lavarse bien las manos.
- Preparar el equipo, el instrumental y los materiales necesarios.
- Disponer el equipo y todo el material requerido al lado del paciente.

Variantes funcionales
- Colocar al paciente en posición adecuada, sentado en la camilla o en una silla con las manos en la parte delantera de su cuerpo, el operador del procedimiento debe situarse en la parte posterior del hombro a infiltrar. La articulación a infiltrar debe quedar estabilizada y totalmente descubierta.
- Localizar y marcar el borde lateral y posterior del acromion identificándolo con la ayuda de un marcador permanente. Una vez identificando y marcado el borde lateral y posterior del acromion trazamos con el mismo

marcador permanente una línea desde estos dos puntos, formando en su punto de convergencia un ángulo de 120°, marcando un punto a 2 cm por debajo del vértice lateral posterior del acromion, el cual señalara el punto de entrada de la aguja.

- Pedir al paciente permanecer sin moverse una vez localizados los puntos anatómicos de referencia para que los mismos no se desplacen.
- Marcar un punto diana en la parte superior del acromion, este punto es donde colocaremos el dedo índice pues indica la zona hacia donde se dirigirá la aguja el espacio subacromial en el momento de la infiltración.
- Lavarse bien de las manos.
- Colocarse los guantes.
- Preparar previamente el material y el instrumental en el orden en que han de ser utilizados en la cubeta estéril con tapa.
- Aseptizar la región de inserción con la iodopovidona con un movimiento circular del centro a la periferia. Posteriormente, aplicar el alcohol al 76 % de igual forma y secar la piel.
- Colocar un paño hendido en la zona a infiltrar.
- Cargar del generador de ozono en la jeringuilla la dosis indicada de la mezcla gaseosa O_2/O_3 y acoplar un filtro de 0,2 μm a esta o al generador para atrapar posibles partículas y microorganismos indeseables y evitar su paso hacia la zona a infiltrar del paciente.
- Acoplar la aguja con el mismo protector.
- Colocar nuevamente la jeringuilla en la cubeta estéril con tapa.
- Tomar la jeringuilla con una mano y con la otra palpar la zona a infiltrar.
- Puncionar la articulación en el punto de inserción y avanzamos hacia el punto diana por debajo del acromion

donde hemos situado el dedo índice lo que indica el lugar de llegada. (Figura. 6.8).

- Introducir la aguja hasta llegar a tocar el espacio acromial y se retira la aguja 1-2 mm.
- Aspirar (retirando el émbolo), si no fluye sangre a la jeringuilla presionar lentamente el émbolo para introducir la mezcla gaseosa O_2/O_3. Si al aspirar fluye sangre repetir el procedimiento.
- Colocar una torunda estéril en el sitio de la punción, hacer una ligera presión con los dedos de la mano y retirar la aguja.
- Proteger el sitio de punción con cinta adhesiva (esparadrapo).
- Colocar todo el material desechable utilizado en el recipiente para desechos.

Invariantes funcionales al final del procedimiento

- Acomodar al paciente con atención a la esfera psicológica.
- Retirar el material no desechable y proceder a su limpieza y descontaminación.
- Lavarse bien las manos.
- Registrar en la H.C. el cumplimiento de las indicaciones médicas, así como cualquier evento adverso observado o referido por el paciente.

Atención de Enfermería

- Verificar el flujo del gas de entrada (dioxígeno medicinal) al generador y el voltaje aplicado para garantizar que administre la concentración adecuada.
- Utilizar un filtro de 0,2 μm.
- Verificar que el paciente no sea alérgico a la iodopovidona.
- Extremar las medidas de asepsia y antisepsia.
- La región a puncionar debe haber recibido una limpieza mecánica previa y haber sido rasurada en caso necesario.

- La posición del paciente debe quedar de forma tal que permita visualizar bien la articulación a tratar.
- Garantizar la disposición de un carro de paro, así como de un equipo de oxigenoterapia.

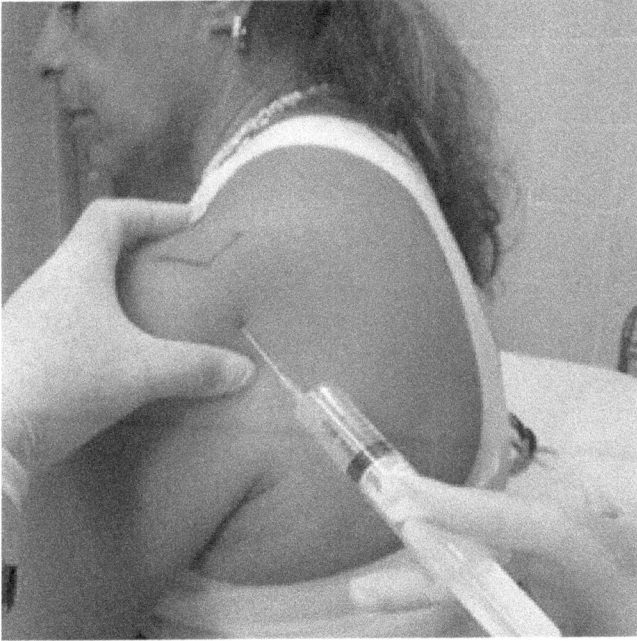

Fig. 6.8. Infiltración en el espacio subacromial izquierdo.

6.13. Infiltración en la articulación glenohumeral (abordaje posterior del hombro)

En nuestro medio resulta frecuente atender paciente aquejados de dolor en el hombro, la articulación glenohumeral representa una zona frecuentemente candidata a ser infiltrada, teniendo para ello dos vías de acceso la anterior y la posterior, el abordaje posterior es el menos complejo de realizar por lo que se recomienda su ejecución, se puede utilizar el mismo punto de infiltración del abordaje posterior del espacio subacromial, hay que tener en cuenta que la cabeza larga del tendón del bíceps comienza dentro de la capsula articular, por lo que se permite acceder a estas estructuras en caso de tendinitis.

Indicaciones más frecuentes

Dolor del hombro.

- Tendinitis del bíceps.
- Capsulitis adhesiva del hombro.
- Artritis de la articulación glenohumeral.
- Artrosis de la articulación glenohumeral.
- Otros.

Objetivos

- Garantizar una acción local, rápida y segura del ozono durante el tratamiento.
- Aprovechar el intercambio de esta vía con otras para alcanzar una acción sistémica más eficaz.

Precauciones

La inyección debe ser aplicada lentamente, porque resulta dolorosa principalmente en aquellas articulaciones en las que los espacios que van a ser infiltrados, se llenan rápidamente con la mezcla gaseosa tan solo al aplicar una dosis pequeña de este.

Previamente se debe realizar una limpieza mecánica de la región seleccionada para el tratamiento

Equipo, instrumental y materiales necesarios

- Generador de ozono
- Fuente de obtención de dioxígeno medicinal seco.
- Carro de cura o bandeja limpios y desinfectados.
- Dos pinzas estériles.
- Dos paños hendidos estériles.
- Antiséptico (iodopovidona o hisopo impregnado en ella). Alcohol al 76 %.

- Recipiente para disolución antiséptica (para usar en caso necesario).
- Cubeta estéril con tapa.
- Tijeras curvas o rectas.
- Torundas estériles (de algodón o gasa).
- Cinta adhesiva (esparadrapo).
- Jeringuillas estériles de cristal o plásticas (10 y 20 mL).
- Guantes estériles.
- Agujas estériles (números 26G, 27G, 30G x 1½").
- Filtro de 0,2 μm.
- Recipiente para desechos.

Procedimiento de Enfermería

Invariantes funcionales al inicio del procedimiento
- Identificar al paciente con atención a la esfera psicológica.
- Verificar las indicaciones médicas.
- Lavarse bien las manos.
- Preparar el equipo, el instrumental y los materiales necesarios.
- Disponer el equipo y todo el material requerido al lado del paciente.

Variantes funcionales
- Colocar al paciente en posición adecuada, sentado en la camilla o en una silla con las manos en la parte delantera de su cuerpo, el operador del procedimiento debe situarse en la parte posterior del hombro a infiltrar. La articulación a infiltrar debe quedar estabilizada y totalmente descubierta.
- Localizar y marca el borde lateral y posterior del acromion identificándolo con la ayuda de un marcador permanente. Una vez identificando y marcado el borde lateral y posterior del acromion trazamos con el mismo marcador permanente una línea desde estos dos puntos,

formando en su punto de convergencia un ángulo de 120°, marcando un punto a 2 cm por debajo del vértice lateral posterior del acromion, el cual señalara el punto de entrada de la aguja.

- Pedir al paciente permanecer sin moverse una vez localizados los puntos anatómicos de referencia para que los mismos no se desplacen.
- Identificar un punto diana, lugar al que se desea acceder y donde se colocara el dedo índice en este caso la hipófisis coracoides.
- Lavarse bien de las manos.
- Colocarse los guantes.
- Preparar previamente el material y el instrumental en el orden en que han de ser utilizados en la cubeta estéril con tapa.
- Aseptizar la región de inserción con la iodopovidona con un movimiento circular del centro a la periferia. Posteriormente, aplicar el alcohol al 76 % de igual forma y secar la piel.
- Colocar un paño hendido en la zona a infiltrar.
- Cargar del generador de ozono en la jeringuilla la dosis indicada de la mezcla gaseosa O_2/O_3 y acoplar un filtro de 0,2 µm a esta o al generador para atrapar posibles partículas y microorganismos indeseables y evitar su paso hacia la zona a infiltrar del paciente.
- Acoplar la aguja con el mismo protector.
- Colocar nuevamente la jeringuilla en la cubeta estéril con tapa.
- Tomar la jeringuilla con una mano y con la otra palpar la zona a infiltrar.
- Puncionar la articulación en el punto de inserción y avanzamos hacia el punto diana, (la hipófisis coracoides (Figura. 6.9)
- Introducir la aguja hasta llegar a tocar la cabeza del húmero y se retira la aguja 1-2 mm.

- Aspirar (retirando el émbolo), si no fluye sangre a la jeringuilla presionar lentamente el émbolo para introducir la mezcla gaseosa O_2/O_3. Si al aspirar fluye sangre repetir el procedimiento.
- Colocar una torunda estéril en el sitio de la punción, hacer una ligera presión con los dedos de la mano y retirar la aguja.
- Proteger el sitio de punción con cinta adhesiva (esparadrapo).
- Colocar todo el material desechable utilizado en el recipiente para desechos.

Invariantes funcionales al final del procedimiento
- Acomodar al paciente con atención a la esfera psicológica.
- Retirar el material no desechable y proceder a su limpieza y descontaminación.
- Lavarse bien las manos.
- Registrar en la H.C. el cumplimiento de las indicaciones médicas, así como cualquier evento adverso observado o referido por el paciente.

Atención de Enfermería
- Verificar el flujo del gas de entrada (dioxígeno medicinal) al generador y el voltaje aplicado para garantizar que administre la concentración adecuada.
- Utilizar un filtro de 0,2 µm.
- Verificar que el paciente no sea alérgico a la iodopovidona.
- Extremar las medidas de asepsia y antisepsia.
- La región a puncionar debe haber recibido una limpieza mecánica previa y haber sido rasurada en caso necesario.
- La posición del paciente debe quedar de forma tal que permita visualizar bien la articulación a tratar.
- Garantizar la disposición de un carro de paro, así como de un equipo de oxigenoterapia.

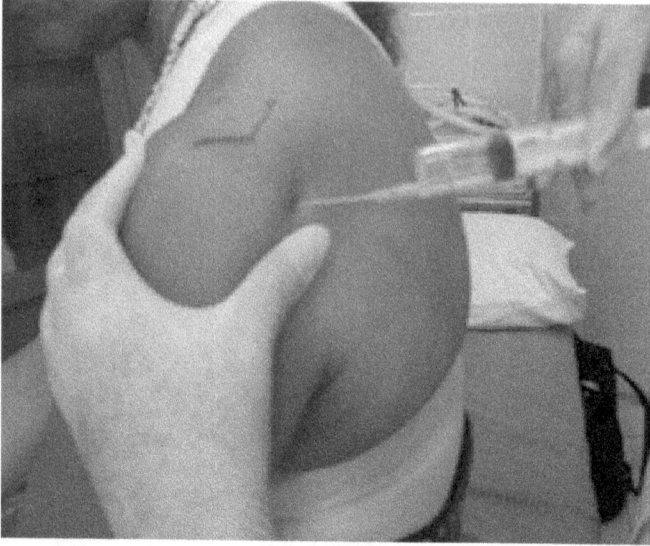

Fig. 6.9. Infiltración en la articulación glenohumeral
(abordaje posterior del hombro)

6.14. Infiltración en la articulación glenohumeral (abordaje anterior del hombro)

En nuestro medio resulta frecuente atender paciente aquejados de dolor en el hombro, la articulación glenohumeral representa una zona frecuentemente candidata a ser infiltrada, teniendo para ello dos vías de acceso la anterior y la posterior, el abordaje anterior genera mayor ansiedad al paciente, el ejecutor del procedimiento opera frente al paciente, por tal razón se recomienda el abordaje posterior, es el menos complejo de realizar por lo que se recomienda su ejecución, hay que tener en cuenta que la cabeza larga del tendón del bíceps comienza dentro de la capsula articular, por lo que se permite acceder a estas estructuras en caso de tendinitis.

Indicaciones más frecuentes

- Dolor del hombro.
- Tendinitis del bíceps.
- Capsulitis adhesiva del hombro.
- Artritis de la articulación glenohumeral.
- Artrosis de la articulación glenohumeral.
- Otros.

Objetivos

- Garantizar una acción local, rápida y segura del ozono durante el tratamiento.
- Aprovechar el intercambio de esta vía con otras para alcanzar una acción sistémica más eficaz.

Precauciones

La inyección debe ser aplicada lentamente, porque resulta dolorosa principalmente en aquellas articulaciones en las que los espacios que van a ser infiltrados, se llenan rápidamente con la mezcla gaseosa tan solo al aplicar una dosis pequeña de este.

Previamente se debe realizar una limpieza mecánica de la región seleccionada para el tratamiento

Equipo, instrumental y materiales necesarios

- Generador de ozono
- Fuente de obtención de dioxígeno medicinal seco.
- Carro de cura o bandeja limpios y desinfectados.
- Dos pinzas estériles.
- Dos paños hendidos estériles.
- Antiséptico (iodopovidona o hisopo impregnado en ella). Alcohol al 76 %.
- Recipiente para disolución antiséptica (para usar en caso necesario).
- Cubeta estéril con tapa.
- Tijeras curvas o rectas.

- Torundas estériles (de algodón o gasa).
- Cinta adhesiva (esparadrapo).
- Jeringuillas estériles de cristal o plásticas (10 y 20 mL).
- Guantes estériles.
- Agujas estériles (números 26G, 27G, 30G x 1½").
- Filtro de 0,2 μm .
- Recipiente para desechos.

Procedimiento de Enfermería

Invariantes funcionales al inicio del procedimiento

- Identificar al paciente con atención a la esfera psicológica.
- Verificar las indicaciones médicas.
- Lavarse bien las manos.
- Preparar el equipo, el instrumental y los materiales necesarios.
- Disponer el equipo y todo el material requerido al lado del paciente.

Variantes funcionales

- Colocar al paciente en posición de sentado en la camilla o en una silla, el ejecutor del proceder debe situarse en la parte anterior del hombro a infiltrar, La articulación a infiltrar debe quedar estabilizada y totalmente descubierta.
- Localizar y marca la apófisis coracoides, es una prominencia ósea sensible al tacto, se localiza en el borde medial respecto a la cabeza del húmero.
- Situar el punto de infiltración a 1 cm lateral con respecto a la apófisis coracoides, el cual será señalado con un marcador permanente.
- Identificar y marcar el borde lateral y posterior del acromion trazamos con el mismo marcador permanente una línea desde estos dos puntos, formando en su punto de convergencia un ángulo de unos 120º, marcando un

punto a 2 cm por debajo del vértice lateral posterior del acromion, el cual representa el punto diana hacia donde se dirigirá el extremo de la aguja.

- Pedir al paciente permanecer sin moverse una vez localizados los puntos anatómicos de referencia para que los mismos no se desplacen.
- Lavarse bien de las manos.
- Colocarse los guantes.
- Preparar previamente el material y el instrumental en el orden en que han de ser utilizados en la cubeta estéril con tapa.
- Aseptizar la región de inserción con la iodopovidona con un movimiento circular del centro a la periferia. Posteriormente, aplicar el alcohol al 76 % de igual forma y secar la piel.
- Colocar un paño hendido en la zona a infiltrar.
- Cargar del generador de ozono en la jeringuilla la dosis indicada de la mezcla gaseosa O_2/O_3 y acoplar un filtro de 0,2 μm a esta o al generador para atrapar posibles partículas y microorganismos indeseables y evitar su paso hacia la zona a infiltrar del paciente.
- Acoplar la aguja con el mismo protector.
- Colocar nuevamente la jeringuilla en la cubeta estéril con tapa.
- Tomar la jeringuilla con una mano y con la otra palpar la zona a infiltrar.
- Puncionar la articulación en el punto de inserción y avanzamos hacia el punto diana. (un punto a 2 cm por debajo del vértice lateral posterior del acromion). (Fig. 6.10).
- Introducir la aguja hasta llegar a tocar la cabeza del húmero y se retira la aguja 1-2 mm.
- Aspirar (retirando el émbolo), si no fluye sangre a la jeringuilla presionar lentamente el émbolo para introducir

la mezcla gaseosa O_2/O_3. Si al aspirar fluye sangre repetir el procedimiento.

- Colocar una torunda estéril en el sitio de la punción, hacer una ligera presión con los dedos de la mano y retirar la aguja.
- Proteger el sitio de punción con cinta adhesiva (esparadrapo).
- Colocar todo el material desechable utilizado en el recipiente para desechos.

Invariantes funcionales al final del procedimiento

- Acomodar al paciente con atención a la esfera psicológica.
- Retirar el material no desechable y proceder a su limpieza y descontaminación.
- Lavarse bien las manos.
- Registrar en la H.C. el cumplimiento de las indicaciones médicas, así como cualquier evento adverso observado o referido por el paciente.

Atención de Enfermería

- Verificar el flujo del gas de entrada (dioxígeno medicinal) al generador y el voltaje aplicado para garantizar que administre la concentración adecuada.
- Utilizar un filtro de 0,2 μm.
- Verificar que el paciente no sea alérgico a la iodopovidona.
- Extremar las medidas de asepsia y antisepsia.
- La región a puncionar debe haber recibido una limpieza mecánica previa y haber sido rasurada en caso necesario.
- La posición del paciente debe quedar de forma tal que permita visualizar bien la articulación a tratar.
- Garantizar la disposición de un carro de paro, así como de un equipo de oxigenoterapia.

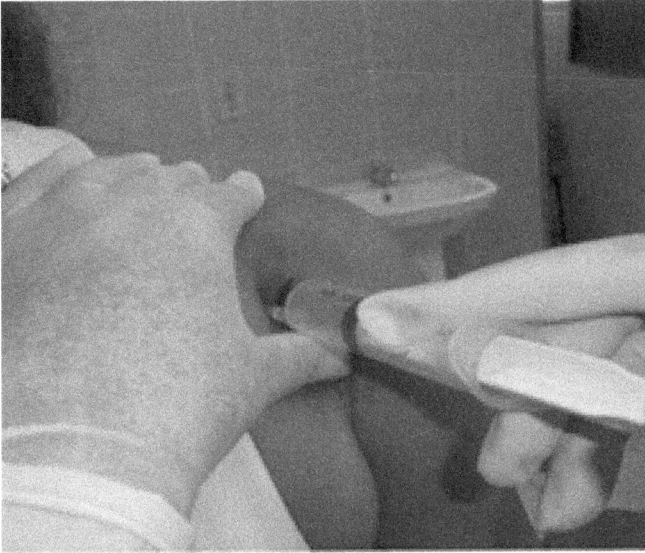

Fig. 6.10. Infiltración en la articulación glenohumeral
(abordaje anterior del hombro)

6.15. Infiltración en la articulación del codo

El codo es otro sitio candidato hacer infiltrado, en nuestro medio resulta frecuente atender paciente aquejados de dolor en el codo ya que son portadores de artritis reumatoide, osteoartritis, la gota articular, etc., todos estos procesos patológicos responden a las infiltraciones con la mezcla gaseosa O_2/O_3.

Indicaciones más frecuentes

- Dolor en el codo.
- Esguince en el codo.
- Artritis en la articulación.
- Osteoartritis.
- La gota articular.

Objetivos

- Garantizar una acción local, rápida y segura del ozono durante el tratamiento.
- Aprovechar el intercambio de esta vía con otras para alcanzar una acción sistémica más eficaz.

Precauciones

La inyección debe ser aplicada lentamente, porque resulta dolorosa principalmente en aquellas articulaciones en las que los espacios que van a ser infiltrados, se llenan rápidamente con la mezcla gaseosa tan solo al aplicar una dosis pequeña de este.

Previamente se debe realizar una limpieza mecánica de la región seleccionada para el tratamiento

Equipo, instrumental y materiales necesarios

- Generador de ozono
- Fuente de obtención de dioxígeno medicinal seco.
- Carro de cura o bandeja limpios y desinfectados.
- Dos pinzas estériles.
- Dos paños hendidos estériles.
- Antiséptico (iodopovidona o hisopo impregnado en ella). Alcohol al 76 %.
- Recipiente para disolución antiséptica (para usar en caso necesario).
- Cubeta estéril con tapa.
- Tijeras curvas o rectas.
- Torundas estériles (de algodón o gasa).
- Cinta adhesiva (esparadrapo).
- Jeringuillas estériles de cristal o plásticas (10 y 20 mL).
- Guantes estériles.
- Agujas estériles (números 26G, 27G, 30G x 1").
- Filtro de 0,2 µm.
- Recipiente para desechos.

Procedimiento de Enfermería

Invariantes funcionales al inicio del procedimiento

- Identificar al paciente con atención a la esfera psicológica.
- Verificar las indicaciones médicas.
- Lavarse bien las manos.
- Preparar el equipo, el instrumental y los materiales necesarios.
- Disponer el equipo y todo el material requerido al lado del paciente.

Variantes funcionales

- Colocar al paciente en posición decúbito supino en la camilla. La articulación a infiltrar debe quedar estabilizada y totalmente descubierta.
- Acomodar ligeramente flexionado el codo y localizar una depresión proximal con respecto a la cabeza del radio o palpando la porción lateral del codo pedimos que mueva la articulación desplazando la muñeca en supinación y pronación, quedando la muñeca en posición neutral, se puede apoyar el codo en un cojín o en su lugar una toalla enrolladla.
- Señalar la depresión con un marcador, la cual representara el punto de entrada de la aguja a la articulación.
- Pedir al paciente permanecer sin moverse una vez localizados los puntos anatómicos de referencia para que los mismos no se desplacen.
- Lavarse bien de las manos.
- Colocarse los guantes.
- Preparar previamente el material y el instrumental en el orden en que han de ser utilizados en la cubeta estéril con tapa.
- Aseptizar la región de inserción con la iodopovidona con un movimiento circular del centro a la periferia. Posteriormente, aplicar el alcohol al 76 % de igual forma y secar la piel.

- Colocar un paño hendido en la zona a infiltrar.
- Cargar del generador de ozono en la jeringuilla la dosis indicada de la mezcla gaseosa O_2/O_3 y acoplar un filtro de 0,2 μm a esta o al generador para atrapar posibles partículas y microorganismos indeseables y evitar su paso hacia la zona a infiltrar del paciente.
- Acoplar la aguja con el mismo protector.
- Colocar nuevamente la jeringuilla en la cubeta estéril con tapa.
- Tomar la jeringuilla con una mano y con la otra palpar la zona a infiltrar.
- Puncionar la articulación en el punto de inserción y avanzar con la aguja al interior de la articulación (la aguja se sitúa entre el cóndilo lateral del húmero y la cabeza del radio). (Fig. 6.11).
- Aspirar (retirando el émbolo), si no fluye sangre a la jeringuilla presionar lentamente el émbolo para introducir la mezcla gaseosa O_2/O_3. Si al aspirar fluye sangre repetir el procedimiento.
- Colocar una torunda estéril en el sitio de la punción, hacer una ligera presión con los dedos de la mano y retirar la aguja.
- Proteger el sitio de punción con cinta adhesiva (esparadrapo).
- Colocar todo el material desechable utilizado en el recipiente para desechos.

Invariantes funcionales al final del procedimiento
- Acomodar al paciente con atención a la esfera psicológica.
- Retirar el material no desechable y proceder a su limpieza y descontaminación.
- Lavarse bien las manos.
- Registrar en la H.C. el cumplimiento de las indicaciones médicas, así como cualquier evento adverso observado o referido por el paciente.

Atención de Enfermería

- Verificar el flujo del gas de entrada (dioxígeno medicinal) al generador y el voltaje aplicado para garantizar que administre la concentración adecuada.
- Utilizar un filtro de 0,2 μm.
- Verificar que el paciente no sea alérgico a la iodopovidona.
- Extremar las medidas de asepsia y antisepsia.
- La región a puncionar debe haber recibido una limpieza mecánica previa y haber sido rasurada en caso necesario.
- La posición del paciente debe quedar de forma tal que permita visualizar bien la articulación a tratar.
- Garantizar la disposición de un carro de paro, así como de un equipo de oxigenoterapia.

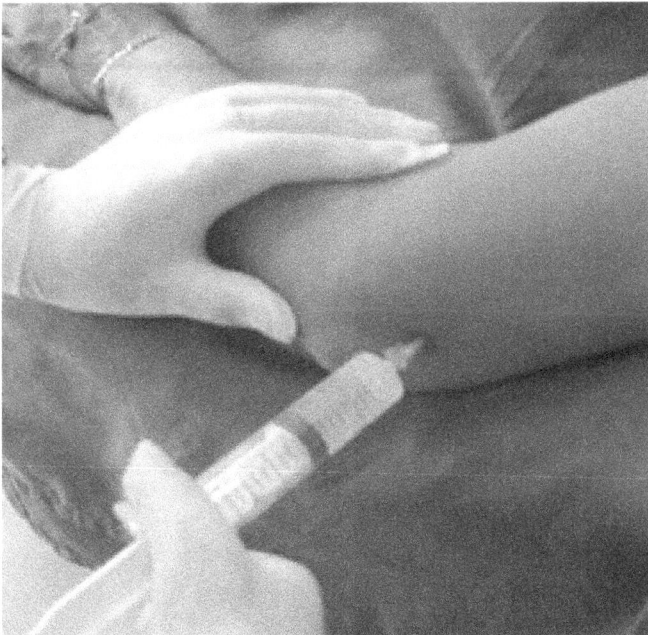

Fig. 6.11. Infiltración de la articulación del codo brazo izquierdo.

6.16. Infiltración en la epicondilitis lateral

La epicondilitis lateral en nuestro medio resulta frecuente, por lo que habitualmente atendemos pacientes aquejados de dolor en el epicóndilo lateral, generalmente esta dolencia es originada por excesiva carga de los grupos musculares extensores y supinadores de la muñeca, tal afectación puede ser tratadas mediante la infiltración con la mezcla gaseosa O_2/O_3. En la zona afectada.

Indicaciones más frecuentes

- Epicondilitis lateral

Objetivos

- Garantizar una acción local, rápida y segura del ozono durante el tratamiento.
- Aprovechar el intercambio de esta vía con otras para alcanzar una acción sistémica más eficaz.

Precauciones

La inyección debe ser aplicada lentamente, porque resulta dolorosa principalmente en aquellas articulaciones en las que los espacios que van a ser infiltrados, se llenan rápidamente con la mezcla gaseosa tan solo al aplicar una dosis pequeña de este.

Previamente se debe realizar una limpieza mecánica de la región seleccionada para el tratamiento

Equipo, instrumental y materiales necesarios

- Generador de ozono
- Fuente de obtención de dioxígeno medicinal seco.
- Carro de cura o bandeja limpios y desinfectados.
- Dos pinzas estériles.
- Dos paños hendidos estériles.
- Antiséptico (iodopovidona o hisopo impregnado en ella). Alcohol al 76 %.

- Recipiente para disolución antiséptica (para usar en caso necesario).
- Cubeta estéril con tapa.
- Tijeras curvas o rectas.
- Torundas estériles (de algodón o gasa).
- Cinta adhesiva (esparadrapo).
- Jeringuillas estériles de cristal o plásticas (10 y 20 mL).
- Guantes estériles.
- Agujas estériles (números 23G, 27G, 30G x 1").
- Filtro de 0,2 μm.
- Recipiente para desechos.

Procedimiento de Enfermería
Invariantes funcionales al inicio del procedimiento
- Identificar al paciente con atención a la esfera psicológica.
- Verificar las indicaciones médicas.
- Lavarse bien las manos.
- Preparar el equipo, el instrumental y los materiales necesarios.
- Disponer el equipo y todo el material requerido al lado del paciente.

Variantes funcionales
- Colocar al paciente en posición decúbito supino en la camilla. La articulación a infiltrar debe quedar estabilizada y totalmente descubierta.
- Acomodar ligeramente flexionado el codo y localizar el punto de mayor sensibilidad sobre el epicóndilo lateral, este punto se marca señalando el punto de entrada de la aguja, la muñeca debe permanecer en una ligera pronación.
- Pedir al paciente permanecer sin moverse una vez localizados los puntos anatómicos de referencia para que los mismos no se desplacen.

- Lavarse bien de las manos.
- Colocarse los guantes.
- Preparar previamente el material y el instrumental en el orden en que han de ser utilizados en la cubeta estéril con tapa.
- Aseptizar la región de inserción con la iodopovidona con un movimiento circular del centro a la periferia. Posteriormente, aplicar el alcohol al 76 % de igual forma y secar la piel.
- Colocar un paño hendido en la zona a infiltrar.
- Cargar del generador de ozono en la jeringuilla la dosis indicada de la mezcla gaseosa O_2/O_3 y acoplar un filtro de 0,2 μm a esta o al generador para atrapar posibles partículas y microorganismos indeseables y evitar su paso hacia la zona a infiltrar del paciente.
- Acoplar la aguja con el mismo protector.
- Colocar nuevamente la jeringuilla en la cubeta estéril con tapa.
- Tomar la jeringuilla con una mano y con la otra palpar la zona a infiltrar.
- Puncionar en el punto de inserción y avanzar con la aguja hasta tocar con el hueso del epicóndilo lateral y retirar la misma 1 a 2 mm. (Figura. 6.12).
- Aspirar (retirando el émbolo), si no fluye sangre a la jeringuilla presionar lentamente el émbolo para introducir la mezcla gaseosa O_2/O_3. Si al aspirar fluye sangre repetir el procedimiento.
- Colocar una torunda estéril en el sitio de la punción, hacer una ligera presión con los dedos de la mano y retirar la aguja.
- Proteger el sitio de punción con cinta adhesiva (esparadrapo).
- Colocar todo el material desechable utilizado en el recipiente para desechos.

Invariantes funcionales al final del procedimiento

- Acomodar al paciente con atención a la esfera psicológica.
- Retirar el material no desechable y proceder a su limpieza y descontaminación.
- Lavarse bien las manos.
- Registrar en la H.C. el cumplimiento de las indicaciones médicas, así como cualquier evento adverso observado o referido por el paciente.

Atención de Enfermería

- Verificar el flujo del gas de entrada (dioxígeno medicinal) al generador y el voltaje aplicado para garantizar que administre la concentración adecuada.
- Utilizar un filtro de 0,2 μm.
- Verificar que el paciente no sea alérgico a la iodopovidona.
- Extremar las medidas de asepsia y antisepsia.
- La región a puncionar debe haber recibido una limpieza mecánica previa y haber sido rasurada en caso necesario.
- La posición del paciente debe quedar de forma tal que permita visualizar bien la articulación a tratar.
- Garantizar la disposición de un carro de paro, así como de un equipo de oxigenoterapia.

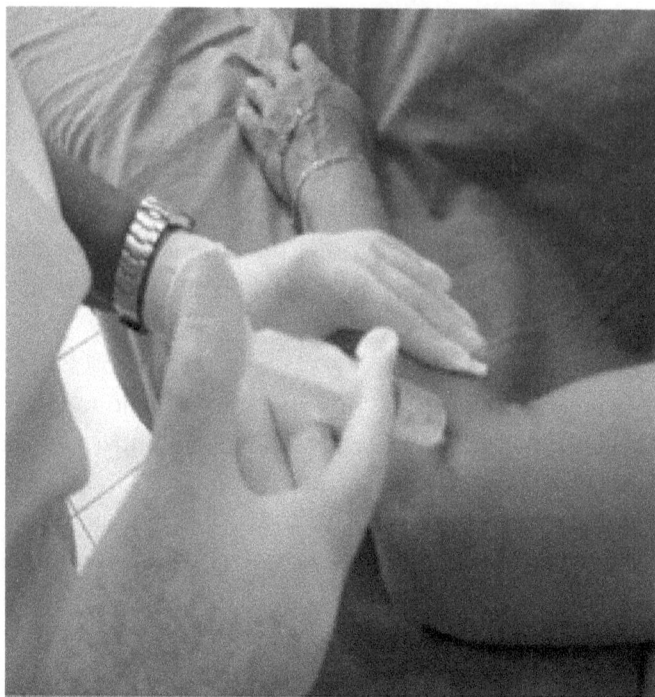

Fig. 6.12. Infiltración en un caso de epicondilitis lateral
del codo izquierdo

6.17. Infiltración en la epicondilitis medial

La epicondilitis medial en nuestro medio resulta menos frecuente que la medial, generalmente esta dolencia es originada por excesiva carga en el origen de los grupos musculares flexores y pronadores de la muñeca, tal afectación puede ser tratada mediante la infiltración con la mezcla gaseosa O_2/O_3. En la zona afectada.

Indicaciones más frecuentes

- Epicondilitis medial.

Objetivos

- Garantizar una acción local, rápida y segura del ozono durante el tratamiento.
- Aprovechar el intercambio de esta vía con otras para alcanzar una acción sistémica más eficaz.

Precauciones

La inyección debe ser aplicada lentamente, porque resulta dolorosa principalmente en aquellas articulaciones en las que los espacios que van a ser infiltrados, se llenan rápidamente con la mezcla gaseosa tan solo al aplicar una dosis pequeña de este.

Previamente se debe realizar una limpieza mecánica de la región seleccionada para el tratamiento

Equipo, instrumental y materiales necesarios

- Generador de ozono
- Fuente de obtención de dioxígeno medicinal seco.
- Carro de cura o bandeja limpios y desinfectados.
- Dos pinzas estériles.
- Dos paños hendidos estériles.
- Antiséptico (iodopovidona o hisopo impregnado en ella). Alcohol al 76 %.
- Recipiente para disolución antiséptica (para usar en caso necesario).
- Cubeta estéril con tapa.
- Tijeras curvas o rectas.
- Torundas estériles (de algodón o gasa).
- Cinta adhesiva (esparadrapo).
- Jeringuillas estériles de cristal o plásticas (10 y 20 mL).
- Guantes estériles.
- Agujas estériles (números 23G, 27G, 30G x 1").
- Filtro de 0,2 μm.
- Recipiente para desechos.

Procedimiento de Enfermería

Invariantes funcionales al inicio del procedimiento

- Identificar al paciente con atención a la esfera psicológica.
- Verificar las indicaciones médicas.
- Lavarse bien las manos.
- Preparar el equipo, el instrumental y los materiales necesarios.
- Disponer el equipo y todo el material requerido al lado del paciente.

Variantes funcionales

- Colocar al paciente en posición decúbito supino en la camilla, la articulación a infiltrar debe quedar estabilizada y totalmente descubierta.
- Acomodar el brazo ligeramente flexionado en un ángulo de 30° y el codo flexionado en un ángulo de 90° y la muñeca en supinación, con el codo flexionado localizamos el punto de mayor sensibilidad sobre el epicóndilo medial, este punto se marca señalando el punto de entrada de la aguja.
- Pedir al paciente permanecer sin moverse una vez localizados los puntos anatómicos de referencia para que los mismos no se desplacen.
- Lavarse bien de las manos.
- Colocarse los guantes.
- Preparar previamente el material y el instrumental en el orden en que han de ser utilizados en la cubeta estéril con tapa.
- Aseptizar la región de inserción con la iodopovidona con un movimiento circular del centro a la periferia. Posteriormente, aplicar el alcohol al 76 % de igual forma y secar la piel.
- Colocar un paño hendido en la zona a infiltrar.
- Cargar del generador de ozono en la jeringuilla la dosis indicada de la mezcla gaseosa O_2/O_3 y acoplar un filtro de 0,2 µm a esta o al generador para atrapar posibles

partículas y microorganismos indeseables y evitar su paso hacia la zona a infiltrar del paciente.

- Acoplar la aguja con el mismo protector.
- Colocar nuevamente la jeringuilla en la cubeta estéril con tapa.
- Tomar la jeringuilla con una mano y con la otra palpar la zona a infiltrar.
- Puncionar en el punto de inserción y avanzar con la aguja hasta tocar con el hueso del epicóndilo medial y retirar la misma 1 a 2 mm. (Figura. 6.13).
- Aspirar (retirando el émbolo), si no fluye sangre a la jeringuilla presionar lentamente el émbolo para introducir la mezcla gaseosa O_2/O_3. Si al aspirar fluye sangre repetir el procedimiento.
- Colocar una torunda estéril en el sitio de la punción, hacer una ligera presión con los dedos de la mano y retirar la aguja.
- Proteger el sitio de punción con cinta adhesiva (esparadrapo).
- Colocar todo el material desechable utilizado en el recipiente para desechos.

Invariantes funcionales al final del procedimiento

- Acomodar al paciente con atención a la esfera psicológica.
- Retirar el material no desechable y proceder a su limpieza y descontaminación.
- Lavarse bien las manos.
- Registrar en la H.C. el cumplimiento de las indicaciones médicas, así como cualquier evento adverso observado o referido por el paciente.

Atención de Enfermería

- Verificar el flujo del gas de entrada (dioxígeno medicinal) al generador y el voltaje aplicado para garantizar que administre la concentración adecuada.
- Utilizar un filtro de 0,2 μm.

253

- Verificar que el paciente no sea alérgico a la iodopovidona.
- Extremar las medidas de asepsia y antisepsia.
- La región a puncionar debe haber recibido una limpieza mecánica previa y haber sido rasurada en caso necesario.
- La posición del paciente debe quedar de forma tal que permita visualizar bien la articulación a tratar.
- Garantizar la disposición de un carro de paro, así como de un equipo de oxigenoterapia.

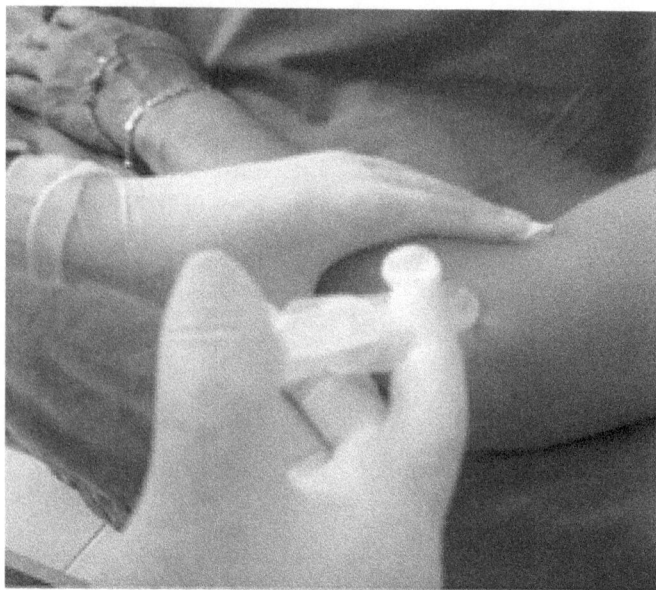

Fig. 6.13. Infiltración en un caso de epicondilitis medial del codo

6.18. Infiltración en el síndrome del túnel carpiano

En nuestro medio resulta frecuente atender paciente aquejados con el síndrome del túnel carpiano. No es más que una dolencia ocasionada por la compresión del nervio mediano en su recorrido a través del túnel del carpiano situado en la muñeca, resultado este por el exceso de movimiento repetitivos de prensión de la mano u otras compresiones diversas que pueden ocurrir dentro de las estructuras del propio túnel carpiano.

Indicaciones más frecuentes

- Síndrome del túnel carpiano.

Objetivos

- Garantizar una acción local, rápida y segura del ozono durante el tratamiento.
- Aprovechar el intercambio de esta vía con otras para alcanzar una acción sistémica más eficaz.

Precauciones

La inyección debe ser aplicada lentamente, porque resulta dolorosa principalmente en aquellas articulaciones en las que los espacios que van a ser infiltrados, se llenan rápidamente con la mezcla gaseosa tan solo al aplicar una dosis pequeña de este.

Previamente se debe realizar una limpieza mecánica de la región seleccionada para el tratamiento

Equipo, instrumental y materiales necesarios

- Generador de ozono.
- Fuente de obtención de dioxígeno medicinal seco.
- Carro de cura o bandeja limpios y desinfectados.
- Dos pinzas estériles.
- Dos paños hendidos estériles.
- Antiséptico (iodopovidona o hisopo impregnado en ella). Alcohol al 76 %.
- Recipiente para disolución antiséptica (para usar en caso necesario).
- Cubeta estéril con tapa.
- Tijeras curvas o rectas.

- Torundas estériles (de algodón o gasa).
- Cinta adhesiva (esparadrapo).
- Jeringuillas estériles de cristal o plásticas (10 y 20 mL).
- Guantes estériles.
- Agujas estériles (números 23G, 27G, 30G x 1½").
- Filtro de 0,2 µm.
- Recipiente para desechos.

Procedimiento de Enfermería
Invariantes funcionales al inicio del procedimiento
- Identificar al paciente con atención a la esfera psicológica.
- Verificar las indicaciones médicas.
- Lavarse bien las manos.
- Preparar el equipo, el instrumental y los materiales necesarios.
- Disponer el equipo y todo el material requerido al lado del paciente.

Variantes funcionales
- Colocar al paciente en posición decúbito supino en la camilla. La articulación a infiltrar debe quedar estabilizada y totalmente descubierta.
- Acomodar ligeramente flexionado el codo y la muñeca debe permanecer en supinación, la cual se mantendrá en una moderada hiperextensión con la colocación de una toalla, almohada pequeña u otro al respecto por debajo de la muñeca.
- Localizar y señalar el pliegue palmar distal situado entre los dos tendones.
- Localizar y señalar el recorrido de los tendones del palmar menor y del palmar mayor.
- Marcar un punto a 4 cm del pliegue palmar distal en sentido distal y ubicarlo entre los dos tendones el cual representa el punto de la entrada de la aguja.

- Pedir al paciente permanecer sin moverse una vez localizados los puntos anatómicos de referencia para que los mismos no se desplacen.
- Lavarse bien de las manos.
- Colocarse los guantes.
- Preparar previamente el material y el instrumental en el orden en que han de ser utilizados en la cubeta estéril con tapa.
- Aseptizar la región de inserción con la iodopovidona con un movimiento circular del centro a la periferia. Posteriormente, aplicar el alcohol al 76 % de igual forma y secar la piel.
- Colocar un paño hendido en la zona a infiltrar.
- Cargar del generador de ozono en la jeringuilla la dosis indicada de la mezcla gaseosa O_2/O_3 y acoplar un filtro de 0,2 μm a esta o al generador para atrapar posibles partículas y microorganismos indeseables y evitar su paso hacia la zona a infiltrar del paciente.
- Acoplar la aguja con el mismo protector.
- Colocar nuevamente la jeringuilla en la cubeta estéril con tapa.
- Tomar la jeringuilla con una mano y con la otra palpar la zona a infiltrar.
- Puncionar en el punto de inserción y avanzar con la aguja lentamente hacia la muñeca en un ángulo 10 a 20° respecto al antebrazo, manteniendo el recorrido entre los tendones del palmar menor y el palmar mayor. Ante cualquier signo de dolor, parestesia o adormecimiento local, retirar la aguja y corregir el ángulo de la misma, ello indica que el ángulo fue mayor a 20° y debemos disminuir el mismo. (Figura. 6.14).
- Aspirar (retirando el émbolo), si no fluye sangre a la jeringuilla presionar lentamente el émbolo para introducir

la mezcla gaseosa O_2/O_3. Si al aspirar fluye sangre repetir el procedimiento.

- Colocar una torunda estéril en el sitio de la punción, hacer una ligera presión con los dedos de la mano y retirar la aguja.
- Proteger el sitio de punción con cinta adhesiva (esparadrapo).
- Colocar todo el material desechable utilizado en el recipiente para desechos.

Invariantes funcionales al final del procedimiento

- Acomodar al paciente con atención a la esfera psicológica.
- Retirar el material no desechable y proceder a su limpieza y descontaminación.
- Lavarse bien las manos.
- Registrar en la H.C. el cumplimiento de las indicaciones médicas, así como cualquier evento adverso observado o referido por el paciente.

Atención de Enfermería

- Verificar el flujo del gas de entrada (dioxígeno medicinal) al generador y el voltaje aplicado para garantizar que administre la concentración adecuada.
- Utilizar un filtro de 0,2 μm.
- Verificar que el paciente no sea alérgico a la iodopovidona.
- Extremar las medidas de asepsia y antisepsia.
- La región a puncionar debe haber recibido una limpieza mecánica previa y haber sido rasurada en caso necesario.
- La posición del paciente debe quedar de forma tal que permita visualizar bien la articulación a tratar.
- Garantizar la disposición de un carro de paro, así como de un equipo de oxigenoterapia.

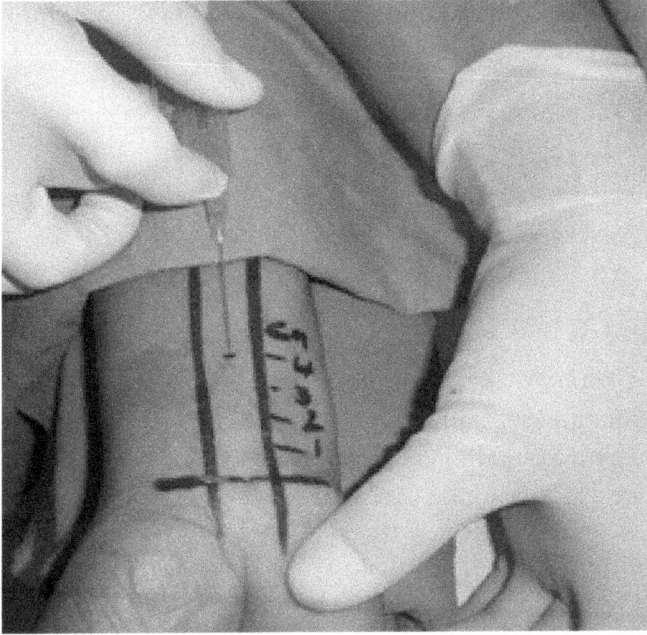

Fig. 6.14. Muñeca marcada de la mano derecha indicando
la entrada para infiltrar un paciente aquejado del
Síndrome del túnel carpiano

6.19. ARTICULACIÓN DE LA MUÑECA

La articulación de la muñeca resulta poco frecuente en nuestro medio, solamente su ocurrencia más significativa la hemos visto en la artritis reumatoide, aunque las molestias o dolor que apreciamos en esta articulación de estos pacientes pueden ser ocasionadas por osteoartritis, procesos inflamatorios como en la artritis reumatoide, traumatismo entre etc. atender paciente aquejados de dolor en la muñeca, pueden ser tratadas mediante la aplicación de la ozonoterapia en la zona afectada, la misma técnica utilizada para la administración del ozono para uso médico es la misma técnica utilizada en la infiltración de esteroides.

Indicaciones más frecuentes

- Dolor en la muñeca.
- Esguince en la muñeca.
- Artritis Reumatoide.
- Artrosis de la muñeca.

Objetivos

- Garantizar una acción local, rápida y segura del ozono durante el tratamiento.
- Aprovechar el intercambio de esta vía con otras para alcanzar una acción sistémica más eficaz.

Precauciones

La inyección debe ser aplicada lentamente, porque resulta dolorosa principalmente en aquellas articulaciones en las que los espacios que van a ser infiltrados, se llenan rápidamente con la mezcla gaseosa tan solo al aplicar una dosis pequeña de este.

Previamente se debe realizar una limpieza mecánica de la región seleccionada para el tratamiento

Equipo, instrumental y materiales necesarios

- Generador de ozono
- Fuente de obtención de dioxígeno medicinal seco.
- Carro de cura o bandeja limpios y desinfectados.
- Dos pinzas estériles.
- Dos paños hendidos estériles.
- Antiséptico (iodopovidona o hisopo impregnado en ella). Alcohol al 76 %.
- Recipiente para disolución antiséptica (para usar en caso necesario).
- Cubeta estéril con tapa.
- Tijeras curvas o rectas.

- Torundas estériles (de algodón o gasa).
- Cinta adhesiva (esparadrapo).
- Jeringuillas estériles de cristal o plásticas (5 mL).
- Guantes estériles.
- Agujas estériles (números 25G, 26G, 27G, 30G x 1").
- Filtro de 0,2 μm .
- Recipiente para desechos.

Procedimiento de Enfermería

Invariantes funcionales al inicio del procedimiento
- Identificar al paciente con atención a la esfera psicológica.
- Verificar las indicaciones médicas.
- Lavarse bien las manos.
- Preparar el equipo, el instrumental y los materiales necesarios.
- Disponer el equipo y todo el material requerido al lado del paciente.

Variantes funcionales
- Colocar al paciente en posición decúbito supino en la camilla. La articulación a infiltrar debe quedar estabilizada y totalmente descubierta.
- Acomodar ligeramente flexionado el codo en posición neutral y la muñeca debe permanecer en pronación.
- Localizar y señalar el punto de mayor sensibilidad en la parte dorsal de la muñeca.
- Marcar un punto en la muñeca el cual indica la zona de entrada de la aguja.
- Pedir al paciente permanecer sin moverse una vez localizado el punto anatómico de referencia para que los mismos no se desplacen.
- Lavarse bien de las manos.
- Colocarse los guantes.
- Preparar previamente el material y el instrumental en el orden en que han de ser utilizados en la cubeta estéril con tapa.

- Aseptizar la región de inserción con la iodopovidona con un movimiento circular del centro a la periferia. Posteriormente, aplicar el alcohol al 76 % de igual forma y secar la piel.
- Colocar un paño hendido en la zona a infiltrar.
- Cargar del generador de ozono en la jeringuilla la dosis indicada de la mezcla gaseosa O_2/O_3 y acoplar un filtro de 0,2 µm a esta o al generador para atrapar posibles partículas y microorganismos indeseables y evitar su paso hacia la zona a infiltrar del paciente.
- Acoplar la aguja con el mismo protector.
- Colocar nuevamente la jeringuilla en la cubeta estéril con tapa.
- Tomar la jeringuilla con una mano y con la otra palpar la zona a infiltrar.
- Puncionar en el punto de inserción y avanzar con la aguja lentamente hacia la muñeca en un ángulo 90°. (Figura. 6.15).
- Aspirar (retirando el émbolo), si no fluye sangre a la jeringuilla presionar lentamente el émbolo para introducir la mezcla gaseosa O_2/O_3. Si al aspirar fluye sangre repetir el procedimiento.
- Colocar una torunda estéril en el sitio de la punción, hacer una ligera presión con los dedos de la mano y retirar la aguja.
- Proteger el sitio de punción con cinta adhesiva (esparadrapo).
- Colocar todo el material desechable utilizado en el recipiente para desechos.

Invariantes funcionales al final del procedimiento
- Acomodar al paciente con atención a la esfera psicológica.
- Retirar el material no desechable y proceder a su limpieza y descontaminación.
- Lavarse bien las manos.

- Registrar en la H.C. el cumplimiento de las indicaciones médicas, así como cualquier evento adverso observado o referido por el paciente.

Atención de Enfermería

- Verificar el flujo del gas de entrada (dioxígeno medicinal) al generador y el voltaje aplicado para garantizar que administre la concentración adecuada.
- Utilizar un filtro de 0,2 µm.
- Verificar que el paciente no sea alérgico a la iodopovidona.
- Extremar las medidas de asepsia y antisepsia.
- La región a puncionar debe haber recibido una limpieza mecánica previa y haber sido rasurada en caso necesario.
- La posición del paciente debe quedar de forma tal que permita visualizar bien la articulación a tratar.
- Garantizar la disposición de un carro de paro, así como de un equipo de oxigenoterapia.

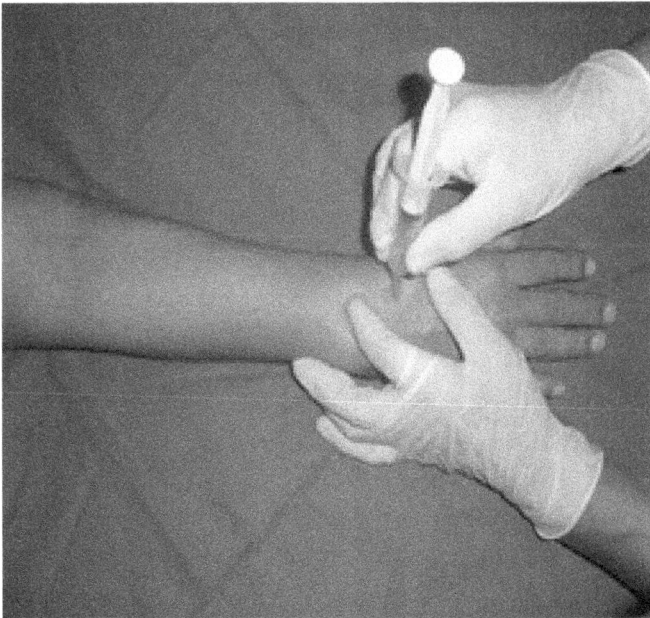

Fig. 6.15. Infiltración en la cara dorsal de la muñeca derecha

6.20. Dedo en resorte

El dedo en resorte o en gatillo es la terminología utilizada para definir la tendinosis de los tendones flexores de los dedos de la mano, este tipo de de lesión acurre generalmente como resultado de la compresión reiterada, la observamos con mayor frecuencia en pacientes diabéticos y pacientes con artritis reumatoide, En esta lesión se produce un nódulo en el trayecto del tendón flexor sobre la cabeza del hueso metacarpiano y menos frecuente en la articulación carpometacarpiana del dedo pulgar, durante la flexión el nódulo se desplaza sobre el borde proximal de la vaina tendinosa quedando este atrapado, la infiltración de la mezcla gaseosa O2/O3 resulta una alternativa con un alto grado de eficacia para este tipo de afección y evitaría una operación quirúrgica, este procedimiento es el mismo que utilizamos cuando utilizamos esteroide en la infiltración.

Indicaciones más frecuentes

- Dedo en resorte o Dedo en gatillo.

Objetivos

- Garantizar una acción local, rápida y segura del ozono durante el tratamiento.
- Aprovechar el intercambio de esta vía con otras para alcanzar una acción sistémica más eficaz.

Precauciones

La inyección debe ser aplicada lentamente, porque resulta dolorosa principalmente en aquellas articulaciones en las que los espacios que van a ser infiltrados, se llenan rápidamente con la mezcla gaseosa tan solo al aplicar una dosis pequeña de este.

Previamente se debe realizar una limpieza mecánica de la región seleccionada para el tratamiento

Equipo, instrumental y materiales necesarios
- Generador de ozono
- Fuente de obtención de dioxígeno medicinal seco.
- Carro de cura o bandeja limpios y desinfectados.
- Dos pinzas estériles.
- Dos paños hendidos estériles.
- Antiséptico (iodopovidona o hisopo impregnado en ella).
- Alcohol al 76 %.
- Recipiente para disolución antiséptica (para usar en caso necesario).
  - Cubeta estéril con tapa.
- Tijeras curvas o rectas.
- Torundas estériles (de algodón o gasa).
- Cinta adhesiva (esparadrapo).
- Jeringuillas estériles de cristal o plásticas (3 o 5 mL).
- Guantes estériles.
- Agujas estériles (números 25G, 26G, 27G, 30G x 1").
- Filtro de 0,2 µm.
- Recipiente para desechos.

Procedimiento de Enfermería
Invariantes funcionales al inicio del procedimiento
- Identificar al paciente con atención a la esfera psicológica.
- Verificar las indicaciones médicas.
- Lavarse bien las manos.
- Preparar el equipo, el instrumental y los materiales necesarios.
- Disponer el equipo y todo el material requerido al lado del paciente.

Variantes funcionales
- Colocar al paciente en posición decúbito supino en la camilla. La articulación a infiltrar debe quedar estabilizada y totalmente descubierta.

- Localizar y señalar el punto de entrada a la vaina tendinosa.
- Marcar un punto el cual indica la zona de entrada de la aguja.
- Pedir al paciente permanecer sin moverse una vez localizado el punto anatómico de referencia para que los mismos no se desplacen.
- Lavarse bien de las manos.
- Colocarse los guantes.
- Preparar previamente el material y el instrumental en el orden en que han de ser utilizados en la cubeta estéril con tapa.
- Aseptizar la región de inserción con la iodopovidona con un movimiento circular del centro a la periferia. Posteriormente, aplicar el alcohol al 76 % de igual forma y secar la piel.
- Colocar un paño hendido en la zona a infiltrar.
- Cargar del generador de ozono en la jeringuilla la dosis indicada de la mezcla gaseosa O_2/O_3 y acoplar un filtro de 0,2 μm a esta o al generador para atrapar posibles partículas y microorganismos indeseables y evitar su paso hacia la zona a infiltrar del paciente.
- Acoplar la aguja con el mismo protector.
- Colocar nuevamente la jeringuilla en la cubeta estéril con tapa.
- Tomar la jeringuilla con una mano y con la otra palpar la zona a infiltrar.
- Puncionar en el punto de inserción y avanzar con la aguja lentamente en un ángulo de 45° y con cuidado desde la parte distal en sentido proximal (Figura. 6.16).
- Aspirar (retirando el émbolo), si no fluye sangre a la jeringuilla presionar lentamente el émbolo para introducir la mezcla gaseosa O_2/O_3, alrededor del nódulo y dentro de la vaina tendinosa. Si al aspirar fluye sangre repetir el

procedimiento, no obstante se observar un abultamiento en el sitio infiltrado.

- Colocar una torunda estéril en el sitio de la punción, hacer una ligera presión con los dedos de la mano y retirar la aguja.
- Proteger el sitio de punción con cinta adhesiva (esparadrapo).
- Colocar todo el material desechable utilizado en el recipiente para desechos.

Invariantes funcionales al final del procedimiento
- Acomodar al paciente con atención a la esfera psicológica.
- Retirar el material no desechable y proceder a su limpieza y descontaminación.
- Lavarse bien las manos.
- Registrar en la H.C. el cumplimiento de las indicaciones médicas, así como cualquier evento adverso observado o referido por el paciente.

Atención de Enfermería
- Verificar el flujo del gas de entrada (dioxígeno medicinal) al generador y el voltaje aplicado para garantizar que administre la concentración adecuada.
- Utilizar un filtro de 0,2 μm.
- Verificar que el paciente no sea alérgico a la iodopovidona.
- Extremar las medidas de asepsia y antisepsia.
- La región a puncionar debe haber recibido una limpieza mecánica previa y haber sido rasurada en caso necesario.
- La posición del paciente debe quedar de forma tal que permita visualizar bien la articulación a tratar.
- Garantizar la disposición de un carro de paro, así como de un equipo de oxigenoterapia.

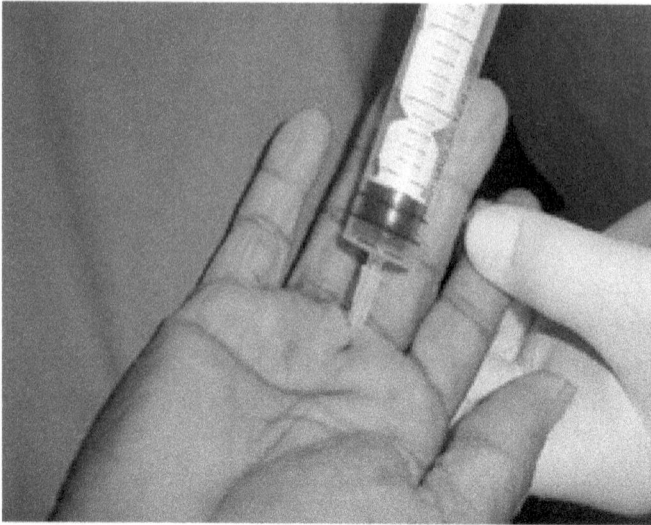

Fig. 6.16. Infiltración en un caso de dedo en resorte

6.21. Puntos reflexógenos musculares (puntos ashi, puntos gatillos)

La utilización de la ozonoterapia para tratar puntos dolorosos musculares o puntos reflexógenos musculares (puntos ashi, puntos gatillos), es un procedimiento realmente frecuente en nuestro departamento, estos puntos son áreas focales de isquemia, de espasmo e inflamación de los músculos, en ocasiones muy doloroso, que se localizan principalmente en los músculos de la espalda en pacientes aquejados de fibromialgia, aquí resulta de gran utilidad este tipo de procedimiento de administrar la mezcla gaseosa O_2/O_3, resulta una alternativa con un alto grado de eficacia, aumentando positivamente la calidad de vida del paciente aquejado. Estos procedimientos son los utilizados para la infiltración de esteroides.

Indicaciones más frecuentes

- Dolor cervical.
- Fibromialgia, fibromiositis y mialgia.
- Neuralgia, neuritis y radiculitis.

Objetivos

- Garantizar una acción local, rápida y segura del ozono durante el tratamiento.
- Aprovechar el intercambio de esta vía con otras para alcanzar una acción sistémica más eficaz.

Precauciones

La inyección debe ser aplicada lentamente, porque resulta dolorosa principalmente en aquellas articulaciones en las que los espacios que van a ser infiltrados, se llenan rápidamente con la mezcla gaseosa tan solo al aplicar una dosis pequeña de este.

Previamente se debe realizar una limpieza mecánica de la región seleccionada para el tratamiento

Equipo, instrumental y materiales necesarios

- Generador de ozono
- Fuente de obtención de dioxígeno medicinal seco.
- Carro de cura o bandeja limpios y desinfectados.
- Dos pinzas estériles.
- Dos paños hendidos estériles.
- Antiséptico (iodopovidona o hisopo impregnado en ella). Alcohol al 76 %.
- Recipiente para disolución antiséptica (para usar en caso necesario).
- Cubeta estéril con tapa.
- Tijeras curvas o rectas.
- Torundas estériles (de algodón o gasa).
- Cinta adhesiva (esparadrapo).
- Jeringuillas estériles de cristal o plásticas (3 o 5 mL).

- Guantes estériles.
- Agujas estériles (números 25G, 26G, 27G, 30G x ½, 1, 1½»).
- Filtro de 0,2 μm .
- Recipiente para desechos.

Procedimiento de Enfermería

Invariantes funcionales al inicio del procedimiento
- Identificar al paciente con atención a la esfera psicológica.
- Verificar las indicaciones médicas.
- Lavarse bien las manos.
- Preparar el equipo, el instrumental y los materiales necesarios.
- Disponer el equipo y todo el material requerido al lado del paciente.

Variantes funcionales
- Colocar al paciente en posición decúbito prono en la camilla.
- Localizar y señalar todos los puntos reflexogenos con la ayuda del paciente.
- Marcar los puntos. lo cual indica la zona de entrada de la aguja.
- Pedir al paciente permanecer sin moverse una vez localizado los puntos anatómicos de referencia para que los mismos no se desplacen.
- Lavarse bien de las manos.
- Colocarse los guantes.
- Preparar previamente el material y el instrumental en el orden en que han de ser utilizados en la cubeta estéril con tapa.
- Aseptizar la región de inserción con la iodopovidona con un movimiento circular del centro a la periferia. Posteriormente, aplicar el alcohol al 76 % de igual forma y secar la piel (Figura. 6.17).

- Cargar del generador de ozono en la jeringuilla la dosis indicada de la mezcla gaseosa O_2/O_3 y acoplar un filtro de 0,2 μm a esta o al generador para atrapar posibles partículas y microorganismos indeseables y evitar su paso hacia la zona a infiltrar del paciente.
- Acoplar la aguja con el mismo protector.
- Colocar nuevamente la jeringuilla en la cubeta estéril con tapa.
- Tomar la jeringuilla con una mano y con la otra palpar la zona a infiltrar.
- Puncionar en el punto de inserción y avanzar con la aguja lentamente.
- Aspirar (retirando el émbolo), si no fluye sangre a la jeringuilla presionar lentamente el émbolo para introducir la mezcla gaseosa O_2/O_3, en los puntos reflexogenos marcados. Si al aspirar fluye sangre repetir el procedimiento.
- Colocar una torunda estéril en el sitio de la punción, hacer una ligera presión con los dedos de la mano y retirar la aguja.
- Proteger el sitio de punción con cinta adhesiva (esparadrapo).
- Colocar todo el material desechable utilizado en el recipiente para desechos.

Invariantes funcionales al final del procedimiento
- Acomodar al paciente con atención a la esfera psicológica.
- Retirar el material no desechable y proceder a su limpieza y descontaminación.
- Lavarse bien las manos.
- Registrar en la H.C. el cumplimiento de las indicaciones médicas, así como cualquier evento adverso observado o referido por el paciente.

Atención de Enfermería
- Verificar el flujo del gas de entrada (dioxígeno medicinal) al generador y el voltaje aplicado para garantizar que administre la concentración adecuada.

- Utilizar un filtro de 0,2 μm.
- Verificar que el paciente no sea alérgico a la iodopovidona.
- Extremar las medidas de asepsia y antisepsia.
- La región a puncionar debe haber recibido una limpieza mecánica previa y haber sido rasurada en caso necesario.
- La posición del paciente debe quedar de forma tal que permita visualizar bien la articulación a tratar.
- Garantizar la disposición de un carro de paro, así como de un equipo de oxigenoterapia.

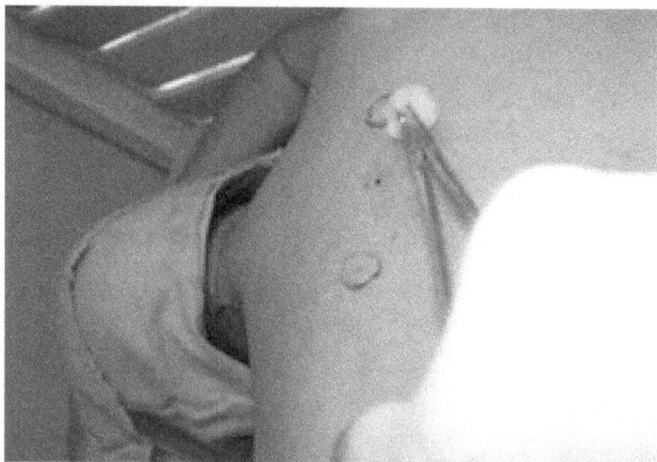

Fig. 6.17. Desinfección en puntos musculares reflexógeno

6.22. Infiltración de la articulación sacroilíaca

En nuestra consulta resulta frecuente la infiltración la mezcla O_2/O_3 en pacientes aquejados de dolor en la articulación sacroilíaca, lo cual representa un proceso relativamente frecuente, el dolor que se produce en la zona puede ser la causa de un proceso inflamatorio de la articulación o la causa de un traumatismo, esta articulación se puede localizar con relativa facilidad debido a su gran tamaño en la zona correspondiente al sacro, de ahí su nombre articulación sacroilíaca. Este procedimiento no es complejo de realizar y por ende lo consideramos muy seguro y fácil de realizar en nuestro medio

Indicaciones más frecuentes

Artrosis en la articulación.
Artritis en la articulación.
Dolor de origen traumático en la articulación.
Sacroilitís.

Objetivos

- Garantizar una acción local, rápida y segura del ozono durante el tratamiento.
- Aprovechar el intercambio de esta vía con otras para alcanzar una acción sistémica más eficaz.

Precauciones

La inyección debe ser aplicada lentamente, se administra entre 10 y 20 mL. Previamente se debe realizar una limpieza mecánica de la región seleccionada para el tratamiento.

Equipo, instrumental y materiales necesarios

- Generador de ozono
- Fuente de obtención de dioxígeno medicinal seco.
- Mesa de mayo, carro de cura o bandeja limpios y desinfectados.
- Dos pinzas estériles.
- Dos paños hendidos estériles.
- Antiséptico (iodopovidona o hisopo impregnado en ella). Alcohol al 76 %.
- Recipiente para disolución antiséptica (para usar en caso necesario).
- Cubeta estéril con tapa.

- Tijeras curvas o rectas.
- Torundas estériles (de algodón o gasa).
- Cinta adhesiva (esparadrapo).
- Jeringuillas estériles de cristal o plásticas (10 y 20 mL).
- Guantes estériles.
- Agujas estériles (números 25G, 26G, 27G, 30G x 1½»).
- Filtro de 0,2 μm.
- Recipiente para desechos.

Procedimiento de Enfermería

Invariantes funcionales al inicio del procedimiento

- Identificar al paciente con atención a la esfera psicológica.
- Verificar las indicaciones médicas.
- Lavarse bien las manos.
- Preparar el equipo, el instrumental y los materiales necesarios.
- Disponer el equipo y todo el material requerido al lado del paciente.

Variantes funcionales

- Colocar al paciente en posición decúbito prono en la camilla.
- Identificar el punto de mayor sensibilidad sobre la articulación sacroiliaca, se identifica, indicando el punto de entrada de la aguja.
- Pedir al paciente permanecer sin moverse una vez localizado el punto de inserción.
- Lavarse bien de las manos.
- Colocarse los guantes.
- Preparar previamente el material y el instrumental en el orden en que han de ser utilizados en la cubeta estéril con tapa.
- Aseptizar la región de inserción con la iodopovidona con un movimiento circular del centro a la periferia. Posteriormente, aplicar el alcohol al 76 % de igual forma y secar la piel.

- Colocar un paño hendido en la zona a infiltrar.
- Cargar del generador de ozono en la jeringuilla la dosis indicada de la mezcla gaseosa O_2/O_3 y acoplar un filtro de 0,2 µm al generador para atrapar posibles partículas y microorganismos indeseables y evitar su paso hacia la zona a infiltrar del paciente.
- Acoplar la aguja con el mismo protector.
- Colocar nuevamente la jeringuilla en la cubeta estéril con tapa.
- Tomar la jeringuilla con una mano y con la otra palpar la zona a infiltrar.
- Puncionar en el punto de inserción y hacer avanzar la aguja con cuidado y pausadamente hasta el interior de la articulación. (Figura. 6.18).
- Aspirar (retirando el émbolo), si no fluye sangre a la jeringuilla presionar lentamente el émbolo para introducir la mezcla gaseosa O_2/O_3.Si al aspirar fluye sangre o líquido, abortar el procedimiento.
- Colocar una torunda estéril en el sitio de la punción, hacer una ligera presión con los dedos de la mano y retirar la aguja.
- Proteger el sitio de punción con cinta adhesiva (esparadrapo).
- Colocar todo el material desechable utilizado en el recipiente para desechos.

Invariantes funcionales al final del procedimiento

- Acomodar al paciente con atención a la esfera psicológica.
- Retirar el material no desechable y proceder a su limpieza y descontaminación.
- Lavarse bien las manos.
- Registrar en la H.C. el cumplimiento de las indicaciones médicas, así como cualquier evento adverso observado o referido por el paciente.

Atención de Enfermería

- Verificar el flujo del gas de entrada (dioxígeno medicinal) al generador y el voltaje aplicado para garantizar que administre la concentración adecuada.
- Utilizar un filtro de 0,2 μm.
- Verificar que el paciente no sea alérgico a la iodopovidona.
- Extremar las medidas de asepsia y antisepsia.
- La región a puncionar debe haber recibido una limpieza mecánica previa y haber sido rasurada en caso necesario.
- La posición del paciente debe quedar de forma tal que permita visualizar bien la articulación a tratar.
- Garantizar la disposición de un carro de paro, así como de un equipo de oxigenoterapia.

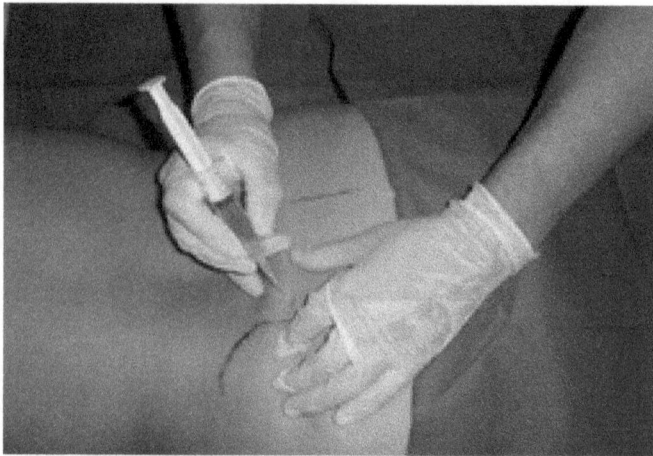

Fig. 6.18. Infiltración en la articulación sacroiliaca. Es importante el angulo de insersión

6.23. Bursitis trocantérea

En nuestra consulta resulta frecuente la bursitis trocantérea, esto hace frecuente la utilización de la mezcla del gas O_2/O_3 en la infiltración de la misma, en pacientes aquejados de dolor, se trata de una lesión por exceso de movimiento, producido por la fricción repetida de la inserción del glúteo mayor al discurrir sobre el trocánter del fémur, por abuso de ejercicios, como subir repetidamente escaleras, etc. Las agujas utilizadas son de pequeño diámetro, ya que no se produce acúmulo de líquido, este procedimiento no es complejo de realizar y por ende lo consideramos muy seguro y fácil de realizar.

Indicaciones más frecuentes.

Bursitis trocantérea

Objetivos

- Garantizar una acción local, rápida y segura del ozono durante el tratamiento.
- Aprovechar el intercambio de esta vía con otras para alcanzar una acción sistémica más eficaz.

Precauciones

La inyección debe ser aplicada lentamente, se administra entre 10 y 20 mL. Previamente se debe realizar una limpieza mecánica de la región seleccionada para el tratamiento.

Equipo, instrumental y materiales necesarios

- Generador de ozono
- Fuente de obtención de dioxígeno medicinal seco.
- Mesa de mayo, carro de cura o bandeja limpios y desinfectados.
- Dos pinzas estériles.
- Dos paños hendidos estériles.
- Antiséptico (iodopovidona o hisopo impregnado en ella). Alcohol al 76 %.
- Recipiente para disolución antiséptica (para usar en caso necesario).
- Cubeta estéril con tapa.

- Tijeras curvas o rectas.
- Torundas estériles (de algodón o gasa).
- Cinta adhesiva (esparadrapo).
- Jeringuillas estériles de cristal o plásticas (10 y 20 mL).
- Guantes estériles.
- Agujas estériles (números 22G, 23G x 1½").
- Filtro de 0,2 µm.
- Recipiente para desechos.

Procedimiento de Enfermería

Invariantes funcionales al inicio del procedimiento
- Identificar al paciente con atención a la esfera psicológica.
- Verificar las indicaciones médicas.
- Lavarse bien las manos.
- Preparar el equipo, el instrumental y los materiales necesarios.
- Disponer el equipo y todo el material requerido al lado del paciente.

Variantes funcionales
- Colocar al paciente en posición decúbito lateral sobre la camilla con la cadera afectada hacia arriba.
- Marcar e identificar el punto de mayor sensibilidad sobre la bolsa articular trocantérea, la marca representa el punto de entrada de aguja.
- Pedir al paciente permanecer sin moverse una vez localizado el punto de inserción.
- Lavarse bien de las manos.
- Colocarse los guantes.
- Preparar previamente el material y el instrumental en el orden en que han de ser utilizados en la cubeta estéril con tapa.
- Aseptizar la región de inserción con la iodopovidona con un movimiento circular del centro a la periferia. Poste-

riormente, aplicar el alcohol al 76 % de igual forma y secar la piel.

- Colocar un paño hendido en la zona a infiltrar.
- Cargar del generador de ozono en la jeringuilla la dosis indicada de la mezcla gaseosa O_2/O_3 y acoplar un filtro de 0,2 µm al generador para atrapar posibles partículas y microorganismos indeseables y evitar su paso hacia la zona a infiltrar del paciente.
- Acoplar la aguja con el mismo protector.
- Colocar nuevamente la jeringuilla en la cubeta estéril con tapa.
- Tomar la jeringuilla con una mano y con la otra palpar la zona a infiltrar.
- Puncionar en el punto de inserción introduciendo la aguja verticalmente y hacer avanzar la aguja con cuidado hasta tocar el hueso que corresponde al trocánter femoral, retiramos la aguja 1-2 mm. (Figura. 6.19).
- Aspirar (retirando el émbolo), si no fluye sangre a la jeringuilla presionar lentamente el émbolo para introducir la mezcla gaseosa O_2/O_3.Si al aspirar fluye sangre o líquido, abortar el procedimiento.
- Colocar una torunda estéril en el sitio de la punción, hacer una ligera presión con los dedos de la mano y retirar la aguja.
- Proteger el sitio de punción con cinta adhesiva (esparadrapo).
- Colocar todo el material desechable utilizado en el recipiente para desechos.

Invariantes funcionales al final del procedimiento
- Acomodar al paciente con atención a la esfera psicológica.
- Retirar el material no desechable y proceder a su limpieza y descontaminación.
- Lavarse bien las manos.

- Registrar en la H.C. el cumplimiento de las indicaciones médicas, así como cualquier evento adverso observado o referido por el paciente.

Atención de Enfermería

- Verificar el flujo del gas de entrada (dioxígeno medicinal) al generador y el voltaje aplicado para garantizar que administre la concentración adecuada.
- Utilizar un filtro de 0,2 µm.
- Verificar que el paciente no sea alérgico a la iodopovidona.
- Extremar las medidas de asepsia y antisepsia.
- La región a puncionar debe haber recibido una limpieza mecánica previa y haber sido rasurada en caso necesario.
- La posición del paciente debe quedar de forma tal que permita visualizar bien la articulación a tratar.
- Garantizar la disposición de un carro de paro, así como de un equipo de oxigenoterapia.

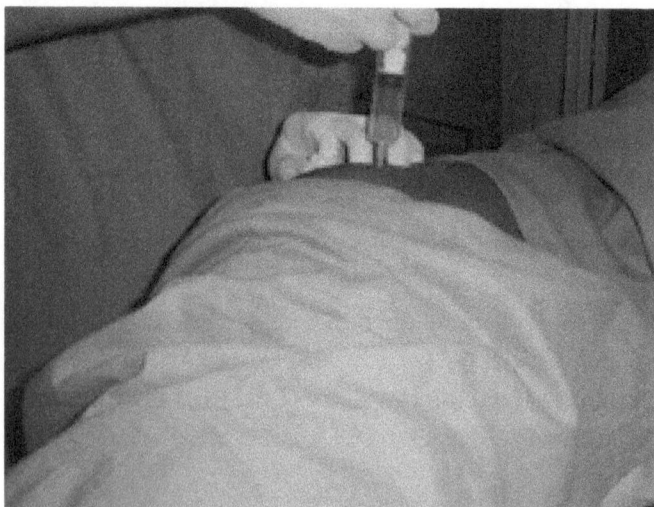

Fig. 6.19. Infiltración en un caso de bursitis trocantérea

6.24. Ozonoterapia en la bursitis anserina

En nuestra consulta resulta frecuente la infiltración la mezcla O_2/O_3 en pacientes aquejados de dolor en la zona de la inserción de los tendones de los músculos sartorio, el recto interno del muslo (gracilis), y el semitendinoso, su localización la encontramos en la porción medial del extremo proximal de la tibia, y se conoce con el nombre de bursitis anserina y común mente como pata de ganso (pes anserinus), en muy raras ocasiones se pueden apreciar la existencia de colección de líquido en la bolsa articular.

Este procedimiento no es complejo de realizar y por ende lo consideramos muy seguro y fácil de realizar pues no se corre el riego de encontrarse con grandes arterias y nervios en el recorrido de la aguja.

Indicaciones más frecuentes
- Bursitis anserina

Objetivos
- Garantizar una acción local, rápida y segura del ozono durante el tratamiento.
- Aprovechar el intercambio de esta vía con otras para alcanzar una acción sistémica más eficaz.

Precauciones
La inyección debe ser aplicada lentamente, se administra entre 10 y 20 mL. Previamente se debe realizar una limpieza mecánica de la región seleccionada para el tratamiento.

Equipo, instrumental y materiales necesarios
- Generador de ozono
- Fuente de obtención de dioxígeno medicinal seco.
- Mesa de mayo, carro de cura o bandeja limpios y desinfectados.

- Dos pinzas estériles.
- Dos paños hendidos estériles.
- Antiséptico (iodopovidona o hisopo impregnado en ella). Alcohol al 76 %.
- Recipiente para disolución antiséptica (para usar en caso necesario).
- Cubeta estéril con tapa.
- Tijeras curvas o rectas.
- Torundas estériles (de algodón o gasa).
- Cinta adhesiva (esparadrapo).
- Jeringuillas estériles de cristal o plásticas (10 y 20 mL).
- Guantes estériles.
- Agujas estériles (números 25G, 26G, 27G, 30G x 1").
- Filtro de 0,2 μm .
- Recipiente para desechos.

Procedimiento de Enfermería

Invariantes funcionales al inicio del procedimiento

- Identificar al paciente con atención a la esfera psicológica.
- Verificar las indicaciones médicas.
- Lavarse bien las manos.
- Preparar el equipo, el instrumental y los materiales necesarios.
- Disponer el equipo y todo el material requerido al lado del paciente.

Variantes funcionales

- Colocar al paciente en posición decúbito supino en la camilla.
- Acomodar la rodilla afectada ligeramente flexionada para facilitar el procedimiento y para que el paciente adopte una posición cómoda.
- Ejecutar el procedimiento desde el sitio que mejor permita realizar el procedimiento, teniendo en cuenta la pierna a infiltrar si es la izquierda o la derecha.

- Identificar el punto de mayor sensibilidad situado en la porción anterior medial del extremo proximal de la tibia y se identifica, indicando el punto de entrada de la aguja.
- Pedir al paciente permanecer sin moverse una vez localizado el punto de inserción.
- Lavarse bien de las manos.
- Colocarse los guantes.
- Preparar previamente el material y el instrumental en el orden en que han de ser utilizados en la cubeta estéril con tapa.
- Aseptizar la región de inserción con la iodopovidona con un movimiento circular del centro a la periferia. Posteriormente, aplicar el alcohol al 76 % de igual forma y secar la piel.
- Colocar un paño hendido en la zona a infiltrar.
- Cargar del generador de ozono en la jeringuilla la dosis indicada de la mezcla gaseosa O_2/O_3 y acoplar un filtro de 0,2 µm al generador para atrapar posibles partículas y microorganismos indeseables y evitar su paso hacia la zona a infiltrar del paciente.
- Acoplar la aguja con el mismo protector.
- Colocar nuevamente la jeringuilla en la cubeta estéril con tapa.
- Tomar la jeringuilla con una mano y con la otra palpar la zona a infiltrar.
- Puncionar en el punto de inserción y hacer avanzar la aguja hasta el hueso que corresponde a la parte medial del extremo proximal de la tibia (Figura. 6.20).y retiramos la aguja 1-2mm.
- Aspirar (retirando el émbolo), si no fluye sangre a la jeringuilla presionar lentamente el émbolo para introducir la mezcla gaseosa O_2/O_3.Si al aspirar fluye sangre o líquido, abortar el procedimiento.

- Colocar una torunda estéril en el sitio de la punción, hacer una ligera presión con los dedos de la mano y retirar la aguja.
- Proteger el sitio de punción con cinta adhesiva (esparadrapo).
- Colocar todo el material desechable utilizado en el recipiente para desechos.

Invariantes funcionales al final del procedimiento

- Acomodar al paciente con atención a la esfera psicológica.
- Retirar el material no desechable y proceder a su limpieza y descontaminación.
- Lavarse bien las manos.
- Registrar en la H.C. el cumplimiento de las indicaciones médicas, así como cualquier evento adverso observado o referido por el paciente.

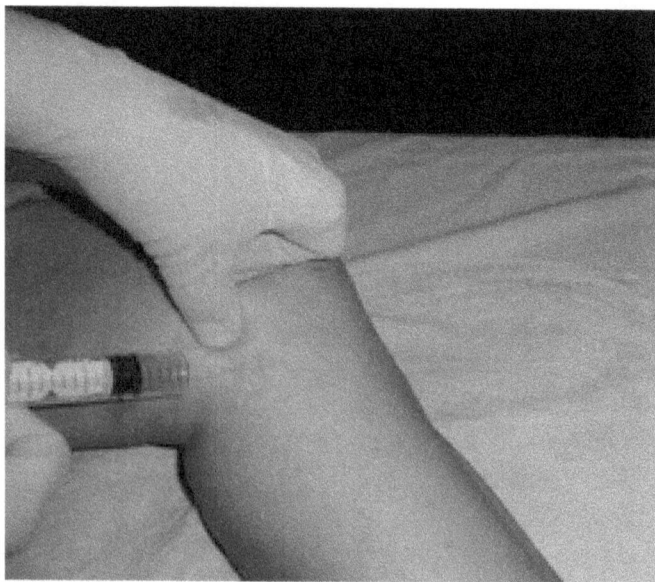

Fig. 6.20. Infiltración de la rodilla izquierda en un caso de bursitis anserina o pata de ganso

Atención de Enfermería

- Verificar el flujo del gas de entrada (dioxígeno medicinal) al generador y el voltaje aplicado para garantizar que administre la concentración adecuada.
- Utilizar un filtro de 0,2 μm.
- Verificar que el paciente no sea alérgico a la iodopovidona.
- Extremar las medidas de asepsia y antisepsia.
- La región a puncionar debe haber recibido una limpieza mecánica previa y haber sido rasurada en caso necesario.
- La posición del paciente debe quedar de forma tal que permita visualizar bien la articulación a tratar.
- Garantizar la disposición de un carro de paro, así como de un equipo de oxigenoterapia.

6.25. INFILTRACIÓN DE LA RODILLA MEDIANTE ABORDAJE SUPRARROTULIANO LATERAL

En nuestra consulta resulta frecuente la infiltración de la rodilla con la mezcla O_2/O_3 en pacientes aquejados de dolor en la zona de la rodilla. El abordaje suprarrotuliano de la articulación de la rodilla es el más sencillo y de mayor aceptación por los pacientes.

Este procedimiento es seguro, pues en el recorrido de la aguja, esta no se encuentra con ningún nervio o arteria importante, además este procedimiento en sí mismo no es considerado intra-articular, aunque la aguja penetra en el espacio articular.

Indicaciones más frecuentes

- Dolor en la rodilla
- Esguince de la rodilla

285

- Artrosis de la rodilla
- Artritis o artropatías de la rodilla

Objetivos

- Garantizar una acción local, rápida y segura del ozono durante el tratamiento.
- Aprovechar el intercambio de esta vía con otras para alcanzar una acción sistémica más eficaz.

Precauciones

La inyección debe ser aplicada lentamente, se administra entre 10 y 20 mL. Previamente se debe realizar una limpieza mecánica de la región seleccionada para el tratamiento.

Equipo, instrumental y materiales necesarios

- Generador de ozono
- Fuente de obtención de dioxígeno medicinal seco.
- Mesa de mayo, carro de cura o bandeja limpios y desinfectados.
- Dos pinzas estériles.
- Dos paños hendidos estériles.
- Antiséptico (iodopovidona o hisopo impregnado en ella). Alcohol al 76 %.
- Recipiente para disolución antiséptica (para usar en caso necesario).
- Cubeta estéril con tapa.
- Tijeras curvas o rectas.
- Torundas estériles (de algodón o gasa).
- Cinta adhesiva (esparadrapo).
- Jeringuillas estériles de cristal o plásticas (10 y 20 mL).
- Guantes estériles.
- Agujas estériles (números 25G, 26G, 27G, 30G x 1½").
- Filtro de 0,2 μm .
- Recipiente para desechos.

Procedimiento de Enfermería

Invariantes funcionales al inicio del procedimiento

- Identificar al paciente con atención a la esfera psicológica.
- Verificar las indicaciones médicas.
- Lavarse bien las manos.
- Preparar el equipo, el instrumental y los materiales necesarios.
- Disponer el equipo y todo el material requerido al lado del paciente.

Variantes funcionales

- Colocar al paciente en posición decúbito supino en la camilla con ambas rodillas en extensión.
- Acomodar la rodilla afectada ligeramente flexionada apoyada sobre una almohada para que el paciente adopte una posición cómoda.
- Identificar la superficie superior de la rótula.
- Se traza una línea horizontal a una distancia de un dedo sobre el margen superior de la rótula.
- A continuación identificamos el borde posterior de la rótula y se dibuja una línea vertical.
- Se identifica el punto de intersección de ambas líneas trazadas.
- Este punto representa la entrada de la aguja.
- Pedir al paciente permanecer sin moverse una vez localizado el punto de inserción.
- Lavarse bien de las manos.
- Colocarse los guantes.
- Preparar previamente el material y el instrumental en el orden en que han de ser utilizados en la cubeta estéril con tapa.
- Aseptizar la región de inserción con la iodopovidona con un movimiento circular del centro a la periferia. Posteriormente, aplicar el alcohol al 76 % de igual forma y secar la piel.

- Colocar un paño hendido en la zona a infiltrar.
- Cargar del generador de ozono en la jeringuilla la dosis indicada de la mezcla gaseosa O_2/O_3 y acoplar un filtro de 0,2 μm al generador para atrapar posibles partículas y microorganismos indeseables y evitar su paso hacia la zona a infiltrar del paciente.
- Acoplar la aguja con el mismo protector.
- Colocar nuevamente la jeringuilla en la cubeta estéril con tapa.
- Tomar la jeringuilla con una mano y con la otra palpar la zona a infiltrar.
- Puncionar en el punto de inserción y hacer avanzar la aguja totalmente formando un ángulo recto con relación a las líneas trazadas sobre la piel. (Figura. 6.21).
- En el caso que la aguja haga contacto con la porción anterior del fémur, se corrige el trayecto de la aguja y se pasa por encima del fémur hasta penetrar en el espacio articular.
- Aspirar (retirando el émbolo), si no fluye sangre a la jeringuilla presionar lentamente el émbolo para introducir la mezcla gaseosa O_2/O_3.Si al aspirar fluye sangre o liquido, abortar el procedimiento.
- Colocar una torunda estéril en el sitio de la punción, hacer una ligera presión con los dedos de la mano y retirar la aguja.
- Proteger el sitio de punción con cinta adhesiva (esparadrapo).
- Colocar todo el material desechable utilizado en el recipiente para desechos.

Invariantes funcionales al final del procedimiento

- Acomodar al paciente con atención a la esfera psicológica.
- Retirar el material no desechable y proceder a su limpieza y descontaminación.

- Lavarse bien las manos.
- Registrar en la H.C. el cumplimiento de las indicaciones médicas, así como cualquier evento adverso observado o referido por el paciente.

Atención de Enfermería

- Verificar el flujo del gas de entrada (dioxígeno medicinal) al generador y el voltaje aplicado para garantizar que administre la concentración adecuada.
- Utilizar un filtro de 0,2 µm.
- Verificar que el paciente no sea alérgico a la iodopovidona.
- Extremar las medidas de asepsia y antisepsia.
- La región a puncionar debe haber recibido una limpieza mecánica previa y haber sido rasurada en caso necesario.
- La posición del paciente debe quedar de forma tal que permita visualizar bien la articulación a tratar.
- Garantizar la disposición de un carro de paro, así como de un equipo de oxigenoterapia.

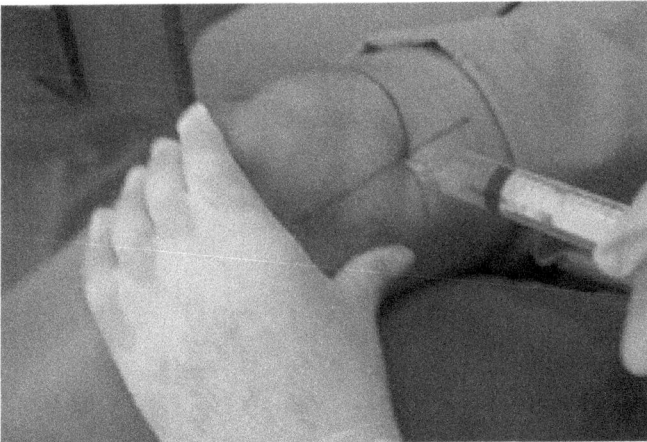

Fig. 6. 21. Identificación del punto de intersección, donde se cruzan ambas líneas trazadas.

6.26. Infiltración de la rodilla mediante abordaje infrarrotuliano

En nuestra consulta resulta frecuente la infiltración de la rodilla con la mezcla O_2/O_3 en pacientes aquejados de dolor en la zona de la rodilla. El abordaje *infrarrotuliano o infrapatelar* de la articulación de la rodilla es más complicado de realizar que el abordaje suprarrotuliano y por ende de menor aceptación por los pacientes. Ya que el paciente observa todo el procedimiento desde su posición de sentado, incrementando la posibilidad de una reacción vasovagal, esta técnica es considerada intra-articular.

Este procedimiento es seguro, pues en el recorrido de la aguja, esta no se encuentra con ningún nervio o arteria importante, además este procedimiento en sí mismo no es considerado intra-articular, aunque la aguja penetra en el espacio articular.

Indicaciones más frecuentes
- Dolor en la rodilla
- Esguince de la rodilla
- Artrosis de la rodilla
- Artritis o artropatías de la rodilla

Objetivos
- Garantizar una acción local, rápida y segura del ozono durante el tratamiento.
- Aprovechar el intercambio de esta vía con otras para alcanzar una acción sistémica más eficaz.

Precauciones

La inyección debe ser aplicada lentamente, se administra entre 10 y 20 mL. Previamente se debe realizar una limpieza mecánica de la región seleccionada para el tratamiento.

Equipo, instrumental y materiales necesarios

- Generador de ozono
- Fuente de obtención de dioxígeno medicinal seco.
- Mesa de mayo, carro de cura o bandeja limpios y desinfectados.
- Dos pinzas estériles.
- Dos paños hendidos estériles.
- Antiséptico (iodopovidona o hisopo impregnado en ella). Alcohol al 76 %.
- Recipiente para disolución antiséptica (para usar en caso necesario).
- Cubeta estéril con tapa.
- Tijeras curvas o rectas.
- Torundas estériles (de algodón o gasa).
- Cinta adhesiva (esparadrapo).
- Jeringuillas estériles de cristal o plásticas (10 y 20 mL).
- Guantes estériles.
- Agujas estériles (números 25G, 26G, 27G, 30G x 1½").
- Filtro de 0,2 µm .
- Recipiente para desechos.

Procedimiento de Enfermería

Invariantes funcionales al inicio del procedimiento

- Identificar al paciente con atención a la esfera psicológica.
- Verificar las indicaciones médicas.
- Lavarse bien las manos.
- Preparar el equipo, el instrumental y los materiales necesarios.
- Disponer el equipo y todo el material requerido al lado del paciente.

Variantes funcionales

Colocar al paciente en posición de sentado en la mesa de exploración o camilla y en ausencia de las mismas se puede utilizar una silla la rodilla queda formando un ángulo de 90°

- Se identifica el tendón rotuliano.
- Desplazarse de 1-2 cm en sentido lateral respecto al tendón rotuliano, en este punto se puede apreciar y palpar una depresión
- Este punto se marca y representa la entrada de la aguja.
- Pedir al paciente permanecer sin moverse una vez localizado el punto de inserción.
- Lavarse bien de las manos.
- Colocarse los guantes.
- Preparar previamente el material y el instrumental en el orden en que han de ser utilizados en la cubeta estéril con tapa.
- Aseptizar la región de inserción con la iodopovidona con un movimiento circular del centro a la periferia. Posteriormente, aplicar el alcohol al 76 % de igual forma y secar la piel.
- Colocar un paño hendido en la zona a infiltrar.
- Cargar del generador de ozono en la jeringuilla la dosis indicada de la mezcla gaseosa O_2/O_3 y acoplar un filtro de 0,2 µm al generador para atrapar posibles partículas y microorganismos indeseables y evitar su paso hacia la zona a infiltrar del paciente.
- Acoplar la aguja con el mismo protector.
- Colocar nuevamente la jeringuilla en la cubeta estéril con tapa.
- Tomar la jeringuilla con una mano y con la otra palpar la zona a infiltrar.
- Puncionar en el punto de inserción y hacer avanzar la aguja hasta alcanzar el espacio intra-articular. (Figura. 6. 22).
- Aspirar (retirando el émbolo), si no fluye sangre a la jeringuilla presionar lentamente el émbolo para introducir la mezcla gaseosa O_2/O_3.Si al aspirar fluye sangre o líquido, abortar el procedimiento.

- Colocar una torunda estéril en el sitio de la punción, hacer una ligera presión con los dedos de la mano y retirar la aguja.
- Proteger el sitio de punción con cinta adhesiva (esparadrapo).
- Colocar todo el material desechable utilizado en el recipiente para desechos.

Invariantes funcionales al final del procedimiento
- Acomodar al paciente con atención a la esfera psicológica.
- Retirar el material no desechable y proceder a su limpieza y descontaminación.
- Lavarse bien las manos.
- Registrar en la H.C. el cumplimiento de las indicaciones médicas, así como cualquier evento adverso observado o referido por el paciente.

Atención de Enfermería
- Verificar el flujo del gas de entrada (dioxígeno medicinal) al generador y el voltaje aplicado para garantizar que administre la concentración adecuada.
- Utilizar un filtro de 0,2 µm.
- Verificar que el paciente no sea alérgico a la iodopovidona.
- Extremar las medidas de asepsia y antisepsia.
- La región a puncionar debe haber recibido una limpieza mecánica previa y haber sido rasurada en caso necesario.
- La posición del paciente debe quedar de forma tal que permita visualizar bien la articulación a tratar.
- Garantizar la disposición de un carro de paro, así como de un equipo de oxigenoterapia.

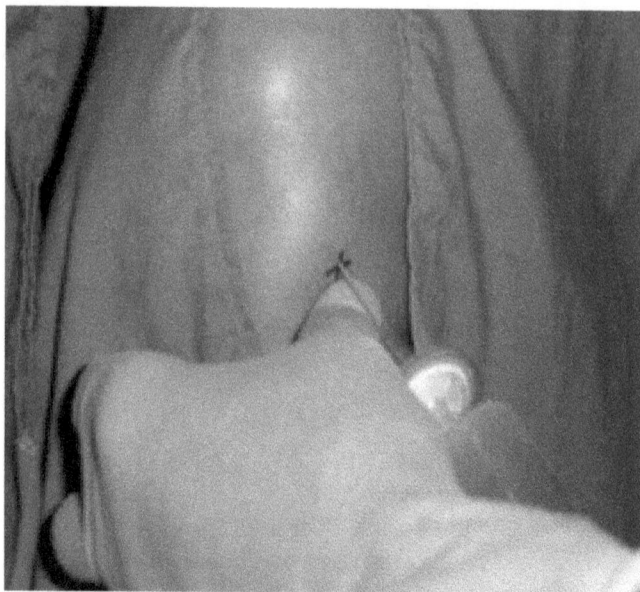

Fig. 6. 22. Identificación del punto de intersección, donde se cruzan ambas líneas trazadas.

6.27. Infiltración de la fascistis plantar

En nuestra consulta resulta frecuente la infiltración de la mezcla O_2/O_3 en pacientes aquejados de fascistis plantar, es un procedimiento que se realiza frecuentemente. La lesión se produce por movimientos repetitivos en el origen de la aponeurosis plantar, a nivel del tubérculo medial del hueso calcáneo, la causa más frecuente es producida por movimientos excesivos de pronación del pie, especialmente en las personas aquejadas de pie plano. El dolor característico de esta lesión empeora con la carga sobre esta zona, después de un periodo de reposo.

Indicaciones más frecuentes

- Fascistis plantar

Objetivos

- Garantizar una acción local, rápida y segura del ozono durante el tratamiento.
- Aprovechar el intercambio de esta vía con otras para alcanzar una acción sistémica más eficaz.

Precauciones

La inyección debe ser aplicada lentamente, se administra entre 10 y 20 mL. Previamente se debe realizar una limpieza mecánica de la región seleccionada para el tratamiento.

Equipo, instrumental y materiales necesarios

- Generador de ozono
- Fuente de obtención de dioxígeno medicinal seco.
- Mesa de mayo, carro de cura o bandeja limpios y desinfectados.
- Dos pinzas estériles.
- Dos paños hendidos estériles.
- Antiséptico (iodopovidona o hisopo impregnado en ella). Alcohol al 76 %.
- Recipiente para disolución antiséptica (para usar en caso necesario).
- Cubeta estéril con tapa.
- Tijeras curvas o rectas.
- Torundas estériles (de algodón o gasa).
- Cinta adhesiva (esparadrapo).
- Jeringuillas estériles de cristal o plásticas (10 y 20 mL).
- Guantes estériles.
- Agujas estériles (números 25G, 26G, 27G, 30G x 1½").
- Filtro de 0,2 µm .
- Recipiente para desechos.

Procedimiento de Enfermería

Invariantes funcionales al inicio del procedimiento

- Identificar al paciente con atención a la esfera psicológica.
- Verificar las indicaciones médicas.
- Lavarse bien las manos.
- Preparar el equipo, el instrumental y los materiales necesarios.
- Disponer el equipo y todo el material requerido al lado del paciente.

Variantes funcionales

- Colocar al paciente en posición decúbito supino sobre la mesa de exploración o camilla, con la cadera en posición de rotación externa, la rodilla ligeramente flexionada y el tobillo en posición neutral.
- Se identifica el punto de máxima sensibilidad sobre la planta del pie en el extremo distal del calcáneo.
- Trazar una línea vertical que descienda desde el borde posterior de la tibia.
- Trazar una línea horizontal a un dedo de distancia por debajo de la superficie plantar.
- El punto de intersección de ambas líneas representa el punto de entrada de la aguja.
- Pedir al paciente permanecer sin moverse una vez localizado el punto de inserción.
- Lavarse bien de las manos.
- Colocarse los guantes.
- Preparar previamente el material y el instrumental en el orden en que han de ser utilizados en la cubeta estéril con tapa.
- Aseptizar la región de inserción con la iodopovidona con un movimiento circular del centro a la periferia. Posteriormente, aplicar el alcohol al 76 % de igual forma y secar la piel.

- Colocar un paño hendido en la zona a infiltrar.
- Cargar del generador de ozono en la jeringuilla la dosis indicada de la mezcla gaseosa O_2/O_3 y acoplar un filtro de 0,2 μm al generador para atrapar posibles partículas y microorganismos indeseables y evitar su paso hacia la zona a infiltrar del paciente.
- Acoplar la aguja con el mismo protector.
- Colocar nuevamente la jeringuilla en la cubeta estéril con tapa.
- Tomar la jeringuilla con una mano y con la otra palpar la zona a infiltrar.
- Puncionar en el punto de inserción y hacer avanzar la aguja completamente en sentido medial a lateral con un ángulo de 90° respecto a las líneas trazadas previamente. (Figura. 6. 23)
- Aspirar (retirando el émbolo), si no fluye sangre a la jeringuilla presionar lentamente el émbolo para introducir la mezcla gaseosa O_2/O_3. Si al aspirar fluye sangre o liquido, abortar el procedimiento.
- Colocar una torunda estéril en el sitio de la punción, hacer una ligera presión con los dedos de la mano y retirar la aguja.
- Proteger el sitio de punción con cinta adhesiva (esparadrapo).
- Colocar todo el material desechable utilizado en el recipiente para desechos.

Invariantes funcionales al final del procedimiento
- Acomodar al paciente con atención a la esfera psicológica.
- Retirar el material no desechable y proceder a su limpieza y descontaminación.
- Lavarse bien las manos.
- Registrar en la H.C. el cumplimiento de las indicaciones médicas, así como cualquier evento adverso observado o referido por el paciente.

Atención de Enfermería

- Verificar el flujo del gas de entrada (dioxígeno medicinal) al generador y el voltaje aplicado para garantizar que administre la concentración adecuada.
- Utilizar un filtro de 0,2 μm.
- Verificar que el paciente no sea alérgico a la iodopovidona.
- Extremar las medidas de asepsia y antisepsia.
- La región a puncionar debe haber recibido una limpieza mecánica previa y haber sido rasurada en caso necesario.
- La posición del paciente debe quedar de forma tal que permita visualizar bien la articulación a tratar.
- Garantizar la disposición de un carro de paro, así como de un equipo de oxigenoterapia.

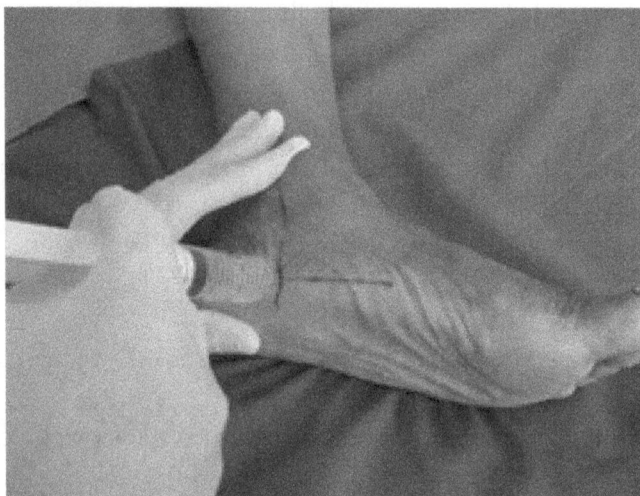

6.23. Infiltración de la fascistis plantar de un pie derecho.

6.28. Ozonoterapia por vía paravertebral

Este tratamiento consiste en introducir ozono en la musculatura situada a ambos lados de los procesos espinosos de las vértebras que conforman la columna vertebral. Para llevar a cabo el procedimiento es necesario contar con un personal auxiliar (enfermero A) capacitado y adiestrado. Se realiza cumpliendo y respetando estrictamente las medidas de asepsia y antisepsia. Previamente, se debe realizar una limpieza mecánica de la región seleccionada para el tratamiento.

Dada la particular importancia que presentan las lumbalgias o síndromes dolorosos de la espalda (muy especialmente, la sacrolumbalgia) provocados por la presencia de hernias discales) por la gran prevalencia con que se presentan en las poblaciones adulta y mayor (EE. UU., 14 %; Gran Bretaña, 17,8 %; España, 33 %; Taiwán, 19 %; Alemania, 44,9 %; países Nórdicos y Anglosajones 14 %) que no solo las limita físicamente, sino que las invalida penosa y muy dolorosamente y obliga al reposo más riguroso y absoluto con todas sus consecuencias y sus negativas repercusiones socioeconómicas, constituye la razón del énfasis con que se aborda su eficaz y prometedor manejo con el empleo de la ozonoterapia. Situación que se agrava en muchos casos debido a la presencia de más de una hernia.

Su utilización directa en los músculos que soportan la columna vertebral, ya dentro del propio disco dañado o por vía peridural, permite tratar cualquier disco herniado en cualesquiera de sus localizaciones, ya sea lumbar, dorsal o cervical.

Entre el 70 y el 85 % de la población adulta sufre de dolor de espalda alguna vez en su vida. Anualmente entre un 15 y un 20 % de la población sufre esta afección, la cual constituye la segunda causa de ausencias laborales después de las infecciones del tramo respiratorio superior y la tercera causa de invalidez después de las afecciones psiquiátricas y la artrosis. Conviene resaltar que afortunadamente las radiculopatías de origen discal evolucionan favorablemente en el 90 % de los casos con tratamientos de tipo convencional, si bien resultan relativamente temporales y suelen ser acompañados en muchas ocasiones de eventos adversos, reacciones colaterales o secundarias, etc., los cuales deben ser aplicados teniendo en cuenta además, las enfermedades de base que presenten los paciente.

El tratamiento con ozono por su parte, además de ser eficaz y satisfactorio resulta muy promisorio por acompañarse de múltiples beneficios para el paciente y estar exento de eventos adversos.

Indicaciones más frecuentes

- Lumbalgias.
- Hernia discal central (lumbares).
- Hernia discal cervical.
- Hernia discal dorsal.

Frecuencia

- De 15 a 21 sesiones dos por semana.

Objetivos

- Asegurar una vía de acción local rápida y segura del ozono durante el tratamiento.
- Aprovechar el intercambio de esta vía con otras para lograr una acción sistémica general más eficaz.

Precauciones

Introducir la aguja en un ángulo de 90° con respecto a la piel en la región de la musculatura de los plexos paravertebrales, a una distancia de 2 cm de la línea media de la columna vertebral.

Equipo, instrumental y materiales necesarios

- Generador de ozono.
- Fuente de obtención de dioxígeno medicinal seco.
- Carro de cura o bandeja limpios y desinfectados.
- Dos pinzas estériles.
- Dos paños hendidos estériles.
- Recipiente para disolución antiséptica en caso necesario.

- Torundas estériles (de algodón o gasa).
- Guantes estériles.
- Jeringuillas estériles de cristal o plástica (10, 20, 50 mL).
- Agujas estériles (números 26G, 27G, 30G x 1" a 1½").
- Antiséptico (iodopovidona o hisopo impregnado en ella).
- Alcohol al 76 %.
- Bandeja estéril con tapa.
- Filtro de 0,2 µm
- Recipiente para desechos.

Procedimiento de Enfermería
Invariantes funcionales al inicio del procedimiento
- Identificar al paciente con atención a la esfera psicológica.
- Verificar las indicaciones médicas.
- Lavarse bien las manos.
- Preparar el equipo, el instrumental y los materiales necesarios.
- Disponer el equipo y todo el material requerido al lado del paciente.

Variantes funcionales
- Colocar al paciente en posición adecuada (decúbito prono). En el caso de la hernia lumbar, para ayudar a lograr esta posición, se coloca una almohada debajo del abdomen del paciente, lo que permite lograr una mejor exposición de la región a inyectar. En el caso de la hernia cervical, se coloca una pequeña almohada debajo de la frente.
- Lavarse bien las manos.
- Colocarse los guantes.
- Preparar el material y el instrumental en el orden en que van a ser utilizados en la cubeta estéril con tapa.
- Aseptizar la región a infiltrar con la iodopovidona con un movimiento circular del centro a la periferia. Poste-

riormente, aplicar alcohol al 76 % de modo igual y secar la piel.

- Colocar un paño hendido en la zona a infiltrar.

- Identificar los puntos de referencia para las punciones (en el caso del tratamiento lumbosacro las crestas ilíacas pósterosuperiores, la línea horizontal que las enlaza debe relacionarse con la vértebra L4 o el espacio L4-L5; en el caso de las hernias cervicales, el espacio C6-C7). En el caso de tratarse de una hernia dorsal, menos frecuente, se tomará de referencia el espacio C7-D1 (Figura 6.25).

- Cargar del generador de ozono en la jeringuilla la dosis indicada de la mezcla gaseosa O_2/O_3 y acoplar un filtro de 0,2 µm a esta o al generador para atrapar posibles partículas y microorganismos indeseables y evitar su paso hacia la zona a infiltrar del paciente.

- Acoplar la aguja con el mismo protector.

- Colocar nuevamente la jeringuilla en la cubeta estéril con tapa.

- Tomar la jeringuilla con una mano y con la otra, palpar la zona a infiltrar.

- Puncionar en un ángulo de 90º con respecto a la piel en la región de la musculatura de los plexos paravertebrales, a una distancia de la línea media de la columna vertebral de 2 cm (Figura 6.24).

- Aspirar (retirando el émbolo). Si no fluye sangre a la jeringuilla, presionar lentamente el émbolo para introducir la mezcla gaseosa O_2/O_3. Si al aspirar fluye sangre, entonces se debe repetir el procedimiento.

- Colocar una torunda estéril en el sitio de la punción, hacer una ligera presión con los dedos de la mano y retirar la aguja.

- Proteger el sitio de la punción con cinta adhesiva (esparadrapo).

- Colocar el material desechable utilizado en el recipiente para desechos.

Invariantes funcionales al final del procedimiento

- Acomodar al paciente con atención a la esfera psicológica.
- Retirar el material no desechable y proceder a su limpieza, así como a su descontaminación.
- Lavarse bien las manos.
- Registrar en la H.C. el cumplimiento de las indicaciones médicas y cualquier posible evento adverso observado o referido por el paciente.

Atención de Enfermería

- Verificar el flujo del gas de entrada (dioxígeno medicinal) al generador y el voltaje aplicado para garantizar que administre la concentración adecuada.
- Utilizar un filtro de 0,2 μm.
- Verificar que el paciente no sea alérgico a la iodopovidona.
- Extremar las medidas de asepsia y antisepsia.
- La región a puncionar debe tener una limpieza mecánica previa y haber sido rasurada en caso necesario.
- Colocar al paciente en posición prono y bajo su abdomen o bajo su frente, según el caso, una almohada para lograr una mejor ubicación anatómica de la zona seleccionada.
- Aspirar antes de introducir la mezcla gaseosa O_2/O_3. Si fluye sangre, entonces se debe repetir el procedimiento.
- Inyectar lentamente, pues la inyección es dolorosa.
- Garantizar la disposición de un carro de paro, así como de un equipo de oxigenoterapia.

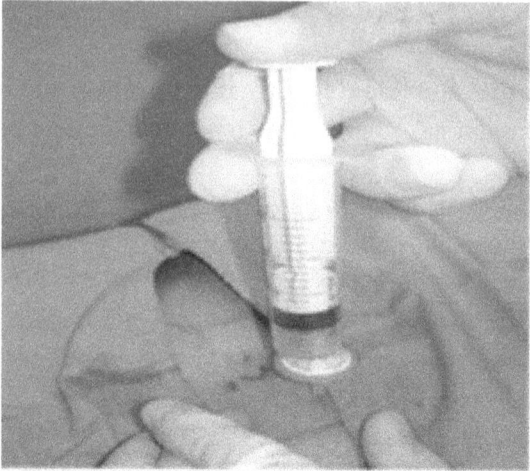

Fig. 6.24. Administración de la mezcla gaseosa O_2/O_3 en el sitio seleccionado.

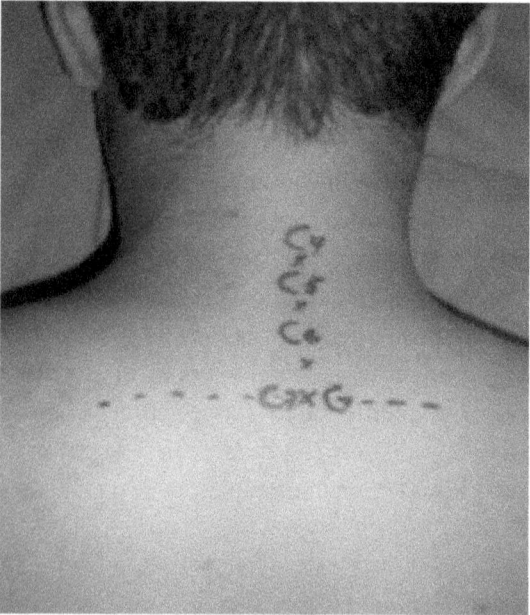

Fig. 6.25. Localización de los puntos de la cervical en los que se hará la infiltración.

6.29. Ozonoterapia por vía intradiscal

Es el procedimiento más complejo y delicado utilizado en el tratamiento de las hernias discales, causas generalmente principales de las lumbalgias agudas y críticas mediante ozonoterapia. Se realiza en el salón de operaciones. Consiste en introducir la mezcla gaseosa O_2/O_3 dentro del disco dañado, operación que a su vez, es auxiliada por un fluoroscopio. Es considerada la vía más efectiva para el tratamiento de esa afección, ya que actúa directamente sobre la hernia. Presenta como desventaja que tanto el personal médico como el técnico, así como el paciente son expuestos a las radiaciones. Para su ejecución es necesario contar con un personal altamente calificado: anestesiólogos, médicos radiólogos, intervencionistas, ortopédicos y neurocirujanos. Se realiza con el más estricto cumplimento y respeto de las medidas de asepsia y antisepsia y previamente se debe realizar una rigurosa limpieza mecánica de la región seleccionada para el tratamiento.

Está demostrado el efecto analgésico y antinflamatorio del ozono con la significativa disminución del edema del disco herniado, pero lo que sucede a nivel del disco, de la hernia durante los tratamientos y a distancia en el tiempo, por ahora dejan tan solo espacio a la hipótesis.

Partiendo de la anatomía y de la bioquímica del disco intervertebral, es decir, del ánulus periférico y del núcleo pulposo central, se puede observar que el ánulus está formado por fibras concéntricas fibrocartilaginosas y colágenas más numerosas en la parte anterior, lo que explica la posición posterior levemente descentrada del núcleo pulposo; este último es bien diferente con respecto al ánulus en el adulto joven y se presenta como una pequeña masa gelatinosa de aproximadamente 1 cm de diámetro.

Solo la parte más periférica del disco presenta vascularización, mientras que gran parte del disco es avascular y se nutre mediante difusión del hueso esponjoso de las vértebras adyacentes.

Desde un punto de vista bioquímico está formado por fibras colágenas en una matriz de proteoglicanos, glicoproteínas y agua. El contenido de agua es del 90 % en el núcleo y del 70 % en el ánulus. Este se encuentra dotado de fibras colágenas de tipo 1 y 2, mientras que el núcleo solo de fibras de tipo 2.

Con el envejecimiento, el límite entre el núcleo y el ánulus se interrumpe por invasión en el núcleo de fibras colágenas de tipo 1. De esta forma, disminuye la hidratación y aparecen también fisuraciones a nivel del ánulus.

El envejecimiento es netamente más rápido en el núcleo con respecto al ánulus y al ser más intenso provoca la clásica degeneración discal con la consiguiente pérdida de elasticidad y absorción estática y dinámica.

El tratamiento con la mezcla O_2/O_3 de la hernia discal trae como resultado diferentes efectos beneficiosos tales como:

- Estimulación de la producción de enzimas antioxidantes.
- Repolarización de la membrana celular que determina la restitución e integridad de la función celular de los tejidos que circundan la lesión.
- Neutralización de los productos tóxicos del núcleo pulposo del disco.
- Aceleración de la destrucción de proteoglicanos en el núcleo pulposo degenerado en el disco, lo que produce su reabsorción y deshidratación, reduciendo el material herniado responsable de la compresión del nervio y el éxtasis venoso periradicular.
- Creación de una revascularización periférica que aporta nueva vida al disco, oxigenándolo y nutriéndolo directamente por vía hemática y resolviendo la isquemia y el edema radicular.
- Aumento del efecto resortivo de la degeneración vacuolar grasa interna del disco.
- Neutralización de la reacción inmune creada desde el núcleo pulposo a la raíz del nervio.

- Desencadenamiento de un efecto analgésico, antiinflamatorio, antioxidante, germicida y descompresivo.

Por lo que es posible resumir que existe una doble acción del ozono sobre el disco herniado: por una parte, la deshidratación del material herniado que disminuye los efectos mecánicos compresivos sobre la raíz del nervio y por otra, la interrupción del proceso inflamatorio. Luego, lo anterior posibilita afirmar que la aplicación de la mezcla gaseosa O_2/O_3 en la hernia discal es un procedimiento con un elevado porcentaje de efectividad y a su vez, de una seguridad extrema para el paciente y el personal que ejecuta el procedimiento del tratamiento.

Indicaciones más frecuentes
- Lumbalgias críticas y agudas.
- Hernia discal central (lumbares).
- Hernia discal cervical.
- Hernia discal dorsal.

Frecuencia
- De 3 a 5 sesiones una por semana o cada 15 días.

Objetivos
- Asegurar una vía de acción local, rápida y segura del ozono durante el tratamiento.
- Aprovechar el intercambio de esta vía con otras para lograr una acción sistémica general más eficaz.
- Evitar que los pacientes operados de hernia discal y que vuelven a padecer de ella requieran ser intervenidos nuevamente.
- Disminuir las sesiones de tratamiento.

Precauciones
- El paciente debe estar desayunado.
- Verificar que el paciente no sea alérgico a la anestesia local que ha de ser aplicada.

- En caso de que el paciente esté operado, no realizar la punción en la zona de la intervención quirúrgica, sino por encima de la lesión.

Equipo, instrumental y materiales necesarios

- Generador de ozono.
- Fuente de obtención de dioxígeno medicinal seco.
- Fluoroscopio.
- Equipo de televisión.
- Peto plomado.
- Equipo de abordaje epidural e intradiscal estéril.
- Recipiente para disolución antiséptica en caso necesario.
- Mesa mayo, limpia y desinfectada.
- Funda mayo o campo de protección para extender la mesa mayo (estéril).
- Dos pinzas estériles.
- Dos paños hendidos estériles.
- Torundas estériles (de algodón o gasa).
- Guantes estériles.
- Jeringuillas estériles de cristal o plástica (5, 10, 20, 50 mL).
- Agujas estériles (números 20G, 23G, 26G x ½, 1, 1½,»).
- Agujas para punción lumbar con su correspondiente mandril [números 22G, 23G, 25G, 26G x 3½, 4⅝ u 8" (agujas de chiva)].
- Segueta metálica o pinza desinfectada para romper la cabeza del ámpula en caso necesario.
- Antiséptico (iodopovidona o hisopo impregnado en ella). Alcohol al 76 %.
- Filtro de 0,2 μm.
- Anestésico local (lidocaína 2 %).
- Recipiente para desechos.

Procedimiento

Invariantes funcionales al inicio del procedimiento médico

- Identificar al paciente con atención a la esfera psicológica.
- Verificar las indicaciones médicas.
- Lavarse bien las manos.
- Preparar el equipo, el instrumental y los materiales necesarios.
- Disponer el equipo y todo el material requerido al lado del paciente.

Variantes funcionales en el procedimiento médico

- Lavarse bien las manos (lavado de manos quirúrgico).
- Colocarse los guantes.
- Preparar el material e instrumental en el orden en que van a ser utilizados en la mesa mayo con su campo de protección estéril.
- Colocar al paciente en posición adecuada (decúbito prono). Para ayudar a lograr la posición, se coloca una almohada debajo del abdomen o debajo de la frente, según el caso, para lograr una mejor exposición de la región a inyectar.
- Aseptizar la región a infiltrar con la iodopovidona con un movimiento circular del centro a la periferia. Posteriormente, aplicar alcohol al 76 % de igual forma y secar la piel.
- Colocar un paño hendido en la zona a infiltrar.
- Preparar una jeringuilla de 5 mL y acoplarle la aguja (números 25G y 26G). A continuación, colocarla en la mesa mayo con su campo de protección estéril.
- Romper la cabeza del ámpula del anestésico previamente desinfectada utilizando una torunda.
- Cargar el anestésico en la jeringuilla con su aguja acoplada.
- Identificar los puntos de referencias de las hernias a tratar. El espacio donde se realizará la punción, se localizará bajo visión fluoroscópica.

- Infiltrar el anestésico local a nivel de la piel en el sitio que será puncionado o cerca de él.
- Preparar la (aguja de chiva) (números 22G, 23G, 25G o 26G) (el de más fino calibre disponible) y verificar que el mandril y su punta estén correctas.
- Puncionar la piel con la (aguja de chiva) (números 22G, 23G, 25G o 26G) (el de más fino calibre disponible) en la línea media translaminar, atravesando planos, piel, tejido celular subcutáneo, ligamento supraespinoso, ligamento intraespinoso y ligamento amarillo hasta penetrar en el disco intervertebral deseado (*vía clásica*).
- Puncionar la piel con la de 6 a 10 cm por fuera de la línea media del lado afectado en un ángulo de 45° en relación con el plano horizontal, atravesando planos, piel, tejido celular subcutáneo, tejido muscular hasta penetrar en el disco intervertebral deseado en una vista anteroposterior con visión de túnel (*vía no clásica*).
- Cargar en la jeringuilla la dosis médica indicada del generador de ozono y acoplar un filtro de 0,2 μm a esta o al generador para atrapar posibles partículas y microorganismos indeseables y evitar su paso hacia la zona a infiltrar del paciente.
- (Una vía) Acoplar la a la jeringuilla con la mezcla gaseosa O_2/O_3 (de 25 mg/L) y aplicar 5 mL en el interior del disco. A continuación, realizar una discografía. Si resulta positiva, entonces dar paso a la discólisis y proceder a descargar los 15 mL restantes de la mezcla gaseosa. (Este es uno de los protocolos utilizados).
- (Otra vía) Acoplar la a la jeringuilla cargada con la mezcla gaseosa O_2/O_3 (de 42 mg/L) y aplicar 3 mL en el interior del disco. Realizar una discografía. Si resulta positiva, entonces dar paso a la discólisis y completar hasta llegar a 10 mL de la mezcla gaseosa. (Este es otro protocolo utilizado).

- Colocar una torunda estéril en el sitio de la punción, hacer una ligera presión con los dedos índice y pulgar de la mano y retirarla.
- Proteger el sitio de la punción con cinta adhesiva (esparadrapo).
- Colocar el material desechable utilizado en el recipiente para desechos.

Nota:

El procedimiento puede ser realizado de una de las dos formas descritas (vía clásica o vía no clásica).

Invariantes funcionales al final del procedimiento de Enfermería

- Acomodar al paciente con atención a la esfera psicológica.
- Retirar el material no desechable y proceder a su limpieza y descontaminación.
- Lavarse bien las manos.
- Registrar en la H.C. el cumplimiento de las indicaciones médicas, así como cualquier evento adverso observado o referido por el paciente.

Atención de Enfermería

- Velar porque el paciente esté desayunado.
- Asegurar que el paciente acuda al salón con su H.C., así como con los resultados de análisis complementarios y estudios realizados.
- Canalizar una vena previamente a la ejecución del procedimiento (en dependencia y acorde con el servicio y las normas de la institución donde se vaya a llevar a cabo).
- Garantizar una buena iluminación.
- Asistir al médico en todo lo que sea necesario.
- Verificar el flujo del gas de entrada (dioxígeno medicinal) al generador y el voltaje aplicado para garantizar que administre la concentración adecuada.
- Utilizar un filtro de 0,2 μm

- Verificar que el paciente no sea alérgico a la iodopovidona ni a la lidocaína al 2 %
- Extremar las medidas de asepsia y antisepsia.
- La región a puncionar debe tener una limpieza mecánica previa y haber sido rasurada en caso necesario.
- Colocar al paciente en posición decúbito prono.
- Inyectar lentamente.
- Garantizar la disposición de un carro de paro, así como de un equipo de oxigenoterapia.

6.30. Ozonoterapia por vía peridural

Este procedimiento es el segundo en importancia comparado con la vía intradiscal y paravertebral en el tratamiento de la hernia discal con la utilización de la ozonoterapia. Se realiza igualmente en el salón de operaciones. Con él se pueden tratar simultáneamente varios discos afectados. El espacio peridural es un espacio ubicado dentro del canal medular, el cual separa la médula espinal del canal óseo que forman las vértebras. La mezcla gaseosa O_2/O_3 es inyectada en esta zona próxima al disco intervertebral y a las raíces nerviosas que emergen de la médula espinal, por lo que actúa directamente sobre el área afectada. La aplicación de este procedimiento es reservada exclusivamente para los anestesiólogos. Se realiza con estricto cumplimiento y respeto de las medidas de asepsia y antisepsia. Previamente, se debe realizar una limpieza mecánica de la región seleccionada para el tratamiento.

Indicaciones más frecuentes
- Lumbalgias crónicas y agudas
- Hernias discales centrales (lumbares).

Frecuencia
- De 3 a 5 sesiones una por semana.

Objetivos

- Asegurar una vía de acción local, rápida y segura del ozono durante el tratamiento.
- Disminuir las sesiones del tratamiento.
- Evitar que los pacientes operados de hernia discal y que vuelven a padecer de ella sean reintervenidos nuevamente.
- Aprovechar el intercambio de esta vía con otras para lograr una acción sistémica general del ozono más eficaz.
- Abordar directamente varios discos a la vez mediante el procedimiento.

Precauciones

- El paciente debe estar desayunado.
- Verificar si el paciente es alérgico a la anestesia local que habrá de ser aplicada.
- En caso de que el paciente esté operado, no realizar la punción en la zona de la intervención quirúrgica, sino por encima de la lesión.

Equipo, instrumental y materiales necesarios

- Generador de ozono.
- Fuente de obtención de dioxígeno medicinal seco.
- Equipo de abordaje epidural estéril.
- Mesa mayo, limpia y desinfectada.
- Funda mayo o campo de protección para extender la mesa mayo (estéril).
- Dos pinzas estériles.
- Dos paños hendidos estériles.
- Recipiente para disolución antiséptica en caso necesario.
- Torundas estériles (de algodón o gasa).
- Guantes estériles.
- Jeringuillas estériles de cristal o plástica (5,10, 20 o 50 mL).

- Segueta metálica o pinza desinfectada para romper la cabeza del ámpula en caso necesario.
- Agujas estériles (números 20G, 23G, 26G x ½, 1, 1½»).
- Agujas para punción lumbar con su correspondiente mandril [números 22G, 23G, 25G, 26G x 3½, 4⅝" (agujas de chiva)].
- Antiséptico (iodopovidona o hisopo impregnado en ella). Alcohol al 76 %.
- Filtro de 0,2 µm.
- Anestésicos locales (lidocaína al 2 %).
- Recipiente para desechos.

Procedimiento

Invariantes funcionales al inicio del procedimiento médico
- Identificar al paciente con atención a la esfera psicológica.
- Verificar las indicaciones médicas.
- Lavarse bien las manos.
- Preparar el equipo, el instrumental y los materiales necesarios.
- Disponer el equipo y todo el material requerido al lado del paciente.

Variantes funcionales en el procedimiento médico
- Lavarse bien las manos (lavado de manos quirúrgico).
- Colocarse los guantes.
- Preparar el material y el instrumental en el orden en que van a ser utilizados en la mesa mayo con su campo de protección estéril.
- Colocar al paciente en posición adecuada (decúbito prono). Con el fin de ayudar a lograr esta posición, se coloca una almohada debajo del abdomen lo que asegura una mejor exposición de la región a inyectar.
- Aseptizar la región a puncionar con la iodopovidona con un movimiento circular del centro a la periferia. Poste-

riormente, aplicar alcohol al 76 % de igual forma y secar la piel.

- Colocar un paño hendido en la zona a infiltrar.
- Identifican los puntos de referencia para las punciones (en el caso del tratamiento lumbosacro las crestas ilíacas postero-superiores, la línea horizontal que las enlaza debe relacionar-se con la vértebra L4 o el espacio L4-L5. (Figura 6.24). En el caso de tratarse de una hernia dorsal, menos frecuente, se tomará de referencia el espacio C7-D1 (Figura 6.25).
- Preparar una jeringuilla de 5 mL y acoplarle la aguja (números 25G y 26G). A continuación, colocarla en la mesa mayo con su campo estéril.
- Romper la cabeza del ámpula del anestésico previamente desinfectada.
- Cargar el anestésico en la jeringuilla.
- Infiltrar el anestésico local a nivel de la piel en el sitio que habrá de ser puncionado o cerca de él.
- Preparar la aguja espinal y verificar que el mandril y su punta estén correctas.
- Puncionar la piel con la aguja espinal (aguja de chiva) (números 22, 23, 25 o 26 (el de más fino calibre disponi-ble), en la línea media translaminar en dirección cefálica. El bisel se colocará de lado, de forma tal que separe las fibras longitudinales de las estructuras que atraviese, a través de planos, piel, tejido celular subcutáneo, ligamen-tos supraespinoso, intraespinoso y amarillo hasta llegar al sitio deseado.
- Cargar del generador de ozono en la jeringuilla la dosis indicada de la mezcla gaseosa O_2/O_3 y acoplar un filtro de 0,2 µm a esta o al generador para atrapar posibles partículas y microorganismos indeseables y evitar su pa-so hacia la zona a infiltrar del paciente.
- Acoplar la jeringuilla a la y descargar la mezcla gaseosa O_2/O_3.

- Colocar una torunda estéril en el sitio de la punción, hacer una ligera presión con los dedos índice y pulgar de la mano y retirarla.
- Proteger el sitio de la punción con cinta adhesiva (esparadrapo).
- Colocar el material desechable utilizado en el recipiente para desechos.

Invariantes funcionales al final del procedimiento de Enfermería

- Acomodar al paciente con atención a la esfera psicológica.
- Retirar el material no desechable y proceder a su limpieza y descontaminación.
- Lavarse bien las manos.
- Registrar en la H.C. el cumplimiento de las indicaciones médicas, así como cualquier evento adverso observado o referido por el paciente.

Atención de Enfermería

- Velar porque el paciente esté desayunado.
- Asegurar que el paciente acuda al salón con su H.C., así como con los resultados de análisis complementarios y estudios realizados.
- Canalizar una vena previamente a la ejecución del procedimiento (será en dependencia y acorde con el servicio y las normas de la institución donde se vaya a llevar a cabo).
- Garantizar una buena iluminación.
- Asistir al médico en todo lo que sea necesario.
- Verificar el flujo del gas de entrada (dioxígeno medicinal) al generador y el voltaje aplicado para garantizar que administre la concentración adecuada.
- Utilizar un filtro de 0,2 μm.
- Verificar que el paciente no sea alérgico a la iodopovidona ni a la lidocaína al 2 %.

- Extremar las medidas de asepsia y antisepsia.
- La región a puncionar debe tener una limpieza mecánica previa y haber sido rasurada en caso necesario.
- Colocar al paciente en posición prono.
- Aspirar antes de introducir el ozono. Si fluye sangre o líquido cefalorraquídeo no inyectar el ozono.
- Inyectar lentamente.
- Garantizar la disposición de un carro de paro, así como de un equipo de oxigenoterapia.

6.31. Ozonoterapia en el canal caudal

Consiste en la introducción de una aguja a través de la membrana sacrococcígea en el canal caudal, en el cual se introduce la mezcla O_2/O_3 en el espacio epidural del canal del saco dural. El hiato sacro es la entrada a este canal y el cual está protegido por la membrana sacrococcígea, el cual tiene forma de "V", este se continua por dos prominencias a cada lado los cuernos sacros, ellos se utilizan para identificar dicha abertura, el saco dural termina a nivel del segundo agujero sacro. El segundo agujero sacro se encuentra aproximadamente a 1 cm. en dirección caudal y 1 cm. de la línea media a partir de la cresta ilíaca superior y posterior. La medula espinal termina a nivel de L2, el saco dural termina a nivel de S2, hay que tener en cuenta que la aguja utilizada en el proceder no debe introducirse más allá del segundo agujero sacro.

Indicaciones más frecuentes

- Hernia discal central (lumbares).

Frecuencia

- De 3 a 5 sesiones una por semana.

Objetivos

- Asegurar una vía de acción local rápida y segura del ozono durante el tratamiento.
- Aprovechar el intercambio de esta vía con otras para lograr una acción sistémica general más eficaz.

Precauciones

Introducir la aguja a través de la membrana sacrococcígea en el canal caudal, en un ángulo de 45° con respecto a la piel, luego cambiar el ángulo a 20° con respecto a la piel hasta que la aguja quede introducida en su totalidad, en el cual se introduce la mezcla O_2/O_3 en el espacio epidural del canal del saco dural, (no mantener el Angulo de 45° o mayor a este pues la aguja llegaría a penetrar el intestino).

Equipo, instrumental y materiales necesarios

- Generador de ozono.
- Fuente de obtención de dioxígeno medicinal seco.
- Carro de cura o bandeja limpios y desinfectados.
- Dos pinzas estériles.
- Dos paños hendidos estériles.
- Recipiente para disolución antiséptica en caso necesario.
- Torundas estériles (de algodón o gasa).
- Guantes estériles.
- Jeringuillas estériles de cristal o plástica (10, 20, 50 mL).
- Agujas estériles (números 26G, 27G, 30G x 1½").
- Antiséptico (iodopovidona o hisopo impregnado en ella). Alcohol al 76 %.
- Bandeja estéril con tapa.
- Filtro de 0,2 μm
- Recipiente para desechos.

Procedimiento de Enfermería

Invariantes funcionales al inicio del procedimiento

- Identificar al paciente con atención a la esfera psicológica.

- Verificar las indicaciones médicas.
- Lavarse bien las manos.
- Preparar el equipo, el instrumental y los materiales necesarios.
- Disponer el equipo y todo el material requerido al lado del paciente.

Variantes funcionales

- Colocar al paciente en posición adecuada (decúbito prono). En el caso de la hernia lumbar, para ayudar a lograr esta posición, se coloca una almohada debajo del abdomen del paciente, lo que permite lograr una mejor exposición de la región a inyectar.
- Lavarse bien las manos.
- Colocarse los guantes.
- Preparar el material y el instrumental en el orden en que van a ser utilizados en la cubeta estéril con tapa.
- Aseptizar la región a infiltrar con la iodopovidona con un movimiento circular del centro a la periferia. Posteriormente, aplicar alcohol al 76 % de modo igual y secar la piel (Figura 6.26).
- Colocar un paño hendido en la zona a infiltrar.
- Identificar los puntos de referencia para la punción, en este caso, el hiato sacro es la entrada a este canal y el cual está protegido por la membrana sacrococcígea, el cual tiene forma de "V", este se continúa por dos prominencias a cada lado, los cuernos sacros, ellos se utilizan para identificar dicha abertura.
- Cargar del generador de ozono en la jeringuilla la dosis indicada de la mezcla gaseosa O_2/O_3 y acoplar un filtro de 0,2 μm a esta o al generador para atrapar posibles partículas y microorganismos indeseables y evitar su paso hacia la zona a infiltrar del paciente.
- Acoplar la aguja con el mismo protector.
- Colocar nuevamente la jeringuilla en la cubeta estéril con tapa.

- Tomar la jeringuilla con una mano y con la otra, palpar la zona a infiltrar.

- Introducir la aguja con el bisel hacia arriba a través de la membrana sacrococcígea en el canal caudal, en un ángulo de 45° con respecto a la superficie cutánea, la cual se encuentra aproximadamente a ¾ cm. luego cambiar el ángulo a 20°, hasta que la aguja quede introducida en su totalidad, sin sobrepasar el segundo agujero sacro, en el cual se introduce la mezcla O_2/O_3 en el espacio epidural del canal del saco dural,

- Aspirar (retirando el émbolo). Si no fluye sangre a la jeringuilla, presionar lentamente el émbolo para introducir la mezcla gaseosa O_2/O_3. Si al aspirar fluye sangre, entonces se debe repetir el procedimiento.

- Colocar una torunda estéril en el sitio de la punción, hacer una ligera presión con los dedos de la mano y retirar la aguja.

- Proteger el sitio de la punción con cinta adhesiva (esparadrapo).

- Colocar el material desechable utilizado en el recipiente para desechos.

Invariantes funcionales al final del procedimiento

- Acomodar al paciente con atención a la esfera psicológica.

- Retirar el material no desechable y proceder a su limpieza, así como a su descontaminación.

- Lavarse bien las manos.

- Registrar en la H.C. el cumplimiento de las indicaciones médicas y cualquier posible evento adverso observado o referido por el paciente.

Atención de Enfermería

- Verificar el flujo del gas de entrada (dioxígeno medicinal) al generador y el voltaje aplicado para garantizar que administre la concentración adecuada.

- Utilizar un filtro de 0,2 μm.
- Verificar que el paciente no sea alérgico a la iodopovidona.
- Extremar las medidas de asepsia y antisepsia.
- La región a puncionar debe tener una limpieza mecánica previa y haber sido rasurada en caso necesario.
- Colocar al paciente en posición prono y bajo su abdomen o bajo su frente, según el caso, una almohada para lograr una mejor ubicación anatómica de la zona seleccionada.
- Aspirar antes de introducir la mezcla gaseosa O_2/O_3. Si fluye sangre, entonces se debe repetir el procedimiento.
- Inyectar lentamente.
- Garantizar la disposición de un carro de paro, así como de un equipo de oxigenoterapia.

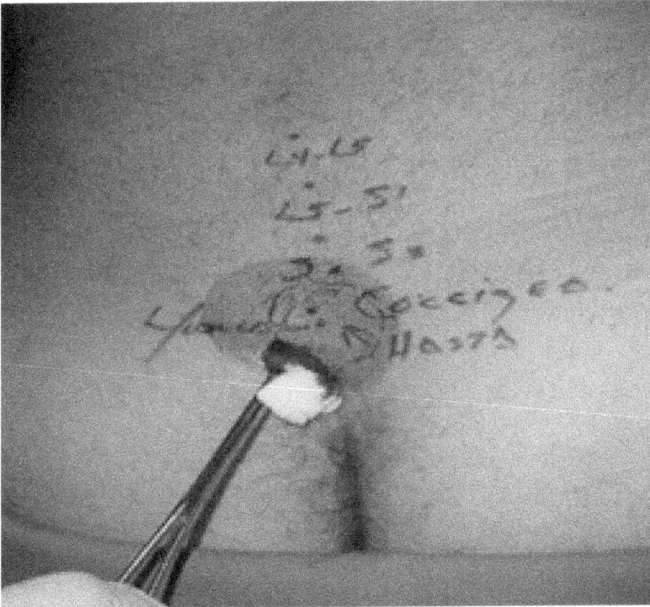

Fig. 6.26. Ozonoterapia en el canal caudal

6.32. Ozonoterapia por vía rectal

Este tratamiento consiste en aplicar la mezcla gaseosa O_2/O_3 con fines terapéuticos en la porción del recto sin pasar la ampolla rectal ni llegar al recto-sismoide con el fin de aprovechar la gran vascularización de la zona para lograr en el paciente una acción sistémica segura.

Aunque la AHM es considerada una aplicación importante y muy efectiva del ozono, sin embargo, la insuflación rectal hoy día resulta la más utilizada, hecho estrechamente vinculado a un conjunto de aspectos que hacen de ella un tratamiento con innumerables ventajas y que realmente, la convierten en la aplicación más importante, a saber:

- Es la más segura, pues está exenta de riesgos de eventos adversos cuando se ejecuta de forma correcta.
- El procedimiento respectivo es de muy fácil ejecución y resulta ideal para los pacientes de la tercera edad, así como para los niños, por lo que es de fácil elección para ellos.
- El instrumental, así como el material que se requiere para su realización es mínimo.
- Su aplicación no resulta traumática, ni dolorosa.
- Es muy racional (el costo por aplicación es mínimo).
- En Cuba, ha mostrado una eficacia muy elevada desde el punto de vista de su ejecución, de la satisfacción de los pacientes, de sus resultados y beneficios.

Indicaciones más frecuentes

- Trastornos circulatorios arteriales cerebrales, periféricos (grados I, II, III y IV).
- Vasculitis de pequeños, medianos y grandes vasos (grados I, II, III y IV).
- Artritis reumatoidea.

- Artrosis.
- Colitis.
- Proctitis.
- Fístulas.
- Infecciones respiratorias.
- Activación del sistema inmune.
- Herpes genital y labial recidivante.
- Herpes zoster.
- Giardiasis.
- Tratamiento de apoyo a la terapia contra el cáncer.
- Infecciones por virus, hongos y bacterias.
- Revitalización general.
- Enfermedades neurodegenerativas.
- Psoriasis.
- Polineuropatía diabética o no.
- Diabetes mellitus.
- Enfermedad pulmonar obstructiva crónica.
- Insuficiencia cardíaca.
- Asma bronquial.
- Hepatitis agudas y crónicas A, B y C.
- Retinopatías.
- Glaucoma.
- Degeneración macular.
- Catarata.
- Atrofia del nervio óptico.
- Otras.

Objetivos

- Asegurar una acción sistémica del ozono durante el tratamiento.
- Aprovechar el intercambio de esta vía con las demás con el fin de hacer más eficaz el tratamiento y mayores sus resultados.

Precauciones

- Orientar al paciente evacuar el intestino antes del tratamiento.
- Administrar lentamente el ozono para evitar la posible irritación del recto.
- Utilizar una concentración no mayor de 40 mg/L para evitar dañar las paredes del recto.
- Administrar rápidamente el ozono puede provocar necesidad de ir al baño.
- Forzar la entrada de la sonda puede dañar las paredes del recto.
- Colocar al paciente en la posición de Sims, ya que resulta la más adecuada (Figura 6.27).
- Introducir la sonda en dirección hacia el ombligo, facilita el procedimiento y evita dañar las paredes del recto (Figura 6.27).
- Orientar al paciente a respirar por la boca para favorecer la mayor relajación del esfínter anal externo.

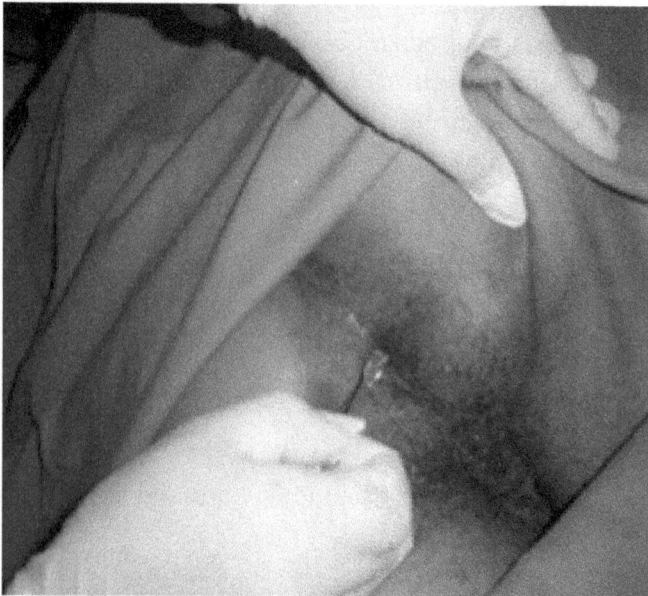

Fig. 6.27. Momento en que toca el esfínter anal para estimularlo e introducir la sonda convenientemente lubricada en dirección al ombligo.

Equipo, instrumental y materiales necesarios

- Generador de ozono.
- Fuente de obtención de dioxígeno medicinal seco.
- Carro de cura o bandeja limpios y desinfectados.
- Jeringuilla de cristal o plástica de 50 mL.
- Sonda nelaton o de aspiración plástica (números 8, 10, 12, 14, 16, 18 o 20).
- Guantes limpios o estériles.
- Dos pinzas montadas.
- Adaptador de sonda (en caso necesario).
- Lubricante hidrosoluble.
- Papel higiénico o servilletas.
- Sábana (para proporcionar privacidad al paciente).
- Recipiente para desechos.

Procedimiento de Enfermería

Invariantes funcionales al inicio del procedimiento

- Identificar al paciente con atención a la esfera psicológica.
- Verificar las indicaciones médicas.
- Lavarse bien las manos.
- Preparar el equipo, el instrumental y los materiales necesarios.
- Disponer el equipo y todo el material requerido al lado del paciente.

Variantes funcionales

- Ayudar al paciente a colocarse en la posición adecuada (Sims), si el paciente lo permite.
- Lavarse bien las manos.
- Colocarse los guantes.
- Extraer la sonda de su funda estéril y colocarle un adaptador en caso necesario.
- Colocar una pinza montada en el extremo más distante de la sonda.

- Lubricar la sonda.
- Separar suavemente los glúteos hasta que esté visible la región anal.
- Tomar la sonda entre los dedos índice y pulgar, con la punta tocar el esfínter anal externo para estimular su contracción y luego, su relajación (Figura 6.27).
- Introducir la sonda suavemente en el recto en dirección al ombligo (en adultos 12 a 15 cm, en niños de 5 a 7,5 cm y en lactantes de 2,5 a 4.5 cm), esto hace que la operación sea más fácil y no exista riesgo alguno de dañar las paredes del recto.
- Cargar la dosis indicada del generador de la mezcla gaseosa O2/O3 en la jeringuilla y acoplarla a la sonda.
- Retirar la pinza e introducir lentamente la mezcla gaseosa en el recto.
- Colocar la pinza montada en el extremo más distante, una vez concluido el proceso.
- Colocar papel higiénico en la sonda y extraerla lentamente.
- Colocar la sonda y el papel higiénico en el recipiente para desechos.

Invariantes funcionales al final del procedimiento
- Acomodar al paciente con atención a la esfera psicológica.
- Retirar el material no desechable y proceder a su limpieza y descontaminación.
- Lavarse bien las manos.
- Registrar en la H.C. el cumplimiento de las indicaciones médicas, así como cualquier evento adverso observado o referido por el paciente.

Atención de Enfermería
- Verificar el flujo del gas de entrada (dioxígeno medicinal) al generador y el voltaje aplicado para garantizar que administre la concentración adecuada.

- Orientar al paciente evacuar el intestino antes de recibir el tratamiento.
- Orientar al paciente a respirar por la boca para contribuir a una mayor relajación general y en particular, del esfínter anal externo.
- Garantizar la disposición de un carro de paro, así como de un equipo de oxigenoterapia.

6.33. Ozonoterapia con bolsa de nylon

El tratamiento se realiza mediante una bolsa de nylon que cubra toda la lesión. En la bolsa se introduce la extremidad que presenta la lesión y acto seguido, se sella herméticamente. A continuación, se introduce en ella un volumen de la mezcla O_2/O_3 a la concentración médica indicada de manera que la lesión quede inmersa en la mezcla gaseosa durante el tiempo que haya sido indicado. Se recomienda como tiempo máximo 40 min. Finalmente, se extrae todo la mezcla gaseosa y se hace pasar por el destructor de ozono.

La bolsa de nylon puede presentar una o dos prolongaciones provistas de un orificio (Figura 6.28). Si se utiliza la bolsa que presenta una sola prolongación, por ella, se introduce la mezcla gaseosa O_2/O_3 para el tratamiento y posteriormente, se extrae para la correspondiente destrucción del ozono. En caso de que se utilice la bolsa que posee dos prolongaciones, entonces, por una se introduce la mezcla gaseosa a la bolsa y después cuando se termina el procedimiento, por la otra mediante un tramo de tubo plástico se hace llegar al destructor de ozono.

Su utilización resulta muy importante principalmente, para el tratamiento de las lesiones que se presentan en los miembros superiores e inferiores y que muestran resistencia a otros tratamientos convencionales anteriormente aplicados. Su empleo asegura una respuesta más rápida al tratamiento y por consiguiente, un incremento en la calidad de vida en los pacientes.

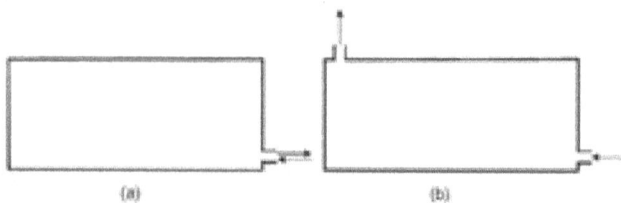

Fig. 6.28. Tipos de bolsas de nylon para la aplicación de la ozonoterapia.

a) Con una prolongación provista de un orificio para la entrada y extracción posterior de la mezcla gaseosa O_2/O_3 hacia el destructor de ozono. b) Con dos prolongaciones provistas de orificio. Una para la entrada de la mezcla gaseosa O_2/O_3 y otra, para su extracción hacía el destructor de ozono.

Indicaciones más frecuentes

- Ulceraciones en miembros superiores e inferiores (pie diabético).
- Heridas sépticas y lesiones que no responden a otros tratamientos.
- Dermatomicosis.
- Eccema húmedo.
- Otras lesiones de piel.

Objetivo

Aprovechar las propiedades, bactericidas, fungicidas, virucidas, cicatrizantes, antinflamatorias, regeneradoras de tejido de granulación y analgésicas del ozono en el tratamiento de algunos tipos de lesiones.

Precauciones

- Sellar bien la zona de la bolsa que hace contacto con la piel del paciente, así como los bordes de los tramos de tubo plástico que comunican con el generador y el destructor de ozono a fin de garantizar su total hermeticidad.

- En dependencia del estado en que se encuentre la lesión a tratar, en las primeras sesiones del tratamiento, se utilizarán concentraciones elevadas de la mezcla gaseosa O_2/O_3 ($\leq$ 60 mg/L), las que se reducirán gradualmente en el transcurso de aquel.
- Realizar una cura de limpieza antes de colocar la bolsa.
- Humedecer toda la piel que habrá de estar expuesta al ozono dentro de la bolsa, para evitar que este la pueda resecar.
- Curar la lesión al terminar la sesión del tratamiento y haber destruido el ozono remanente.

Equipo, instrumental y materiales necesarios
- Generador de ozono provisto con destructor de este gas.
- Fuente de obtención de dioxígeno medicinal seco.
- Válvula de paso continuo.
- Carro de cura o bandeja limpios y desinfectados.
- Bolsa de nylon.
- Tramos de tubo plástico para las conexiones de la bolsa con el generador de ozono y el destructor de ozono.
- Agua ozonizada.
- Aceite ozonizado.
- Cinta adhesiva (esparadrapo).
- Tijeras rectas o curvas.
- Pinza.
- Torundas estériles (de algodón o gasa).*
- Vendas de gasa.*
- Apósitos medianos y grandes.*
- Agujas (números 25G, 26G, 27G, 30G x ½")*
- Jeringuilla plástica (5 o 10 mL).*
- Vendaje elástico
- Guantes estériles.

- Recipiente para desechos.

*En el material, se incluyen agujas, jeringuillas, torundas, etc., pues en ocasiones, hay que infiltrar pequeñas dosis de la mezcla gaseosa O_2/O_3 en las zonas más afectadas con el objetivo de contribuir a una más pronta y eficaz recuperación.

Procedimiento de Enfermería

Invariantes funcionales al inicio del procedimiento

- Identificar al paciente con atención a la esfera psicológica.
- Verificar las indicaciones médicas.
- Lavarse bien las manos.
- Preparar el equipo, el instrumental y los materiales necesarios.
- Disponer el equipo y todo el material requerido al lado del paciente.

Variantes funcionales

- Lavarse bien las manos.
- Colocarse los guantes.
- Conectar válvula de paso continuo al generador de ozono.
- Realizar cura de limpieza o de arrastre de la lesión.
- Humedecer la zona que va a cubrir la bolsa, pues el ozono reseca mucho la piel.
- Cubrir la lesión con la bolsa de nylon unos centímetros por encima de ella, para sellar la zona sin riesgo de dañar la lesión (Figura 6.29).
- Fijar apropiadamente la bolsa a la piel del paciente y asegurar su estricta hermeticidad con cinta adhesiva o vendaje elástico.

En caso de utilizar la bolsa con una sola prolongación de entrada y salida

- Conectar la prolongación de la bolsa de nylon al tramo de tubo plástico que se comunica con la válvula de paso continuo.

- Prefijar la concentración de la mezcla O_2/O_3.
- Llenar la bolsa con la mezcla gaseosa.
- Colocar una pinza montada en la prolongación de la bolsa.
- Retirar el tramo de tubo plástico que se comunica con la válvula de paso continuo.
- Esperar no más de 40 min.
- Conectar la prolongación al tramo de tubo plástico que va al destructor de ozono y hacerlo funcionar.
- Asegurar el mayor vaciamiento de la mezcla gaseosa remanente en la bolsa hacia el destructor de ozono y después apagar el equipo (Figura 6.29).
- Desconectar la prolongación del tramo de tubo plástico que va haca el destructor de ozono.
- Retirar la bolsa de la extremidad del paciente.
- Realizar la cura de la lesión recién tratada con aceite ozonizado.
- Colocar el material desechable utilizado en el recipiente para desechos.

<u>En caso de utilizar la bolsa con dos prolongaciones</u>
- Conectar una prolongación de la bolsa de nylon al tramo de tubo plástico que se comunica con la válvula de paso continuo y la otra, al tramo de tubo plástico que se comunica con el destructor de ozono.
- Prefijar la concentración de la mezcla O_2/O_3.
- Llenar la bolsa con la mezcla gaseosa.
- Esperar no más de 40 min.
- Poner en funcionamiento el destructor de ozono.
- Asegurar el mayor vaciamiento de la mezcla gaseosa remanente en la bolsa hacia el destructor de ozono.
- Desconectar la bolsa (del generador y el destructor).
- Retirar la bolsa de la extremidad del paciente.
- Realizar la cura de la lesión recién tratada con aceite ozonizado.

- Colocar el material desechable utilizado en el recipiente para desechos.

Invariantes funcionales al final del procedimiento

- Acomodar al paciente con atención a la esfera psicológica.
- Retirar el material no desechable y proceder a su limpieza y descontaminación.
- Lavarse bien las manos.
- Registrar en la H.C. el cumplimiento de las indicaciones médicas, así como cualquier evento adverso observado o referido por el paciente.

Nota:

Cuando se tratan grandes y profundas lesiones en los miembros superiores e inferiores y que además, puedan resultar muy "rebeldes" o "recalcitrantes" al tratamiento convencional, la experiencia demuestra que la aplicación de ozonoterapia por vía subcutánea de modo paralelo y combinado con la aplicación del ozono en bolsa, garantiza no solo una recuperación mayor de aquellas, sino en más corto plazo.

Atención de Enfermería

- Verificar el flujo del gas de entrada (dioxígeno medicinal) al generador y el voltaje aplicado para garantizar que administre la concentración adecuada.
- Evitar los posibles escapes de ozono.
- Fijar bien la zona de la bolsa, así como hermetizar todas las conexiones a los tramos de tubo plástico, válvula de paso continuo y al destructor de ozono.
- Comenzar el tratamiento con el empleo de concentraciones elevadas de la mezcla gaseosa O_2/O_3 (≤ 60 mg/L), las que se irán reduciendo gradualmente en el transcurso del tratamiento.
- Realizar una cura de limpieza antes de colocar la bolsa.
- Humedecer toda la zona que habrá de ser expuesta al ozono, pues el gas reseca la piel.

- Destruir todo el ozono remanente. Descubrir la lesión y curarla.
- Garantizar la disposición de un carro de paro, así como de un equipo de oxigenoterapia.

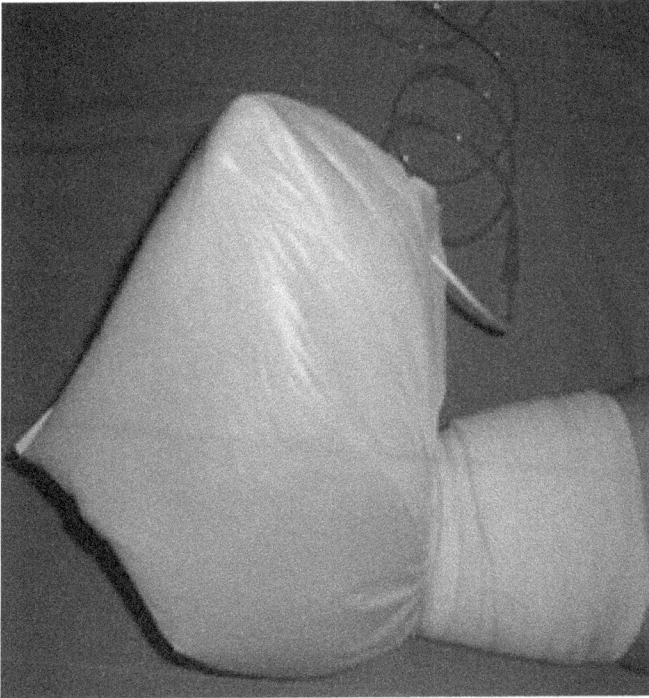

Fig. 6.29. Ozonoterapia con bolsa de nylon de un pie con lesiones dermatosas,

Se muestra el pie con la lesión inmerso en la mezcla gaseosa O_2/O_3 dentro de la bolsa

6.34. Ozonoterapia bajo campana de presión

Este procedimiento consiste en hacer pasar un flujo constante de la mezcla gaseosa O_2/O_3 a través de una campana de presión de cristal o plástica, la cual presenta dos orificios, los cuales se comunican uno, con el tramo de tubo plástico que se acopla al generador y el otro, con el tramo de tubo que se acopla con el destructor de ozono (Figura 6.30). Este procedimiento resulta de mucha utilidad, ya que con él pueden ser tratadas lesiones tales como úlceras, heridas, etc. que por su pequeñez resulta más racional hacerlo con la campana de presión que con bolsa de nylon y además, cuya localización no posibilite realizar su tratamiento con esta, como es el caso de aquellas localizadas en oídos, espalda, cara, región abdominal, tórax, ojos y otros. Cada sesión de tratamiento puede tomar de 5 a 20 min.

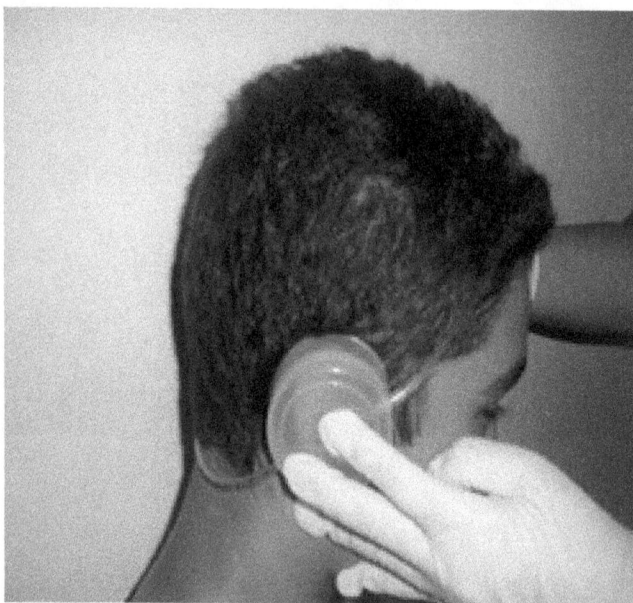

Fig. 6.30. Aplicación de la ozonoterapia bajo campana de presión En un oído.

Indicaciones más frecuentes

- Infecciones de los oídos producidas por hongos y bacterias.
- Lesiones dermatológicas.

- Heridas sépticas y lesiones que no responden a otros tratamientos.
- Otras.

Objetivos

Aprovechar las propiedades bactericidas, fungicidas, virucidas del ozono en el tratamiento de algunos tipos de lesiones, heridas, etc. pequeñas o ubicadas en zonas de difícil acceso.

Precauciones

- Garantizar que todas las conexiones a la campana de presión, la válvula de paso continuo y al destructor de ozono tengan total hermeticidad.
- La campana de presión debe estar bien adherida a la piel del paciente para evitar cualquier posible escape de ozono (Figura 6.30).
- Antes de colocar la campana de presión sobre la lesión, esta se debe limpiar apropiadamente.
- Antes de adherir la campana de presión a la piel, la zona en que se ubica la lesión debe ser convenientemente humedecida, pues el ozono reseca mucho la piel.

Equipo, instrumental y materiales necesarios

- Generador de ozono provisto de destructor de este gas.
- Fuente de obtención de dioxígeno medicinal seco.
- Válvula de paso continuo.
- Carro de cura o bandeja limpios y desinfectados.
- Torundas estériles (de algodón o gasa).*
- Venda de gasa.*
- Apósitos grandes y medianos según convenga.*
- Campana de presión.
- Tramos de tubo plástico para las conexiones entre la campana de presión, el generador de ozono y el destructor de este gas.

- Agua ozonizada.
- Aceite ozonizado.
- Cinta adhesiva (esparadrapo).
- Tijeras rectas o curvas.
- Agujas (números 25G, 26G, 27G, 30G x ½ y 1».)*
- Jeringuilla plástica (5 o 10 mL).*
- Guantes estériles o limpios.
- Recipiente para desechos.

*Se incluyen agujas, jeringuillas y material de cura, pues en ocasiones, hay que infiltrar pequeñas dosis de ozono en las zonas más afectadas con vistas a contribuir a garantizar una mayor y pronta recuperación.

Procedimiento de Enfermería

Invariantes funcionales al inicio del procedimiento

- Identificar al paciente con atención a la esfera psicológica.
- Verificar las indicaciones médicas.
- Lavarse bien las manos.
- Preparar el equipo, el instrumental y los materiales necesarios.
- Disponer el equipo y todo el material requerido al lado del paciente.

Variantes funcionales

- Lavarse bien las manos.
- Colocarse los guantes.
- Conectar válvula de paso continuo al generador de ozono.
- Practicar una cura de limpieza o de arrastre de la lesión.
- Cubrir la lesión con la campana de presión, adherirla a la piel del paciente por presión o con cinta adhesiva si el lugar de la lesión lo permite (Figura 6.30).
- Conectar uno de los tramos de tubo plástico que sale de la campana de presión al tramo más distante de la válvula de paso continuo.

- Conectar el tramo de tubo plástico remanente al destructor de ozono.
- Prefijar la concentración de la mezcla gaseosa O_2/O_3 y proceder a dar el flujo continuo del ozono bajo la campana de presión.
- Esperar de 10 a 15 min para desconectar los tramos de tubo plástico que van a la campana de presión y retirarla.
- Curar la lesión.
- Colocar el material desechable utilizado en el recipiente para desechos.

Invariantes funcionales al final del procedimiento

- Acomodar al paciente con atención a la esfera psicológica.
- Retirar el material no desechable y proceder a su limpieza y descontaminación.
- Lavarse bien las manos.
- Registrar en la H.C. el cumplimiento de las indicaciones médicas, así como cualquier evento adverso observado o referido por el paciente.

Atención de Enfermería

- Verificar el flujo del gas de entrada (dioxígeno medicinal) al generador y el voltaje aplicado para garantizar que administre la concentración adecuada.
- Evitar los posibles escapes de ozono.
- Adherir bien la campana de presión a la piel del paciente, así como los bordes del tramo de tubo plástico que comunica su interior con el exterior.
- Comenzar el tratamiento con el empleo de concentraciones elevadas de la mezcla gaseosa O_2/O_3 ($\leq$ 60 mg/L), las que se irán reduciendo gradualmente en el transcurso del tratamiento.
- Realizar una cura de limpieza antes de colocar la campana de presión.
- Humedecer toda la zona que será cubierta, antes de colocar la campana de presión, pues el ozono reseca la piel.

- Destruir el ozono remanente, descubrir la lesión y curarla.
- Garantizar la disposición de un carro de paro, así como de un equipo de oxigenoterapia.

6.35. Ozonoterapia por vía intratonsilar

Es la que se utiliza para infiltrar pequeñas dosis de la mezcla gaseosa O_2/O_3 en diferentes puntos de las amígdalas. Su aplicación debe ser realizada por un especialista o personal altamente entrenado y calificado. Resulta un tratamiento muy provechoso principalmente, en el caso de las infecciones de las amígdalas que no responden a los tratamientos convencionales o que resultan "rebeldes" para su curación. Su aplicación resulta muy eficaz y en el caso del sistema de salud cubano, ha posibilitado prescindir de muchas intervenciones quirúrgicas.

Indicación más frecuente

Infecciones de las amígdalas.

Objetivos

- Garantizar una eficaz acción terapéutica directa sobre los procesos infecciosos que afectan a las amígdalas.
- Facilitar el intercambio de esta vía con otras para lograr una acción sistémica general más eficaz.

Precaución

Garantizar que la concentración aplicada de la mezcla gaseosa O_2/O_3 sea baja (entre 11 y 12 mg/L) y el volumen utilizado pequeño (5 a 6 mL).

Equipo, instrumental y materiales necesarios

- Generador de ozono.
- Fuente de obtención de dioxígeno medicinal seco.
- Carro de cura o bandeja limpios y desinfectados.

- Cubeta estéril con tapa.
- Agua ozonizada.
- Guantes estériles.
- Jeringuilla de control de 5 y 10 mL.
- Filtro de 0,2 µm.
- Depresor de lengua.
- Fuente de luz (lámpara de cuello).
- Agujas para infiltrar amígdalas.
- Espejo frontal (puede tener fuente de luz propia).
- Torundas de gasa.
- Recipiente para desechos.
- Equipo accesorio:
  - Silla para el paciente.
  - Mesa auxiliar para el trabajo.

Procedimiento de Enfermería

Invariantes funcionales al inicio del procedimiento

- Identificar al paciente con atención a la esfera psicológica.
- Verificar las indicaciones médicas.
- Lavarse bien las manos.
- Preparar el equipo, el instrumental y los materiales necesarios.
- Disponer el equipo y todo el material requerido al lado del paciente.

Variantes funcionales

- Colocar al paciente en posición adecuada (sentado).
- Lavarse bien las manos.
- Colocarse los guantes.
- Preparar y colocar previamente el material y el instrumental en el orden en que han de ser utilizados en la cubeta estéril con tapa.
- Cargar del generador de ozono la dosis indicada de la mezcla gaseosa O_2/O_3, acoplar el filtro de 0,2 µm a la

jeringuilla de control para atrapar posibles partículas y microorganismos indeseables y evitar su paso hacia la zona a infiltrar del paciente.

- Acoplar la aguja con el mismo protector.
- Colocar nuevamente la jeringuilla en la cubeta estéril con tapa.
- Tomar la jeringuilla de control con la mano dominante y con la otra, sujetar el depresor. Deprimir la lengua para lograr una mejor visualización de las amígdalas (Figura 6.31).
- Inyectar lentamente la mezcla gaseosa O_2/O_3 en diferentes puntos de las amígdalas.
- Retirar la aguja.
- Colocar el material desechable utilizado en el recipiente para desechos.

Invariantes funcionales al final del procedimiento

- Acomodar al paciente con atención a la esfera psicológica.
- Retirar el material desechable y proceder a su limpieza y descontaminación.
- Lavarse bien las manos.
- Registrar en la H.C. el cumplimiento de las indicaciones médicas, así como cualquier evento adverso observado o referido por el paciente.

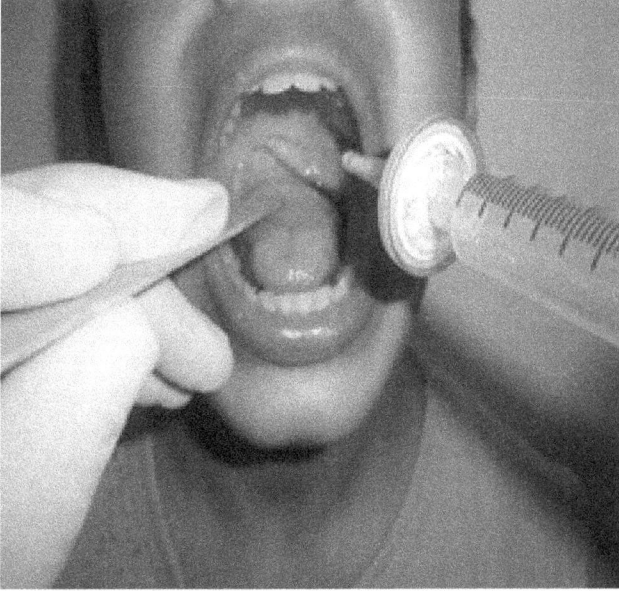

Fig. 6.31. Aplicación de la ozonoterapia intratonsilar.
Observar la maniobra que se debe ejecutar con el
depresor de lengua. Maniobra con el depresor de lengua y
aplicación intratonsilar de la mezcla gaseosa.

Nota:

- Previamente a la aplicación de la mezcla O_2/O_3 por vía intratonsilar, el paciente debe realizar un enjuague bucal con agua ozonizada.

Atención de Enfermería

- Verificar el flujo del gas de entrada (dioxígeno medicinal) al generador y el voltaje aplicado para garantizar que administre la concentración adecuada.
- Utilizar un filtro de 0,2 µm
- Aspirar antes de introducir la mezcla gaseosa. Si fluye sangre, entonces se debe repetir el procedimiento.
- Inyectar lentamente, pues la inyección resulta dolorosa.
- Garantizar la disposición de un carro de paro, así como de un equipo de oxigenoterapia.

6.36. Ozonoterapia por vía inhalatoria

Esta aplicación consiste en hacer inhalar al paciente los metabolitos del ozono generados durante su acción sobre el aceite de girasol virgen, lo que se logra haciendo llegar un flujo continuo de la mezcla gaseosa O_2/O_3 al seno de aquel en un recipiente apropiado para ese fin y durante un tiempo predeterminado que puede variar entre 5 y 20 min.

El procedimiento debe ser realizado por un personal entrenado y muy calificado con dominio de las dosificaciones y de la operación del equipo generador de ozono con el cual trabaje.

La aplicación del procedimiento requiere la utilización de modo imprescindible de una cánula o tenedor plástico para oxigenación nasal.

Indicación más frecuente

Afecciones de las vías respiratorias altas (sinusitis, rinitis, congestiones nasales crónicas).

Objetivo

Lograr una acción local y segura sobre la afección a través de la vía inhalatoria

Precauciones

- Garantizar estrictamente en todo momento que no exista posibilidad alguna de inhalación directa de ozono por el paciente debida a posible accidente.
- No dejar solo al paciente bajo ninguna causa sin excepción durante el tratamiento.
- Garantizar la disponibilidad de un equipo de reanimación cardio-pulmonar-cerebral ubicado lo más cerca del paciente.
- Mantener en todo momento una vigilancia extrema durante el desarrollo del procedimiento.

Equipo, instrumental y materiales necesarios

- Generador de ozono.
- Fuente de obtención de dioxígeno medicinal seco.
- Recipiente de trabajo.
- Cánula para oxigenación nasal (tenedor plástico para oxigenación).
- Aceite de girasol virgen.
- Válvula de paso continuo.
- Tijeras rectas o curvas.
- Cinta adhesiva (esparadrapo).
- Recipiente para desechos.
- Equipo accesorio:
  - Silla para el paciente.
  - Mesa auxiliar (para colocar el recipiente de trabajo).

Recipiente de trabajo

El recipiente está constituido por una probeta o erlenmeyer de cristal o plástico que consta de un tapón con dos orificios por donde penetran vertical y paralelamente dos tramos de tubo plástico. Uno, hasta 1 cm por debajo del tapón y el otro, hasta 1 cm por encima del fondo del recipiente. En el exterior, ambos tramos de tubo quedan de 5 a 10 cm por encima del tapón. El recipiente queda herméticamente sellado y listo para su uso (Figura 6.32). [Presenta requerimientos semejantes al recipiente de trabajo para obtener agua ozonizada.

Cánula para oxigenación nasal para la aplicación del procedimiento

Consiste en un tramo de tubo plástico que dispone en uno de sus extremos dos prolongaciones cortas y rectas (2 a 3 cm) que se insertan apropiadamente en las fosas nasales del paciente. El otro extremo se acopla mediante un tramo de tubo plástico al extremo saliente del tramo de tubo plástico que queda a 1 cm por debajo del tapón del frasco del trabajo (Figura 6.32).

Procedimiento de Enfermería

Invariantes funcionales al inicio del procedimiento

- Identificar al paciente con atención a la esfera psicológica.
- Verificar las indicaciones médicas.
- Lavarse bien las manos.
- Preparar el equipo, el instrumental y los materiales necesarios.
- Disponer el equipo y todo el material requerido al lado del paciente.

Variantes funcionales

- Agregar 30 o 60 mL de aceite virgen de girasol al recipiente de trabajo.
- Acomodar al paciente en posición de sentado lo más cerca de la mesa de trabajo donde se ubicará el recipiente de trabajo.
- Lavarse bien las manos.
- Colocarse los guantes.
- Conectar la válvula de paso continuo al generador de ozono.
- Acoplar al tramo de tubo plástico más distante de la válvula de paso continuo al tramo que penetra dentro del aceite de girasol en el recipiente de trabajo.
- Acoplar la prolongación más distante de la cánula para oxigenación al tramo de tubo plástico que recibe los metabolitos formados por la acción del ozono sobre el aceite de girasol y que queda por encima del aceite sin hacer contacto con él.
- Introducir la cánula para oxigenación con mucha delicadeza en las ventanas nasales del paciente, fijarla de manera que no le ocasione molestias y de ser posible, solicitar a este su sujeción. (Figura 6.32).

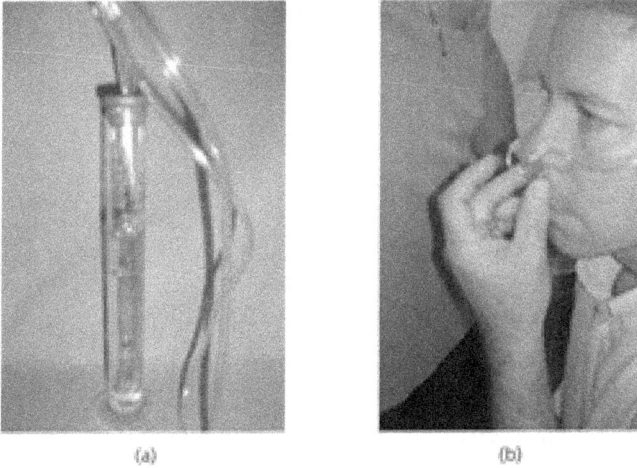

(a)　　　　　　　　　(b)

Fig. 6.32. Aplicación de la ozonoterapia por vía
inhalatoria.

a) Recipiente de trabajo (probeta) con aceite de girasol
virgen y sellado con su tapón. b) Paciente recibiendo
ozonoterapia inhalatoria mientras sostiene con su mano
izquierda la cánula para oxigenación.

- Dar una longitud apropiada al tramo de tubo plástico
que se comunica con la cánula para oxigenación, a fin de
que el paciente pueda mover la cabeza sin dificultad.
- Conectar el generador de ozono, prefijar la concentración
de la mezcla gaseosa O_2/O_3 y el flujo de gas indicado y
comenzar el procedimiento. Esperar el tiempo indicado.
- Retirar la cánula para oxigenación del paciente.
- Desacoplar la cánula para oxigenación de la válvula de
paso continuo.
- Retirar el instrumental, así como el material utilizado.

Invariantes funcionales al final del procedimiento
- Acomodar al paciente con atención a la esfera psicológica.
- Retirar el material no desechable y proceder a su limpie-
za y descontaminación.

- Lavarse bien las manos.
- Registrar en la H.C. el cumplimiento de las indicaciones médicas, así como cualquier evento adverso observado o referido por el paciente.

Atención de Enfermería

- Verificar el flujo del gas de entrada (dioxígeno medicinal) al generador y el voltaje aplicado para garantizar que administre la concentración adecuada.
- Utilizar la válvula de paso continuo que permite obtener un flujo continuo de ozono hacia el recipiente de trabajo con el aceite de girasol virgen.
- No dejar al paciente solo bajo ninguna causa sin excepción durante la aplicación del tratamiento.
- Garantizar la disposición de un carro de paro, así como de un equipo de oxigenoterapia.

6.37. Ozonoterapia por vía intravaginal

Consiste en administrar intravaginalmente un flujo continuo de la mezcla gaseosa O_2/O_3 durante 5 a 10 min. Una variante del procedimiento consiste en insuflar un determinado volumen de esa mezcla con ayuda de una jeringuilla a través de una sonda plástica que se introduce en la vagina. El tratamiento aprovecha la gran vascularización de la zona para lograr una acción local eficaz y segura que actúe directamente sobre toda el área, la afección o lesión en cuestión. Se comienza con concentraciones elevadas de la mezcla gaseosa (≤ 60 mg/L), las que después se van disminuyendo en las sesiones siguientes del tratamiento.

Su aplicación debe ser realizada por un personal entrenado y altamente calificado y con mucha práctica en Ginecología. La vigilancia y el control de la dosificación administrada son acciones muy importantes.

Indicaciones más frecuentes

- Sepsis vaginales producidas por virus, hongos y bacterias.
- Virus del papiloma humano.
- Estados sépticos vaginales post-operatorios.
- Cáncer cérvico uterino.

Objetivos

- Aprovechar las propiedades bactericidas, fungicidas y virucidas del ozono en el tratamiento de patologías intravaginales (infecciones repetitivas).
- Obtener un efecto curativo local, eficaz, rápido y seguro.
- Utilizar esta vía para alcanzar una acción continua y directa del ozono sobre el germen o la lesión en cuestión.
- Realizar posibles combinaciones con otras vías de aplicación del ozono.

Precauciones

- Se debe realizar una cura de limpieza con agua ozonizada antes de colocar el apósito.
- El apósito debe quedar bien adherido a la vagina del paciente para evitar cualquier posible escape de la mezcla gaseosa O_2/O_3. Con este propósito, pedir a la paciente cerrar bien las piernas para sujetar lo eficazmente. De ser posible, utilizar un culero desechable para garantizar un mejor sellado de la zona vaginal.
- Todas las conexiones deben quedar hermética y estrictamente cerradas para evitar cualquier posible escape de gas.
- Los extremos de las sondas que comunican el interior con el exterior de la vagina debe asegurarse que queden bien sellados.

Equipo, instrumental y materiales necesarios

- Generador de ozono provisto de un destructor de este gas.
- Fuente de obtención de dioxígeno medicinal seco.

- Fuente de luz (lámpara de cuello).
- Carro de cura o bandeja limpios y desinfectados.
- Guantes estériles.
- Jeringuillas de 50 o 60 mL.
- Sondas nelaton o plásticas de aspiración (números 8, 10, 12, 14, 16, 18 y 20).
- Válvula de paso continuo.
- Adaptador de sonda (en caso necesario).
- Lubricante hidrosoluble.
- Apósito grande para vagina o almohadilla sanitaria.
- Torundas de gasa.
- Agua ozonizada.
- Cinta adhesiva (esparadrapo).
- Pinza de cuello.
- Tijeras rectas o curvas.
- Dos espéculos.
- Papel higiénico o servilletas.
- Recipiente para desechos.

Procedimiento

Invariantes funcionales al inicio del procedimiento
- Identificar al paciente con atención a la esfera psicológica.
- Verificar las indicaciones médicas.
- Lavarse bien las manos.
- Preparar el equipo, el instrumental y los materiales necesarios.
- Disponer el equipo y todo el material requerido al lado del paciente.

Variantes funcionales
- Colocar a la paciente en posición ginecológica.
- Acoplar la válvula de paso continuo al generador de ozono.
- Lavarse bien las manos.
- Colocarse los guantes.
- Realizar una cura de limpieza con agua ozonizada.

- Tomar un apósito grande (o una almohadilla sanitaria) y practicarle un orificio en el centro (Figura 6.33).
- Insertar las sondas adecuadamente a través del orificio practicado en el apósito y lubricarlas (Figura 6.33).
- Separar suavemente los labios mayores de la vagina hasta que sea visible su entrada.
- Introducir cuidadosamente las dos sondas hacia el interior de la vagina y a continuación, pedir a la paciente cerrar las piernas. De tener en existencia un culero desechable, utilizarlo para garantizar una mejor hermeticidad de la zona vaginal.
- Acoplar una de las sondas al tramo distante de la válvula de paso continuo.
- Acoplar la otra sonda al tramo distante del destructor de ozono.
- Conectar el generador de ozono, prefijar la concentración de la mezcla gaseosa O_2/O_3 y aplicar intravaginalmente un flujo continuo de él y hacer funcionar paralelamente el destructor de ozono para garantizar su destrucción en el gas remanente.
- Esperar 5 o 10 min y desconectar ambos equipos.
- Retirar las sondas con cuidando para dejar el apósito en su lugar y depositarlas en el recipiente para desechos.
- Retirar todo el instrumental y el material no desechable utilizado para su correspondiente limpieza.

Insuflación de ozono intravaginalmente con jeringuilla de 50 o 60 mL

- Colocar a la paciente en posición ginecológica.
- Lavarse bien las manos.
- Colocarse los guantes.
- Realizar una cura de limpieza con agua ozonizada antes de colocar el apósito.
- Tomar un apósito grande (o una almohadilla sanitaria) y practicarle un orificio en el centro (Figura 6.33).

- Insertar la sonda adecuadamente a través del orificio practicado en el apósito y lubricarla (Figura 6.33).
- Separar suavemente los labios mayores de la vagina hasta que sea visible su entrada.
- Introducir cuidadosamente la sonda hacia el interior de la vagina y a continuación, pedir a la paciente cerrar las piernas. De tener en existencia un culero desechable, utilizarlo para garantizar una mejor hermeticidad de la zona vaginal.
- Cargar la dosis indicada de la mezcla gaseosa O_2/O_3 del generador de ozono en la jeringuilla y acoplarla a la sonda, retirar la pinza montada y descargarla lentamente en el interior de la vagina hasta alcanzar la dosis y el volumen indicados.
- Colocar la pinza montada en el extremo más distante de la sonda.
- Retirar la sonda con cuidando para dejar el apósito en su lugar y depositarla en el recipiente para desechos.
- Pedir a la paciente mantener las piernas cerradas y permanecer en esa posición por espacio de 15 min.
- Ventilar la habitación para eliminar posibles restos remanentes de ozono.

Nota:
Se recomienda aplicar entre 10 y 15 sesiones de tratamiento.
Invariantes funcionales al final del procedimiento
- Retirar el material y proceder a su limpieza y descontaminación.
- Lavarse bien las manos.
- Registrar en la H.C. el cumplimiento de las indicaciones médicas, así como cualquier evento adverso observado o referido por el paciente.

Atención de Enfermería
- Verificar el flujo del gas de entrada (dioxígeno medicinal) al generador y el voltaje aplicado para garantizar que administre la concentración adecuada.
- Evitar todo posible escape de ozono.

- Realizar una cura de limpieza antes de colocar el apósito.
- Sellar bien la zona del apósito que hace contacto con la entrada de vagina para evitar posibles escapes de gas.
- Comenzar el tratamiento mediante concentraciones elevadas de la mezcla O_2/O_3 ($\leq$ 60 mg/L), las cuales se irán reduciendo gradualmente en el transcurso de aquel.
- Garantizar la disposición de un carro de paro, así como de un equipo de oxigenoterapia.

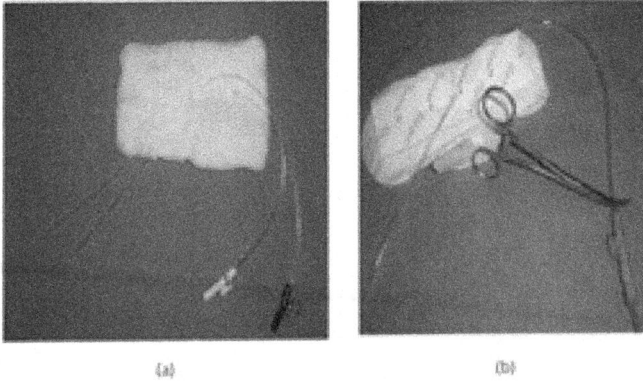

(a)   (b)

Fig. 6.33. Apósitos provistos de las sondas respectivas para la aplicación de la ozonoterapia intravaginal. a) Para flujo continuo b) Para aplicación con jeringuilla de 50 o 60 mL provista de pinza montada y en su extremo de un adaptador para la jeringuilla (se utiliza una almohadilla sanitaria). 1) Sonda por donde se hace llegar el flujo de la mezcla gaseosa O_2/O_3 al interior de la vagina, provista en su extremo de una válvula de paso continuo. 2) Sonda cuyo extremo se comunica con el destructor de ozono.

6.38. Ozonoterapia por vía intravesical

Consiste en administrar la mezcla gaseosa O_2/O_3 a la vejiga a través de una sonda vesical plástica. Se emplean elevadas concentraciones de la mezcla ($\leq$ 60 mg/L). Terminada la sesión del tratamiento, se coloca una pinza en ella y se cierra durante 40 min. Pasado este tiempo, se retira la sonda o se mantiene en caso que sea necesario.

Su aplicación debe ser realizada por un personal bien entrenado, con elevada calificación y mucha práctica en Urología.

Indicaciones más frecuentes

- Sepsis vesical "rebelde" o resistente a las terapias convencionales aplicadas.
- Sepsis post-operatorias.
- Inflamación vesical.
- Otras.

Objetivos

- Obtener un efecto local, eficaz, rápido y seguro.
- Aprovechar las propiedades del ozono en el tratamiento de infecciones crónicas y repetitivas presentes en vejiga.
- Facilitar el intercambio de esta vía con otras para lograr una acción sistémica general más eficaz.

Precauciones

- Escoger con estricto cuidado la sonda adecuada a utilizar en función de su diámetro externo y la uretra del paciente.
- Garantizar la mayor evacuación de la vejiga antes de aplicar la mezcla O_2/O_3.

Equipo, instrumental y materiales necesarios

- Generador de ozono.
- Fuente de obtención de dioxígeno medicinal seco.
- Carro de cura o bandeja limpios y desinfectados.
- Guantes estériles.
- Lubricante hidrosoluble u otro adecuado para este fin.
- Adaptador de sonda (en caso necesario).
- Riñonera.

- Cinta adhesiva (esparadrapo).
- Hilo de seda (número 0).
- Tijeras rectas o curvas.
- Dos paños hendidos.
- Jeringuillas de cristal o plásticas (de 20 y 50 mL).
- Pinza montada (preferiblemente de mosquito).
- Agua ozonizada.
- Antiséptico (iodopovidona o hisopo impregnado en ella).
- Lámpara de cuello (es imprescindible su empleo en las pacientes).
- Papel higiénico o servilletas.
- Recipiente para desechos.

Procedimiento de Enfermería

Invariantes funcionales al inicio del procedimiento

- Identificar al paciente con atención a la esfera psicológica.
- Verificar las indicaciones médicas.
- Lavarse bien las manos.
- Preparar el equipo, el instrumental y los materiales necesarios.
- Disponer el equipo y todo el material requerido al lado del paciente.

Variantes funcionales

- Colocar al paciente en la posición decúbito supino. A continuación, pedirle asumir la mayor relajación y explicarle la importancia de mantenerla durante todo el procedimiento.
- Lavarse bien las manos.
- Colocarse los guantes estériles.
- Aseptizar los genitales.
- Colocar un paño hendido en la zona de los genitales. Disponer adecuadamente de una riñonera para depositar la orina.
- Lubricar la sonda.

- En el caso del paciente masculino, tomar el pene con la mano dominante, con el prepucio desplazado hacia atrás y sostener este en un ángulo aproximado de 45 a 60°. Con la otra mano, introducir la sonda suavemente a través del meato urinario, recordar que en el hombre la vejiga se encuentra pasado unos 18 a 20 cm de longitud. En el caso del paciente femenino, colocar a la paciente en posición ginecológica. Separar suavemente los labios mayores hasta observar la entrada del meato urinario. A continuación, introducir cuidadosamente la sonda por él. Tener presente que en la mujer la vejiga se encuentra pasado unos 3 a 4 cm aproximadamente.
- Garantizar la mayor evacuación de la vejiga antes de aplicar la mezcla gaseosa O_2/O_3.
- Colocar una pinza en la sonda inmediatamente después de haber realizado el vaciamiento de la vejiga.
- Realizar un cambio de guantes.
- Cargar la dosis indicada de la mezcla gaseosa O_2/O_3 del generador de ozono en la jeringuilla y acoplar esta a la sonda.
- Retirar la pinza de la sonda y descargar lentamente la mezcla gaseosa en el interior de la vejiga.
- Al concluir, colocar la pinza nuevamente en el extremo de la sonda y esperar unos 40 min.
- Colocar papel higiénico en la sonda y retirarla suavemente.
- Depositar el material desechable utilizado en el recipiente para desechos.

Nota:

Una vez concluido el procedimiento, la sonda se retira o se mantiene en caso que sea necesario.

Invariantes funcionales al final del procedimiento

- Retirar el material no desechable y proceder a su limpieza y descontaminación.

- Lavarse bien las manos.
- Registrar en la H.C. el cumplimiento de las indicaciones médicas, así como cualquier evento adverso observado o referido por el paciente.

Atención de Enfermería

- Verificar el flujo del gas de entrada (dioxígeno medicinal) al generador y el voltaje aplicado para garantizar que administre la concentración adecuada.
- Evitar todo posible escape de la mezcla gasosa O_2/O_3.
- Verificar que la sonda se haya ubicado en el interior de la vejiga.
- Comenzar el tratamiento con el empleo de concentraciones elevadas de la mezcla gaseosa (≤ 60 mg/L e inferiores), las cuales se irán reduciendo gradualmente en el transcurso del tratamiento.
- Garantizar la disposición de un carro de paro, así como de un equipo de oxigenoterapia.

Bibliografìa

Guerra Veranes X, Limonta Nápoles Y, Contrera Hechavarría I, Freyre Luque R, Martínez Blanco C. Labor de enfermera en la aplicación de la ozonoterapia en retinosis pigmentaria. Enero-mayo, 1996. Rev Cubana Enfermer [revista en la Internet]. 1998; agosto14(2):99-102. citado 2011 Jun 21; Disponible en: http://scielo.sld.cu/scielo.php?script=sci_arttext&pid=S0864-03191998000200003&lng=es.

Bocci V. Ozone therapy today. Proceedings of the 12th World Congress of the International Ozone Association (France), 1995.

Paz de F. Sanar con la alquimia de la atmósfera: El uso del ozono para el tratamiento de la hernia discal alcanza en

Cuba buenos resultados: Juventud Rebelde. Domingo, 23 de noviembre de 2008;p.4.

Ramos R, Fernández Bertrán J y Lorenzo M. Reacción de la hemoglobina con el ozono. Revista CENIC Ciencias Biológicas. 1988;19(1-2):36-38.

Grillo R, Falcón L, Lorenzo W, Daniel R, Menéndez S, Gómez M y Fernández LA. Tratamiento de la onicomicosis con aceite ozonizado. Primer Congreso Iberolatinoamericano de Aplicaciones del Ozono. Centro Nacional de Investigaciones Científicas, Centro de Investigaciones Médico Quirúrgicas, Ciudad de La Habana, Cuba, 31 de octubre de 1990.

Grillo R, Falcón L, Menéndez S y Simón RD. Tratamiento del herpes simple genital con aceite ozonizado. Estudio preliminar. Rev. Cubana de Medicina Militar. 1990;4(1):58-63.

Evers M. Bio-oxidative therapies: oxygen, ozone and H_2O_2. The Netherlands: kerkrade; 1996:p.235-236.

Bocci V, Borrelli E, Travagli V, Zanardi I. The Ozone Paradox: Ozone is a strong oxidant as well as a medical drug. Wiley Periodicals, Inc. Med Res Rev. 2009;29(4):664-667. Published online.

Damkot DK, Pope MII, Lord J, Frymoyer JW. The relationship between work history, work environment and low-back pain in men. Spine. 1984;9:395-9.

Anderson GBJ. Epidemiology of spinal disorders. In: Frymoyer JW, ed. The Adult Spine. New York, NY: Raven Press; 1991:107-146.

Benítez P, Figueredo J, González Y, Díaz D, Ugarte JC. Ozonoterapia perivertebral: eslabón entre el tratamiento conservador y quirúrgico de las hernias discales. Revista Investigaciones Medicoquirúrgicas. 2003;5(1)p:29-34.

Torre L, Tejero MJ, Vidal M, Aragón F, Martínez J. Discolisis con ozono intradiscal en el tratamiento de la ciática por hernia discal. Seguimiento de 100 pacientes en 24 meses. Rev Soc Esp Dolor. 2009.

Robaina Padrón FJ. Ozonoterapia intradiscal. Rev Soc Esp Dolor. 2009;16(3):139-140.

Bonetti M, Fontana A. Intraforaminal O_2-O_3 versus perirradicular steroidal infiltration in lower back pain: randomized controlled study. Am J Neuroradiol. 2005;26:996-1000.

Hernández Pérez PA, Prinzo Yamurri H. Análisis de las complicaciones de la cirugía de hernia discal lumbar. Neurocirugía. 2005;16:p.419-426.

Zhou YL, Abdi S, Diagnosis and minimally invasive treatment of lumbar discogenic pain-review of the literature. Clin J Pain. 2006;22:468-81.

Alexander A, Buril J, Paradiso R. Intradiscal injection of O_2-O_3 to treat lumbar disc herniations. Results at live years, Rivista Italian di Ossigeno-Ozonoterzpiz. 2002;1:165-169.

Cánovas L, Castro M, Martínez Salgado J, Silva S, Cantero J. Ciática. Tratamiento con ozono intradiscal y radiofrecuencia del ganglio de la raíz dorsal frente a cada una de estas dos técnicas. Rev Soc Esp Dolor. 2009;16:141-6.

Humbría Mendiola A, Carmona L, Peña Sagredo JL y Ortiz A. Impacto poblacional del dolor lumbar en España: resultados del estudio EPISER. Rev Esp Reumatol. 2002;29(10):471-8.

Véliz Gutiérrez JA, Pérez Díaz N, Fernández Montequín Z, Sanabria Negrín J, Machín Arias A. Aceite ozonizado: alternativa efectiva para las úlceras varicosas de miembros inferiores en Atención Primaria. Rev Ciencias Médicas. [revista en internet]. 2009;13(2):18-24.

consultado 21 de junio de 2011. Disponible en: http://scielo.sld.cu/scielo.php?script=sci_arttext&pid=S1561-31942009000200003&lng=es.

Bocci V. A new medical drug. Dordrecht, The Netherlands: Springer Publishers; 2005;p.37-56.

Viebahn R. El uso del ozono en Medicina. 4ta ed, Germany: ODREI Publishers, Iffezheim; Trad. Sandra Monter Elizalde. 2002; p.51-61.

Bocci V. A reasonable approach for the treatmento of HIV infection in the early phase with ozonetherapy (autohemotherapy). How "inflamatory" cytokines may have a therapeutic role. Mediators of Inflamation. 1994;3:315.

De las Cagigas T, Bastard V, Méndez S, Gómez M y Eng L. El aceite ozonizado en infecciones de la piel y su aplicación en el Consultorio del Médico de la Familia. Revista CENIC Ciencias Biológicas. 1989;20:81.

Mena L, Menéndez S y Omechevarría E. Efectos del ozono en el tratamiento de la gingivoestomatitis herpética aguda. Rev. Cubana de Estomatol. 1994; enero-junio;31:14.

Andreula CF, Simonetti L, De Santis F, Agati R, Ricci R, Leonardi M. Minimally invasive oxygen-ozone therapy for lumbar disk herniation. Am J Neuroradiol. 2003:996-1000.

Amoroto M, Fernández M, González ME, Escobedo A, Palomino A, Acosta M, Menéndez S y Calunga JL. Eficacia del aceite ozonizado (OLEOZON°) en el tratamiento de la giardiasis. Ensayo clínico fase III, aleatorizado, abierto y controlado. Revista Cubana de Farmacia, 2002;36(Suplemento especial 2):173-175. IV Congreso Nacional de Farmacología y Terapéutica. Escuela Latinoamericana de Medicina, Ciudad de La Habana, 15-18 de octubre de 2002.

Asociación Argentina del Ozono. Curso de Ozonoterapia. Bases bioquímicas, clínicas y técnicas de la terapia con ozono-oxígeno. Vías de administración. Publicado por autoedición. Asociación Argentina de ozonoterapia. Buenos Aires. Octubre de 2007;p.23-38.

Secchi A, Lezcano I, Núñez N, Espim M, Duprè I, Pinna A, Molicotti P, Fadda G, and Zanetti S. Antibacterial activity of ozonized sunflower oil OLEOZON®. Journal of Applied Microbiology, 2001;90(2):279-284.

Menéndez S, Falcón L, Simon DR, and Landa N. Efficacy of ozonized sunflower oil in the treatment of tineapedis. Mycoses, 2002;45,329-332.

. Klusek Hamilton H, Bowen Rose M. Procedimientos de Enfermería. Cuba: Alfredo López; 1991:p.143-619.

Junta de Andalucía. Consejería de Salud. Manual de Procedimientos de Enfermería de Terapias y cuidados especiales. Andalucía, España: marzo de 2003:p.136-138,147.

Oberlone F, Alcaix D. Lombosciatiques: les infiltrations par le premier trousacrésont de réalisationaisée. La revue du Praticien-Médecine Générale. 1988;22 février(6).

Witter Du Gas B. Tratado de Enfermería Práctica. La Habana, Cuba: Interamericana; 1989:p.455-426.

Dobson MB. Anestesia por conducción. Anestesia en el hospital del distrito. Washington D.C. Organización Mundial de la Salud: 1989:p.109.

Bocci V. Autohemotherapy after treatment of blood with ozone. A reappraisal. The J of Intern Med Res. 1994(22):131.

Ministerio de Salud Pública de la República de Cuba. Ética y Bioética. Procedimientos de Enfermería. Ciudad de La Habana, Cuba: Publicado por autoedición.1996:p.1-39.

Ministerio de Salud Pública de la República de Cuba. Dirección Nacional de Enfermería Metodología para el trabajo. Procedimientos de Enfermería. Ciudad de La Habana, Cuba: Publicado por autoedición. 1987:p.115-140.

Reyes Tolentino M, García García JN y Ancheta Niebla E. Enfermería I. La Habana, Cuba: Pueblo y Educación; 1985:p.229-254.

Trincado Agudo MT, Pérez Campo R, Pérez Rodríguez MP, Escalona Páez I, Sardiña Arzoala E, García Osma N, *et al.* Manual de Enfermería Nefrourológica. Ciudad de La Habana, Cuba: Ciencias Médicas; 1998p.25-29.

Pérez Guisado J. Contribución al estudio de la lumbalgia inespecífica. [revista en internet]. Consultado 26 de septiembre de 2011 Rev Cubana Ortop Traumatol. 2006; diciembre; 20(2): Disponible en: http://scielo.sld.cu/scielo.php?script=sci_arttext&pid=S0864-215X2006000200010&lng=es.

Menéndez S, González Álvarez R, Ledea Lozano OE, Hernández Rosales F, León Fernández OS, Díaz Gómez MF. OZONO. Aspectos básicos y aplicaciones clínicas. Ciudad de La Habana, Cuba: Editorial CENIC; 2008:p.112-120.

Rojo N.E. Oxígeno-ozonoterapia en columna vertebral. Historia de la ozonoterapia. Instituto Médico Río Cuarto Córdoba. Servicio de Tomografía Y Neurointervencionismo. Consultado 17 de junio de 2010. Disponible en: http://www.acetia.org.ar/revistas/7-2006/articulo2.htm.

Chihiro Yokochi, M.D. Johannes W. Rohen, M.D. Eva Lurie Weinreb, Ph.D. Atlas fotográfico de anatomía del cuerpo humano. 3ra. Edición. Editorial Interamericana, S.A. de C.V. Atlampla Mexico. Trad. Por el departamento de anatomía Macroscopica de la facultad de medicina de la universidad de nuevo León Mexico. 1991: p. 1- 138

James W. MacNabb, MD. Infiltraciones. Editorial Madrid Marbán España, 2006: p. 1-133

John Adriani, M. D. Técnicas de anestesia. 3ra. Edición. Editorial Jims Barcelona. Trad. Bruguera E. 1966: p. 444- 510.

Taylor L. Técnicas esenciales para el bienestar. Editorial Robin Book Barcelona. Trad. Geronés C. Urritz C. 1997: p. 51- 280.

Capítulo 7. Realidades, evidencias y potencialidades del ozono en el campo de la salud

*"La ozonoterapia parece tener
posibilidades ilimitadas, pero se le
asfixia porque cura sin medicamentos"*

C.V. DAUTREC, Biólogo.

Condecorado con La Cruz de
Caballero de la Orden de Mérito de
la Investigación y la Invención, por
el Estado y Gobierno. Concedida
por los servicios prestados a la Salud
Pública.

A pesar de las primeras evidencias en el tratamiento de heridas e infecciones y el posterior incremento de experiencias, notables aportes y resultados que demostraban y corroboraban su utilidad, así como sus valiosas propiedades para el tratamiento eficaz de variadas e importantes enfermedades en el campo de la medicina, el ozono y sus acciones durante mucho tiempo fueron objeto de una gran censura, detracción, negación y crítica debido entre otros, a las experiencias fatales que se tenían acerca de su directa inhalación. A esas posiciones, se sumaron también la incredibilidad, el escepticismo, la incomprensión, etc. acerca de que una sustancia de tan marcado carácter oxidante y agresivo pudiera poseer tales cualidades y muy particularmente, que estas tuvieran estrecha relación con la medicina.

Hoy día, sin embargo, aunque mucho ha cambiado el panorama y aún quedan algunos rezagos, constituye un hecho real, el creciente interés, la atención y la certidumbre que han ido alcanzando el ozono y sus aplicaciones médicas en la esfera internacional. El uso ampliamente extendido del ozono en el campo de la medicina y dentro de ella, en el tratamiento de innumerables afecciones en múltiples especialidades con resultados satisfactorios constituye una contundente e irrebatible realidad.

Actualmente, suman más de 35 países los que han incorporado esas aplicaciones a sus sistemas de salud y apuestan por su desarrollo en aras de alcanzar con su utilización mayores beneficios médicos y por otro lado, multitud de organizaciones e instituciones se han fundado para promover sus resultados, divulgar sus avances, estimular, aunar esfuerzos y contribuir a su investigaciones y desarrollo, así como a capacitar y calificar especialistas, promover la educación y la cultura acerca de sus diversificados usos y también a mejorar y ampliar sus muchas aplicaciones actuales.

La ausencia de reportes estadísticos que muestren tasas o indicadores de problemas, eventos adversos, hechos lamentables de determinada magnitud y alcance en las muchas y disímiles aplicaciones del ozono y los millones de personas que han recibido algún tipo de tratamiento con él en sus respectivos sistemas de salud (más de 10 millones de personas se tratan con ozono en Europa; en Cuba, más de 50 000 personas reciben beneficios para su salud en los servicios de ozonoterapia establecidos a nivel nacional. En los servicios de ozonoterapia en los que se han venido desempeñando los autores, se realizan en conjunto más de 16 000 aplicaciones por año y en cinco años retroactivos, cuentan con más de 80 000, sin reportes de consecuencias o reacciones adversas de ningún tipo atribuibles a la acción del ozono.

En la práctica médica moderna, aún pesa el enfoque fármaco-sintomático para el restablecimiento de la salud, así como los intentos por compensar las funciones celulares deprimidas mediante el suministro de cantidades crecientes de nutrientes y distintas sustancias químicas naturales o sintéticas, sin embargo, se sabe que tales acciones son poco efectivas cuando las células son incapaces de aprovecharlas y además, que en ocasiones, resultan todo lo contrario.

Hoy se sabe que cuando el ozono se introduce en el organismo por otras vías que no sean las respiratorias, en cantidades adecuadas y controladas apropiadamente, es capaz de estimular y movilizar un conjunto de mecanismos y sistemas endógenos celulares, a partir de la producción de ERO, las cuales actúan como segundos mensajeros intracelulares al modular las vías de transducción de señales, con la capacidad de desencadenar una importante serie de eventos, procesos, efectos y acciones biológicas con una repercusión muy favorable para el organismo, a saber:

- Eficaz acción estimulante y revitalizadora (moduladora) sobre los sistemas y mecanismos endógenos celulares de defensa antioxidante que protegen tanto la estructura como el metabolismo celular (sistemas enzimáticos endógenos de protección antioxidante) para revertir el desbalance redox interno (desbalance entre procesos prooxidantes y antioxidantes de defensa celular), cuando el organismo se encuentra en condiciones de estrés oxidativo, estrechamente asociado con mecanismos fisiopatológicos que propician la iniciación y el desarrollo de enfermedades de notable morbilidad y mortalidad (aterosclerosis, cáncer, enfermedades neurológicas y autoinmunes, diabetes, envejecimiento, así como los procesos degenerativos crónicos que acompañan a este, entre muchas otras).

- Mejora del metabolismo del dioxígeno y junto con él, incrementa la producción de 2,3-difosfoglicerato, el cual estimula la glicólisis y con ella, la tasa energética (ATP) celular que a través de los eritrocitos beneficia la oxigenación de los tejidos, favorecido por un aumento en la flexibilidad y plasticidad de estos y a su vez, de los glóbulos rojos, hecho que mejora las propiedades reológicas de la sangre y la microcirculación (vascularización de los tejidos), beneficiada además, por una acción vasoreguladora sobre el endotelio.

- Positiva influencia sobre otros procesos metabólicos importantes, con lo que contribuye a su control y regulación (lípidos y lipoproteínas, glucosa, Ca y su homeostasis, producción de hematocritos, hemoglobina, enzimas y otros) y por esa vía, a la normalización del funcionamiento del organismo y a rescatar sus potencialidades y garantizar su salud.

- Marcada acción germicida, virucida y paraticida contra todo tipo de agentes patógenos, devenida particularmente, de su acentuado carácter oxidante, por lo que es reconocido como un agente antimicrobiano realmente muy eficaz y de muy amplio espectro.

- Eficaz acción inmunomoduladora, tanto del ozono como de sus metabolitos y con ella, revitalización de las células inmunocompetentes, así como activación y mejora de la respuesta del sistema inmune tanto a nivel celular, como humoral, ante determinados desbalances y frente a las afecciones que se instalan y desarrollan en el organismo como consecuencia del debilitamiento de este sistema y por tanto, de su limitación para enfrentar eficazmente diferentes tipos de agresiones virales, infecciosas, parásitas, neoplásicas, etc. Proceso rigurosamente corroborado en el que se activan, liberan e intervienen monocitos y linfocitos, interferones, interleucinas, factores de necrosis tumoral, estimulantes de colonias de macrófagos y granulocitos y de crecimiento, citocinas e inmunoglobulinas cuyas acciones en conjunto contribuyen a la recuperación, reactivación y normal condicionamiento del sistema inmune para mantener un estado saludable y de equilibrio, así como para dar respuestas eficaces a las posibles agresiones o alteraciones.

- Conveniente intervención en el balance orgánico (síntesis y metabolismo) de autacoides de manera que primen aquellos cuyas acciones fisiológicas y farmacológicas desencadenan acciones y efectos favorables para el organismo dada su importante participación en los procesos biológicos orgánicos tanto normales como patológicos.

Por su parte, la ozonoterapia presenta innumerables potencialidades en las que sería muy provechoso profundizar y tomar en cuenta por sus posibles perspectivas y su alcance.

Algo que respalda con fuerza lo anterior lo aporta la garantía de un tratamiento de una absoluta seguridad, sin riesgos de toxicidad alguna para el paciente y que el ozono es un agente no antigénico, que no provoca eventos adversos ni reacciones secundarias perjudiciales empleado en dosis, concentraciones y condiciones apropiadas y controladas.

Resultaría muy estimulante si se pensara e investigara con más énfasis acerca de qué contribuciones mayores podría hacer la ozonoterapia en determinadas y sensibles enfermedades tales como: Alzheimer, Parkinson, demencias seniles, ataxias, esclerodermia, miastenia gravis, esclerosis múltiple, espasticidad, parálisis cerebral, cáncer, inmunológicas y autoinmunes, en estados caquéxicos, VIH-SIDA y otras.

Como las aplicaciones del ozono médico constituyen un procedimiento terapéutico válido y en muchas ocasiones, además complementario, cuando de estas penosas enfermedades se trata, el principio resulta particularmente positivo, por cuanto el objetivo médico, humano y solidario en estos casos, es prolongar la vida, aumentar el bienestar y la calidad de vida del paciente, aplicar y mantener una terapia mucho menos invasiva y traumática y aliviar la pena y el dolor de la familia, sin dejar de considerar que en el futuro, el tratamiento de estas dolencias como el de otras semejantes con el ozono pudiera ser aún más prometedor. En este sentido, muy alentadora resulta su asociación con las radio y quimioterapias en el tratamiento de las enfermedades oncológicas.

El sensible alcance de los posibles resultados que se obtengan en esos casos, justificará todo el esfuerzo que se realice en ensayos e investigaciones. En los últimos años, se ha publicado una serie de trabajos sobre el aumento del flujo cerebral, la mejor oxigenación muscular y la buena evolución de pacientes con tumores avanzados alcanzados mediante ozonoterapia coadyuvante.

Por otro lado, debe esperarse que en un grupo importante de esas enfermedades degenerativas, el uso regular del ozono contribuya a alcanzar niveles elevados y favorables de inmunidad contra su progresión y desenlace.

Asimismo, en la enfermedad endocrino metabólica (la diabetes mellitus tipo I y II) el tratamiento con ozono puede aportar grandes beneficios de tipo preventivo, retardando en muchos casos y evitando en otros, el establecimiento de un estado más crónico o el desencadenamiento de fatales complicaciones o la aparición de daños en los diferentes órganos, aunque siempre aportando un aumento en la calidad de vida de los enfermos.

La hiperlipidemia constituye un sensible factor de riesgo estrechamente relacionado con importantes problemas de salud como son las enfermedades ateroscleróticas y las cardiopatías, responsable asimismo, de problemas cardiovasculares, infartos del miocardio, ictus, trombosis, arteriosclerosis, isquemias, hipertensión arterial, síndrome metabólico, etc. El ozono puede contribuir grandemente a evitar estos problemas porque favorece el metabolismo de los lípidos, tiene la capacidad de reducir el colesterol total, los lípidos dañinos y aumentar los beneficiosos en sangre, así como modular las concentraciones de Ca y mejorar su homeostasis. Además, el ozono actúa como un antiagregante plaquetario, lo que asegura la ocurrencia de un favorable efecto antiaterogénico preventivo.

Las promisorias ventajas del tratamiento en el estado de mayor precoz de las hernias discales por vía peridural translaminar e intradiscal podrían contribuir a reducir en un porcentaje muy significativo las riesgosas intervenciones quirúrgicas, así como las posibles secuelas o limitaciones físicas, de ahí, la validez de educar, promocionar sus ventajas e incrementar los servicios respectivos que brinda el Sistema Nacional de Salud..

Con los avances y el progreso científico-tecnológico actuales, debe esperarse que se creen las condiciones para lograr desarrollar y extender la utilización de la ozonoterapia por vía endovenosa, con plena asimilación por los pacientes y ausencia de riesgos, ya que en el presente solo la brindan instituciones de elevado desarrollo científico y tecnológico, lo que constituirá un gran aporte y un salto cualitativo en los servicios médicos, así como en los beneficios que se deriven de su aplicación generalizada para la población.

La disfunción sexual orgánica, aparecida en pacientes que fueron sexualmente activos y que se presenta en el adulto mayor o en las edades a partir de los 45 años, muchas veces asociada a problemas circulatorios, hipertensión arterial, diabetes mellitus tipo II, o a las afecciones inmunológicas como el VIH-SIDA o a la insuficiencia renal crónica no terminal, podría estar entre las patologías ampliamente beneficiadas.

La ozonoterapia puede representar una alternativa o herramienta terapéutica potencial para hacer frente al problema creciente de la resistencia bacteriana (*es válido recordar que las bacterias tienen hasta el presente poblaciones extensas y mutables para romper la barrera de los antibióticos y algunas cepas de bacterias causantes de enfermedades, pueden ser actualmente intratables con ellos)* muy especialmente, en las situaciones de sepsis generalizadas y en pacientes con infecciones en estado muy crítico, lo que no deja lugar a dudas de que constituye un hecho realmente de suma importancia en medicina, que hoy enfrentan universalmente: los países del tercer mundo, aplicando mayores cargas de antibióticos y otros medicamentos que amplían los gastos y que muchas veces empeoran las situaciones y los países industrializados, con la producción de antibióticos de generaciones más avanzadas, pero a su vez, más agresivos para la salud (con más contraindicaciones, interacciones medicamentosas y con los estados de salud y además, más reacciones adversas) y por supuesto, más caros y menos accesibles en general. Por tanto, es plausible considerar que el ozono pudiera constituir un fuerte y potencial competidor frente a las grandes compañías e industrias biofarmacéuticas.

El deporte, puede ser grandemente beneficiado y sin riesgos de comprometer a los atletas en aras de obtener mejores y mayores rendimientos y resultados, si en este campo se empleara extensivamente la ozonoterapia para tratar dolencias y afecciones propias de su práctica como pueden ser, lesiones, inflamaciones, recuperación de traumas quirúrgicos, combatir el estrés, ayudar a mantener en condiciones normales el organismo —a pesar de estar sujetos los deportistas a importantes y sistemáticos retos, principalmente, durante las competencias—, regeneración de partes blandas de las articulaciones que puedan haber experimentado desgastes por la sistemática ejecución de ejercicios físicos, etc. La cuestión podría contribuir en determinados casos, a prescindir de la utilización de medicamentos que pudieran presentar inconvenientes por las posibles implicaciones o repercusiones que podrían tener con respecto a las prohibiciones establecidas, como el dopaje, sin contar además, los correspondientes a los eventos adversos y las reacciones secundarias o interacciones perjudiciales. Luego, el deporte es un campo donde las bondades del ozono pudieran ser utilizadas y aprovechadas apropiada y convenientemente.

La ozonoterapia produce una mejora en sentido general de muchos procesos bioquímicos y fisiológicos, con lo que se favorece la salud y la capacidad de trabajo, sobre todo, a partir del momento en que se comienzan a hacer patentes esos efectos. Así, las capacidades intelectuales mejoran al aumentar la oxigenación cerebral. Asimismo, se compensa y retarda el deterioro que paulatinamente se va produciendo en el organismo con el envejecimiento, así como los cambios degenerativos que normalmente acompañan a este proceso y que también pueden desencadenar enfermedades en él, principalmente, las crónicas, de ahí, que se justifique apropiadamente su empleo con carácter preventivo en las personas sanas y se valore lo que podría contribuir al bienestar y la calidad de vida de las personas de la tercera edad y los ancianos. Luego, en atención al principio básico de que los mejores tratamientos son aquellos que promueven los mecanismos naturales de defensa, así como los preventivos, se puede asegurar sin temor a equivocación, que la ozonoterapia se revela como un tratamiento de excelencia.

Por otro lado, la combinación de la ozonoterapia con otros tratamientos y métodos convencionales puede traer consigo resultados más beneficiosos y alentadores. Así, puede combinarse con otros procedimientos naturales, convencionales o no, con el consiguiente aumento del arsenal para posibles tratamientos médicos más eficaces o que contribuyan a acortar los períodos de recuperación, cuestión que ha sido comprobada en acupuntura (Figura 1), homeopatía, fitoterapia, terapia floral y en fisioterapia en el tratamiento de muchas afecciones.

Por otra parte, los autores no comparten la idea de que las beneficiosas acciones del tratamiento cuando se utilizan concentraciones y dosis de la mezcla O_2/O_3 muy bajas sean expresión o se relacionen con efecto placebo alguno, sino todo lo contrario, como dosis reales, al ponerse en contacto con el organismo revelan las verdaderas potencialidades biológicas que posee el ozono desde el punto de vista de la salud y la calidad de vida cuando se le maneja a concentraciones más fisiológicas y naturales, lo cual ha sido corroborado en estudios sobre el precondicionamiento oxidativo que provoca el ozono y que a tales concentraciones, proporciona protección a los órganos y a los sistemas biológicos y por ende al organismo.

Hoy numerosos productos (cremas, jabones, aceites vegetales (de oliva y girasol), cápsulas con estos aceites ozonizados y óvulos vaginales) permiten tratar eficazmente innumerables afecciones (parasitismo por Giardia lamblia, dermatosis, acné juvenil, herpes, heridas, etc.)

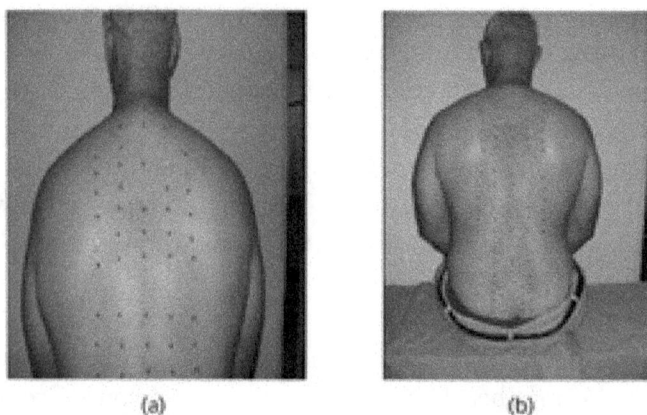

(a) (b)

Fig. 7.1. Puntos acupunturales en para el tratamiento
mediante la combinación de ozonoterpia y acumpuntura.

El empleo del ozono en medicina constituye un recurso totalmente disponible al alcance de los servicios médicos más modestos que ofrece innumerables beneficios sin poner en riesgo alguno al organismo como ocurre con otros muchos productos y además, con la ventaja de que los efectos secundarios respectivos resultan favorables. El tratamiento es racional, relativamente simple —salvo el de las hernias discales el cual requiere un personal médico muy calificado— y además, ambulatorio.

No cabe dudas que la ozonoterapia puede constituir una terapia de elección y una provechosa alternativa terapéutica de ilimitadas potencialidades desde varios puntos de vista por las ventajas que ofrece en comparación con otros muchos tratamientos, teniendo en cuenta, su eficacia, así como su seguridad, incluso para los servicios médicos más exigentes.

Bibliografía

RILIZE. OZONO 2010. Los beneficios del ozono. Consultado: 9 de junio de 2010. Disponible en: http://o3blog.com/index.php/tag/ozono-salud/.

Hirtz B. La historia de la medicina con ozono. Un recorrido en el tiempo sobre el ozono en la medicina Publicado: 31 de agosto de 2009. Consultado: 12 de junio de 2010. Disponible en: http://www.ozonoterapias.com/la-historia-de-la-medicina-con-ozono.html.

Rodríguez Y, Menéndez S, Bello JL, Matos E, Espinosa A, Turrent J, Pimienta L, Ramos S y Ciro O. Actividad antitumoral del ozono. Revista CENIC Ciencias Biológicas. 1998;29(3):196-199.

Vallancien B, Winkler JM. Effet immunomodulant de l'administration parentérale d'ozonechez des maladies présentant une dysimmunité acquise d'origine virale. 9th I.O.A. Ozone World Congress. June 3-9, 1989. New York City, 1989.

Bocci V. Ozone therapy today. 12th World Congress of the International Ozone Association (France), 1995.

Bocci V. Ozone. A new medical drug. Chapt. 11, AA Dordrecht, The Netherlands: Springer Publishers; 2005:231-234.

Menéndez S, González Álvarez R, Ledea Lozano OE, Hernández Rosales F, León Fernández OS, Díaz Gómez MF. OZONO. Aspectos básicos y aplicaciones clínicas. Ciudad de La Habana, Cuba: Editorial CENIC; 2008.

Menéndez Cepero S. Propiedades terapéuticas del ozono. Revista Cubana de Farmacia. 2002;36(Suplemento especial 2): 189-191. IV Congreso Nacional de Farmacología y Terapéutica. Escuela Latinoamericana de Medicina, Ciudad de La Habana, 15-18 de octubre de 2002.

Dr. Fabio Antúnez Presidente FIOOT. Primer Informe, Federación Internacional de Oxígeno Ozonoterapia 2007-2010. Consultado 20 de mayo de 2011. Disponible en: (www.fioot.org) (www.fioot.com).

Velio Bocci, Emma Borrelli, Valter Travagli, and Iacopo Zanardi. Department of Physiology, University of Siena, Siena, Italy. Department of Surgery and Bioengineering, University of Siena, Siena, Italy. Department of Pharmaceutical Chemistry and Technology, University of Siena, Siena, Italy. The Ozone Paradox: Ozone Is a Strong. Oxidant as Well as a Medical Drug. Published online 3 March 2009 in Wiley InterScience (www.interscience.wiley.com). Doi 10.1002/med.20150

Paz de F. Sanar con la alquimia de la atmósfera: El uso del ozono para el tratamiento de la hernia discal alcanza en Cuba buenos resultados: Juventud Rebelde. Domingo, 23 de noviembre de 2008;p.4.

José A. de la Osa. Ozonoterapia favorece tratamientos médicos: Granma. Edición única. Sábado, 13 de marzo de 2010;p.2.

Bocci V. Non-specific immunomodulation in chronic heart failure. Lancet. 2008;37:2083.

Menéndez S. Propiedades terapéuticas del ozono. Revista Cubana de Farmacia. 2002;(36 (Suplemento especial 2):189-191. IV Congreso Nacional de Farmacología y Terapéutica. Escuela Latinoamericana de Medicina, Ciudad de La Habana, 15-18 de octubre de 2002.

Wenning. F. Wiener medizinische Wochenschrift S. 1959:p.1069.

Prodmédica. ¿Qué es la Ozonoterapia? Cap. 3. Madrid, España. Consultado 30 de noviembre de 2010. Disponible en: http://www.prodmedica.com/ozono.html.

Martínez Álvarez JR, Valls Bellés V y Villarino Marín A. Sociedad Española de Dietética y Ciencias de la Alimentación (SEDCA), Facultad de Medicina. Universidad de Valencia, España. Edición y Coordinación: Centro de Información Cerveza y Salud. Madrid: Marzo de 2007. Consultado: 16 de mayo de 2011) Disponible en: www. cervezaysalud.com.

Cabot Dalmau J. Cirugía Ortopédica y Traumatología Avanzada. La ozonoterapia. Consultado: 7 de junio de 2010. Disponible en: http://www.drcabot.es/ozonoterapia.html.

León OS, Menéndez S, Merino N, Castillo R, Sam S, Pérez L, Cruz E, Bocci V. Ozone oxidative preconditioning: A protection against cellular damage by free radicals. Mediators Inflamm. 1998;7:289-294.

Borrego A, Zamora ZB, González R, Romay Ch, Menéndez S, Hernández F y Rojas E. El precondicionamiento oxidativo con ozono protege contra la nefrotoxicidad inducida por cisplatino en ratas. Revista Cubana de Farmacia. 2002;36(Suplemento especial 2):55-56. IV Congreso Nacional de Farmacología y Terapéutica. Escuela Latinoamericana de Medicina, Ciudad de La Habana, 15-18 de octubre de 2002.

Jiménez López G y Debesa García F. Medicamentos y riesgos. Revista Cubana de Farmacia. 2002;36(Suplemento especial 2):217. IV Congreso Nacional de Farmacología y Terapéutica. Escuela Latinoamericana de Medicina, Ciudad de La Habana, 15-18 de octubre de 2002.

Lara Bastanzuri C. Generalidades sobre la evaluación económica de medicamentos. Revista Cubana de Farmacia. 2002;36:(Suplemento especial 2):350-353. IV Congreso Nacional de Farmacología y Terapéutica. Escuela Latinoamericana de Medicina, Ciudad de La Habana, 15-18 de octubre de 2002.

Capítulo 8. Notaciones utilizadas en el manual

APS	Atención primaria de salud.
ADP	Difosfatode adenosina.
ATP	Adenosin-trifosfato.
AHTM	Autohemoterapia mayor.
AHTm	Autohemoterapia menor.
ADN	desoxirribonucleico.
ARN	Ácido ribonucleico.
$CoQH_2$	Ubiquinona en su forma reducida.
CAT	Catalasa.
C-HDL	Colesterol unido a lipoproteínas de alta densidad.
C-LDL	Colesterol unido a lipoproteínas de baja densidad.
Cu	Cobre.
cm	Centimetro.
°C	Grado centígrado.
°	Grado.
e^-	Electrón.
EO	Estrés oxidativo.
E_0	Potencial de reducción-oxidación.
ERO	Especies reactivas del oxígeno.
Fe	Hierro.
Fe^{2+}	Ion ferroso.
Fe^{3+}	Ion férrico.
2,3-DPG	2,3-Difosfoglicerato.
g	Gramo.
GSH	Glutatión reducido.
GPx	Glutatión peroxidasa.

GRd	Glutatión reductasa.
GSSG	Glutatión oxidado.
G6PD	Glucosa-6-fosfatodeshidragenasa.
H.C.	Historia clínica.
HH. CC.	Historias clínicas.
H_2O	Agua.
$HOO^\bullet$	Hidroperóxido.
Hb	Hemoglobina.
HbO_2	Oxihemoglobina.
HOCl	Ácido hipocloroso.
H_2O_2	Peróxido de hidrógeno.
4-HNE	4-hidroxinonenal.
K	potasio.
km	Kilómetro.
kJ/mol	Kilojoule por mol.
L	Litro.
LOOH	Lipoperóxidos.
mL	Mililitro.
cc	Centímetro cúbico.
μg/mL	Microgramos por mililitro.
mg/L	Miligramos por litro.
$μg/m^3$	Microgramos por metro cúbico.
Mg	Miligramo.
Min	minuto.
Mn	Manganeso.
MNT	Medicina Natural y Tradicional.
Na	Sodio.
NaCl	Cloruro de sodio.
$NADP^+$	Nicotinaminadenindinucleotidofosfato oxidado.
NADPH	Nicotinaminadenindinucleotidofosfato reducido.
$^\bullet NO$	Óxido nítrico.
O_2	Dioxígeno.
Ox	Forma oxidada.
$^\bullet O_2^-$	Radical aniónsuperóxido.
$^1O_2$	Oxígeno singlete.

O_3	Trioxígeno (ozono).
(O_2/O_3)	Mezcla ozono-dioxígeno.
˙OH	Radical hidroxilo.
ONOO⁻	Anión peroxinitrito.
POL	Productos de oxidación lipídica.
PVC	Cloruro de polivinilo.
ppm	Partes por millón.
%	Por ciento
RO˙	Radicales alcoxilo.
ROO˙	Radicales peroxilo.
R˙	Radical alquílico.
SOD	Superóxido dismutasa.
Se	Selenio.
SNS	Sistema Nacional de Salud.
Mm	Micrómetro.
UV	Ultravioleta.
UI/mL	Unidades (internacionales) por mililitro.
V	Volt.
Xo	Santina oxidasa.
Zn	Zinc (cinc).

ANEXOS

CONTRIBUCIÓN DE LAS ACCIONES, MEDIDAS Y PROCEDIMIENTOS DE ASEPSIA Y ANTISEPSIA A LA SEGURIDAD DEL TRATRAMIENTO DE OZONOTERAPIA

Dentro de las obligaciones más importantes e inherentes al personal de Enfermería, se encuentran las acciones, medidas y procedimientos de asepsia y antisepsia, entre los que se hallan los de limpieza, desinfección y esterilización, los cuales garantizan condiciones que aseguran eficazmente el control y la prevención de posibles infecciones. De ahí, la gran atención que se les presta, así como a su cumplimiento y realización sistemáticos en todas las instituciones de salud, ya que la prevención de las infecciones nosocomiales constituye un objetivo sumamente importante dentro de la atención hospitalaria.

La identificación de los procedimientos de limpieza, asepsia, antisepsia, desinfección y esterilización, etc. de materiales, instrumentos, dispositivos, equipos médicos, ambientes asistenciales, etc., que deban aplicarse, así como la apropiada clasificación de estos, para garantizar la mayor calidad en las técnicas que sean aplicadas, constituye la base de las normativas y regulaciones establecidas en el programa nacional de prevención y control de la infección intrahospitalaria y el personal de Enfermería unido al resto del equipo de Salud, es el que garantiza y ejecuta todos esos procedimientos, acciones y medidas, así como el que implementa y se encarga de su estricta vigilancia y supervisión.

Luego, resulta de gran importancia tener un buen conocimiento y a la vez, bien definidos los conceptos, así como la práctica de todos esos elementos en la aplicación de la ozonoterapia por la valiosa contribución que pueden aportar en términos de seguridad al tratamiento. Se debe tener en cuenta que aunque el ozono es un potente agente bactericida, fungicida, virucida y antiparasitario, no significa que se puedan violar las normas que deben cumplirse en los procedimientos descritos en la presente obra, cuya finalidad es consolidar aún más a la ozonoterapia como una terapia accesible, eficaz, confiable y segura, así como promover los beneficios que aporta a la salud y a la calidad de vida.

Los procedimientos sean cuales fueren no deben poner en riesgo mínimo alguno la integridad de los pacientes, luego, la seguridad en cuanto a la utilización del ozono será mayor en dependencia de cuan seguros sean el local de trabajo, el equipo, el material e instrumental, etc. que vayan a ser utilizados.

Con tales propósitos, fueron compilados y se aportan a continuación, los conceptos y definiciones más estrechamente relacionados con las aplicaciones de la ozonoterapia, así como algunos aspectos que por su importancia, deben tenerse en cuenta en el trabajo con las disoluciones de uso médico.

Glosario

Antisepsia: Condición o estado que admite la presencia de algunos agentes biológicos fundamentalmente de la flora normal.

Antiséptico: Sustancia, producto o preparación que previene o impide el crecimiento o la acción de microorganismos por inhibición de su actividad o mediante su destrucción y que se aplica tópicamente sobre los tejidos vivos.

Artículo crítico: Dispositivo médico que entra en contacto con el tejido estéril (vascular, linfático, alveolar o sinovial). Los dispositivos de este tipo se clasifican de alto riesgo de infección si el dispositivo es contaminado con cualquier microorganismo. (Entre ellos, se tienen instrumentos quirúrgicos, catéteres cardiacos y urinarios, implantes, pruebas de ultrasonido usadas en cavidades corporales estériles). Estos instrumentos deben ser esterilizados utilizando vapor o disoluciones desinfectantes de alto nivel y esterilizantes.

Artículo no crítico: Dispositivo médico que entra en contacto con la piel intacta, pero no con mucosas (barrera eficaz contra la mayoría de los microorganismos). Los dispositivos de este tipo, se clasifican de bajo riesgo de infección. No existe riesgo de transmisión de agentes infecciosos. (Manguitos de medida de presión, estetoscopios, torniquetes, termómetros, etc.). Deben ser descontaminados con desinfectantes de bajo nivel.

Artículo semicrítico: Dispositivo médico que entra en contacto con membranas, mucosas, orificios naturales del organismo o la piel no intacta. Estos dispositivos deben estar libres de todos los microorganismos, pero se permite un pequeño número de esporas. (Entre ellos, se tienen: instrumentos para terapia respiratoria y anestesia, algunos endoscopios, palas de laringoscopio, pruebas manométricas esofageales, cistoscopios, catéteres de manometría anorectal y anillos diafragmáticos). Como mínimo requieren disoluciones desinfectantes de alto nivel y esterilizantes.

Asepsia: Condición o estado que asegura la ausencia de microorganismos vivos considerados patógenos.

Aséptico: Relativo a la ausencia de microorganismos patógenos.

Descontaminación: Procedimiento que se realiza con el empleo de compuestos químicos que permite la inhibición o eliminación temporal de agentes biológicos infectantes presentes en la superficie exterior un material y que impide de forma transitoria la transmisión de partículas infecciosas y a su vez, brinda cierto grado de seguridad al personal asistente en su manipulación. Se realiza antes de ejecutar el procedimiento de limpieza. Entre los productos que suelen emplearse se tienen: cloruro de benzalconio, hipoclorito de sodio (0,5 al 1 %).

Desinfección: Procedimiento físico o químico que destruye agentes patógenos u otros microorganismos dañinos. Admite la presencia de algunos agentes biológicos. La desinfección se aplica sobre objetos inanimados.

Desinfección concurrente: Procedimiento desinfectante que se aplica de forma inmediata y posterior al uso de cualquier objeto, instrumento, utensilio, material no desechable o equipamiento, etc., que haya tenido contacto o se haya utilizado en el paciente infectado, o cuando se tenga la sospecha de que esté o que pueda haberse contaminado.

Desinfección terminal: Procedimiento desinfectante que se aplica a la habitación del paciente después de su egreso, traslado o al concluir su aislamiento hospitalario o después de su defunción.

Desinfección de bajo nivel: Proceso mediante el cual se aniquila la mayor parte de las bacterias, así como algunos hongos y virus.

Desinfección de nivel intermedio: Proceso mediante el cual se eliminan micobacterias, bacterias vegetativas y la mayoría de los virus, pero no las esporas.

Desinfección de alto nivel: Proceso mediante el cual se eliminan todos los microorganismos, incluido un gran número de esporas.

Desinfectante: Agente físico o químico con actividad biocida (virucida, fungicida, esporicida) sobre algunos agentes biológicos. Se aplica sobre los objetos inanimados y tiene diferentes niveles de acción (alto, medio y bajo). No todos los agentes desinfectantes eliminan bacterias productoras de esporas. Resulta tóxico por lo que no debe ser aplicado directamente sobre los tejidos.

Detergente: Agente limpiador, no funciona como antimicrobiano. Está constituido por un componente hidrofílico y otro lipofílico. Los detergentes se clasifican según su composición en aniónicos, catiónicos, anfóteros y no iónicos.

Estéril: Dícese del estado o condición libre de todo microorganismo vivo.

Esterilidad en microbiología: Criterio relativo funcionalmente posterior a un proceso de esterilización. En la práctica, se considera como la probabilidad de supervivencia de un microorganismo en un millón de microorganismos muertos.

Esterilización: Procedimiento mediante el cual ocurre la destrucción o la remoción de todas las formas de vida, patógenas o no incluidas las esporas, presentes en un material u objeto.

Germicida: Agente capaz de aniquilar/matar rápidamente microorganismos. Algunos de estos agentes aniquilan/matan determinados/algunos microorganismos y solamente inhiben el crecimiento de otros.

Lavado social de las manos: Procedimiento que se realiza con agua y jabón para eliminar toda suciedad visible. El enjuague debe ser abundante y terminar con el secado de las manos. Se realiza siempre que se considere que las manos están sucias, así como antes y después del contacto con un paciente en procedimientos invasivos y sin riesgos.

Lavado higiénico de las manos: Procedimiento que se realiza con agua y jabón, frotado enérgico de las manos y enjuague posterior con agua abundante durante un minuto. El procedimiento se repite extendiéndolo a los antebrazos, dejando que el agua corra hacia los codos. El secado de las manos se realiza con paño o papel estéril u otro similar sin frotado. Se utiliza una disolución antiséptica durante dos minutos antes de realizar cualquier maniobra semicrítica.

Lavado quirúrgico de las manos: Procedimiento en el que se realiza el lavado de las manos y los antebrazos con agua y jabón hasta dos pulgadas por encima del codo. En este procedimiento, se utiliza un cepillo para frotar las uñas por encima, por los lados y por su parte inferior. Se realiza un enjuague profuso de las manos y después, se les mantiene inclinadas aproximadamente a 60° hacia arriba para asegurar que el agua escurra hacia los codos. Se repite el lavado por un tiempo de cuatro minutos en total. El secado se lleva a cabo con un paño, papel estéril u otro material similar, pero sin frotar. Se utiliza una disolución antiséptica durante dos minutos antes de realizar cualquier maniobra crítica.

Limpieza: Procedimiento manual o mecánico que permite la remoción de suciedad, polvo visible, secreción, sangre, sustancias proteicas y detritos celulares de superficies, dispositivos, instrumentos y equipos. Su empleo brinda cierto grado de seguridad antes de la desinfección.

Séptico: Relativo a la presencia de microorganismos perjudiciales en el tejido vivo.

Bibliografía

Organización Panamericana de Salud. Selección y uso de desinfectantes y descontaminantes. Bol Of Sanit Panam. 1983;95(6):556-562.

Vieira Peixe L. Esterilizaçao, Antisepsia e Desinfecçao. En: Canas Ferreira WF, Sousa JCF. Microbiologia. Vol I. Lisboa: Lidel-Ediçoes Técnicas, 1998.

Colectivo de Autores. Manual de política de uso de Agentes y Esterilizantes, Desinfectantes, Antisépticos. Industria

Farmacéutica, Ministerio de Salud Pública de la República de Cuba; 2000.

Colectivo de Autores. Programa de Prevención y Control de Infección Intrahospitalaria. Ministerio de Salud Pública de la República de Cuba, 1998.

Precauciones y cuidados de enfermería a tener en cuenta en el manejo y conservación de las disoluciones para uso en medicina

Por la importancia que tienen los productos y las disoluciones que son utilizadas en la práctica médica en el diario cumplimiento del trabajo del personal médico y de Enfermería en la ejecución de los diferentes procedimientos de limpieza, asepsia y antisepsia, así como su contribución a la salud y la calidad de vida de los pacientes, el personal de Enfermería unido al resto del equipo de Salud debe encargarse de establecer una estricta vigilancia, supervisión y control de ellos en lo concerniente a:

- Nombre del producto.
- Fecha de fabricación.
- Fecha de vencimiento.
- Lote.
- Concentración.
- Dosificación.
- Uso (piel y mucosa; superficies de materiales, equipos, instrumentos, etc.).
- Toxicidad y citotoxicidad posibles.
- Fecha que indique el comienzo de su utilización. (se hará en el puesto de trabajo).
- Contraindicaciones medicamentosas, alimentarias y relacionadas con el estado de salud.
- Reacciones adversas.

Vencimiento de las disoluciones para uso en medicina
- Disolución en uso (un turno de trabajo no mayor de 12 h).
- Disoluciones acuosas 7 d.
- Disoluciones alcohólicas 15 d.

CATEGORÍAS DIAGNÓSTICAS DE ENFERMERÍA AGRUPADAS MEDIANTE LOS PATRONES DE RESPUESTAS HUMANAS O AGRUPADAS BAJO LOS PATRONES FUNCIONALES DE SALUD (CON SUS CÓDIGOS)

Aceptadas por la Asociación Norteamericana para el Diagnóstico de Enfermería (North American Nursing Diagnosis Association, 2009-2011).

Dominio 1. Promoción de la salud
- Descuido personal (00193)
- Disposición para mejorar el estado de inmunización (00186)
- Disposición para mejorar la gestión de la propia salud (00162)
- Gestión ineficaz de la propia salud (00078)
- Gestión ineficaz del régimen terapéutico familiar (00080)
- Deterioro del mantenimiento del hogar (00098)
- Mantenimiento ineficaz de la salud (00099)
- Disposición para mejorar la nutrición (00163)

Dominio 2. Nutrición
- Deterioro de la deglución (00103)
- Desequilibrio nutricional: ingesta inferior a las necesidades (00002)
- Desequilibrio nutricional: ingesta superior a las necesidades (00001)
- Riesgo de desequilibrio nutricional: ingesta superior a las necesidades (00003)
- Patrón de alimentación ineficaz del lactante (00107)

- Riesgo de deterioro de la función hepática (00178)
- Ictericia neonatal (00194)
- Riesgo de nivel de glucemia inestable (00179)
- Riesgo de desequilibrio electrolítico (00195)
- Disposición para mejorar el equilibrio de líquidos (00160)
- Déficit de volumen de líquidos (00027)
- Exceso de volumen de líquidos (00026)
- Riesgo de déficit de volumen de líquidos (00028)
- Riesgo de desequilibrio de volumen de líquidos (00025)

Dominio 3. Eliminación e intercambio

- Deterioro de la eliminación urinaria (00016)
- Disposición para mejorar la eliminación urinaria (00166)
- Incontinencia urinaria de esfuerzo (00017)
- Incontinencia urinaria de urgencia (00019)
- Riesgo de incontinencia urinaria de urgencia (00022)
- Incontinencia urinaria funcional (00020)
- Incontinencia urinaria por rebosamiento (00176)
- Incontinencia urinaria refleja (00018)
- Retención urinaria (00023)
- Diarrea (00013)
- Estreñimiento (00011)
- Estreñimiento subjetivo (00012)
- Riesgo de estreñimiento (00015)
- Incontinencia fecal (00014)
- Motilidad gastrointestinal disfuncional (00196)
- Riesgo de motilidad gastrointestinal disfuncional (00197)
- Deterioro del intercambio de gases (00030)

Dominio 4. Actividad/reposo

- Deprivación de sueño (00096)
- Insomnio (00095)
- Trastorno del patrón de sueño (00198)
- Disposición para mejorar el sueño (00165)

- Déficit de actividades recreativas (00097)
- Deterioro de la ambulación (00088)
- Deterioro de la habilidad para la traslación (00090)
- Deterioro de la movilidad en la cama (00091)
- Deterioro de la movilidad en silla de ruedas (00089)
- Deterioro de la movilidad física (00085)
- Retraso en la recuperación quirúrgica (00100)
- Sedentarismo (00168)
- Riesgo de síndrome de desuso (00040)
- Perturbación del campo de energía (00050)
- Fatiga (00093)
- Disminución del gasto cardíaco (00029)
- Intolerancia a la actividad (00092)
- Riesgo de intolerancia a la actividad (00094)
- Patrón respiratorio ineficaz (00032)
- Riesgo de perfusión gastrointestinal ineficaz (00202)
- Riesgo de perfusión renal ineficaz (00203)
- Riesgo de disminución de la perfusión tisular cardíaca (00200)
- Riesgo de perfusión tisular cerebral ineficaz (00201)
- Perfusión tisular periférica ineficaz (00204)
- Respuesta ventilatoria disfuncional al destete (00034)
- Riesgo de sangrado (00206)
- Riesgo de shock (00205)
- Deterioro de la ventilación espontánea (00033)
- Disposición para mejorar el autocuidado (00182)
- Déficit de autocuidado: alimentación (00102)
- Déficit de autocuidado: baño (00108)
- Déficit de autocuidado: uso del inodoro (00110)
- Déficit de autocuidado: vestido (00109)

Dominio 5. Percepción/cognición

- Desatención unilateral (00123)
- Síndrome de deterioro en la interpretación del entorno (00127)

- Vagabundeo (00154)
- Trastorno de la percepción sensorial (especificar: visual, auditiva cenestésica, gustativa, táctil, olfatoria) (00122)
- Confusión aguda (00128)
- Riesgo de confusión aguda (00173)
- Confusión crónica (00129)
- Conocimientos deficientes (00126)
- Disposición para mejorar los conocimientos (00161)
- Deterioro de la memoria (00131)
- Planificación ineficaz de las actividades (00199)
- Disposición para mejorar la toma de decisiones (00184)
- Deterioro de la comunicación verbal (00051)
- Disposición para mejorar la comunicación (00157)

Dominio 6. Autopercepción

- Disposición para mejorar el autoconcepto (00167)
- Desesperanza (00124)
- Riesgo de compromiso de la dignidad humana (00174)
- Trastorno de la identidad personal (00121)
- Impotencia (00125)
- Riesgo de impotencia (00152)
- Disposición para mejorar el poder (00187)
- Riesgo de soledad (00054)
- Baja autoestima crónica (00119)
- Baja autoestima situacional (00120)
- Riesgo de baja autoestima situacional (00153)
- Trastorno de la imagen corporal (00118)

Dominio 7. Desempeño/relaciones

- Cansancio del desempeño de cuidador (00061)
- Riesgo de cansancio del desempeño del cuidador (00062)
- Deterioro parental (00056)
- Disposición para mejorar el desempeño parental (00164)

- Riesgo de deterioro parental (00057)
- Procesos familiares disfuncionales (00063)
- Disposición para mejorar los procesos familiares (00159)
- Interrupción de los procesos familiares (00060)
- Riesgo de deterioro de la vinculación (00058)
- Conflicto del desempeño parental (00064)
- Desempeño ineficaz del (00055)
- Deterioro de la interacción social (00052)
- Lactancia materna eficaz (00106)
- Lactancia materna ineficaz (00104)
- Interrupción de la lactancia materna (00105)
- Disposición para mejorar las relaciones (00207)

Dominio 8. Sexualidad

- Disfunción sexual (00059)
- Patrón sexual ineficaz (00065)
- Riesgo de alteración de la díada materno/fetal (00209)
- Disposición para mejorar el proceso de maternidad (00208)

Dominio 9. Enfrentamiento/tolerancia al estrés

- Síndrome de estrés del traslado (00114)
- Riesgo de síndrome de estrés del traslado (00149)
- Síndrome postraumático (00141)
- Riesgo de síndrome postraumático (00145)
- Síndrome traumático de la violación (00142)
- Aflicción crónica (00137)
- Disposición para mejorar el enfrentamiento de la comunidad (00076)
- Enfrentamiento defensivo (00071)
- Disposición para mejorar el enfrentamiento (00158)
- Enfrentamiento familiar comprometido (00074)
- Enfrentamiento familiar incapacitante (00073)
- Disposición para mejorar el enfrentamiento familiar (00075)

- Enfrentamiento ineficaz (00069)
- Enfrentamiento ineficaz a la comunidad (00077)
- Ansiedad (00146)
- Ansiedad ante la muerte (00147)
- Deterioro de la capacidad de recuperación personal (00210)
- Disposición para mejorar la capacidad de recuperación personal (00212)
- Riesgo de compromiso de la capacidad de recuperación personal (00211)
- Tendencia a adoptar conductas de riesgo para la salud (00188)
- Duelo (00136)
- Duelo complicado (00135)
- Riesgo de duelo complicado (00172)
- Estrés por sobrecarga (00177)
- Negación ineficaz (00072)
- Temor (00148)
- Disminución de la capacidad adaptativa intracraneal (00049)
- Conducta desorganizada del lactante (00116)
- Disposición para mejorar la organización de la conducta del lactante (00117)
- Riesgo de conducta desorganizada del lactante (00115)
- Disreflexia autónoma (00009)
- Riesgo de disreflexia autónoma (00010)

Dominio 10. Principios vitales

- Disposición para mejorar la esperanza (00185)
- Disposición para mejorar el bienestar espiritual (00068)
- Conflicto de decisiones (00083)
- Incumplimiento (00079)
- Sufrimiento moral (00175)
- Deterioro de la religiosidad (00169)

- Disposición para mejorar la religiosidad (00171)
- Riesgo de deterioro de la religiosidad (00170)
- Sufrimiento espiritual (00066)
- Riesgo de sufrimiento espiritual (00067)

Dominio 11. Seguridad/protección

- Riesgo de infección (00004)
- Riesgo de asfixia (00036)
- Riesgo de aspiración (00039)
- Riesgo de caídas (00155)
- Deterioro de la dentición (00048)
- Riesgo de disfunción neurovascular periférica (00086)
- Deterioro de la integridad cutánea (00046)
- Riesgo de deterioro de la integridad cutánea (00047)
- Deterioro de la integridad tisular (00044)
- Riesgo de lesión (00035)
- Riesgo de lesión postural perioperatoria (00087)
- Limpieza ineficaz de las vías aéreas (00031)
- Deterioro de la mucosa oral (00045)
- Protección ineficaz (00043)
- Riesgo de síndrome de muerte súbita del lactante (00156)
- Riesgo de traumatismo (00038)
- Riesgo de traumatismo vascular (00213)
- Automutilación (00151)
- Riesgo de automutilación (00139)
- Riesgo de suicidio (00150)
- Riesgo de violencia autodirigida (00140)
- Riesgo de violencia dirigida a otros (00138)
- Contaminación (00181)
- Riesgo de contaminación (00180)
- Riesgo de intoxicación (00037)
- Respuesta alérgica al látex (00041)
- Riesgo de respuesta alérgica al látex (00042)

- Hipertermia (00007)
- Hipotermia (00006)
- Riesgo de desequilibrio de la temperatura corporal (00005)
- Termorregulación ineficaz (00008)

Dominio 12. Confort
- Disposición para mejorar el confort (00183)
- Disconfort (00214)
- Dolor agudo (00132)
- Dolor crónico (00133)
- Náuseas (00134)
- Aislamiento social (00053)

Dominio 13. Crecimiento/desarrollo
- Riesgo de crecimiento desproporcionado (00113)
- Retraso en el crecimiento y desarrollo (00111)
- Riesgo de retraso en el desarrollo (00112)
- Deterioro generalizado del adulto (00101)
- NANDA Internacional. Diagnósticos enfermeros. Definiciones y clasificación. 2009-2011. Elsevier España, 2010. 456pp.

CATEGORÍAS DIAGNÓSTICAS DE ENFERMERÍA
AGRUPADAS MEDIANTE LOS PATRONES DE
RESPUESTAS HUMANAS O AGRUPADOS BAJO LOS
PATRONES FUNCIONALES DE SALUD (CON SUS
CÓDIGOS Y FECHA DE CREACIÓN)

Aceptadas por la Asociación Española de Nomenclatura, Taxonomía y Diagnósticos de Enfermería (mayo, 2001).

Patrón 1. Intercambio

1.1.2.1.	Alteración de la nutrición: por exceso (1975)
1.1.2.2.	Alteración de la nutrición: por defecto (1975)
1.1.2.3.	Riesgo de alteración de la nutrición: por exceso (1980)
1.2.1.1.	Riesgo de infección (1986)
1.2.2.1.	Riesgo de alteración de la temperatura corporal (1986)
1.2.2.2.	Hipotermia (1986)
1.2.2.3.	Hipertermia (1986)
1.2.2.4.	Termorregulación ineficaz (1986)
1.2.3.1.	Disreflexia (1994)
1.2.3.2.	Riesgo de disreflexia autónoma (1998)
1.3.1.1.	Constipación (1975)
1.3.1.1.1.	Constipación subjetiva (1988)
1.3.1.1.2.	Constipación crónica (1988)
1.3.1.2.	Diarreas (1975)
1.3.1.3.	Incontinencia fecal (1975)
1.3.1.4.	Riesgo de constipación (1998)
1.3.2.	Alteración de la eliminación urinaria (1973)
1.3.2.1.1.	Incontinencia urinaria: de esfuerzo (1986)
1.3.2.1.2.	Incontinencia urinaria: refleja (1986)
1.3.2.1.3.	Incontinencia urinaria: de urgencia (1986)
1.3.2.1.4.	Incontinencia urinaria: funcional (1986)
1.3.2.1.5.	Incontinencia urinaria: total (1986)
1.3.2.1.6.	Riesgo de incontinencia urinaria de urgencia (1998)
1.3.2.2.	Retención urinaria (1986)

1.4.1.1.	Alteración de la perfusión tisular (especificar) (renal, cerebral, cardiopulmonar, gastrointestinal, periférica) (1980)
1.4.1.2.	Riesgo de desequilibrio del volumen de líquidos (1998)
1.4.1.2.1.	Exceso de volumen de líquidos (1982)
1.4.1.2.2.1.	Déficit de volumen de líquidos (1978)
1.4.1.2.2.2.	Riesgo de déficit de volumen de líquidos (1978)
1.4.2.1.	Disminución del gasto cardíaco (1975)
1.5.1.1.	Deterioro del intercambio gaseoso (1980)
1.5.1.2.	Limpieza ineficaz de las vías aéreas (1980)
1.5.1.3.	Patrón respiratorio ineficaz (1980)
1.5.1.3.1.	Dificultad para mantener la ventilación espontánea (1992)
1.5.1.3.2.	Respuesta disfuncional al destete del respirador (1992)
1.6.1.	Riesgo de lesión (1978)
1.6.1.1.	Riesgo de asfixia (1980)
1.6.1.2.	Riesgo de intoxicación (1980)
1.6.1.3.	Riesgo de traumatismo (1980)
1.6.1.4.	Riesgo de aspiración (1988)
1.6.1.5.	Riesgo de síndrome de desuso (1988)
1.6.1.6.	Respuesta alérgica al látex (1998)
1.6.1.7.	Riesgo de respuesta alérgica al látex (1998)
1.6.2	Alteración de la protección (1990)
1.6.2.1.	Deterioro de la integridad hística (1986)
1.6.2.1.1.	Alteración de la mucosa oral (1982)
1.6.2.1.2.1.	Deterioro de la integridad cutánea (1975)
1.6.2.1.2.2.	Riesgo de deterioro de la integridad cutánea (1975)
1.6.2.1.3.	Alteración de la dentición (1998)
1.7.1.	Disminución de la capacidad adaptativa intracraneal
1.8.	Alteración del campo energético (1998)

Patrón 2. Comunicación

2.1.1.1.	Deterioro de la comunicación verbal (1973)

Patrón 3. Relaciones

3.1.1.	Deterioro de la interacción social (1986)
3.1.2.	Aislamiento social (1982)

3.1.3.	Riesgo de soledad (1994)
3.2.1.	Alteración en el desempeño (1978)
3.2.1.1.1.	Alteración parental (1978)
3.2.1.1.2.	Riesgo de alteración parental (1978)
3.2.1.1.2.1.	Riesgo de alteración del apego parental lactante/niño (1994)
3.2.1.2.1.	Disfunción sexual (1980)
3.2.2.	Alteración de los procesos familiares (1982)
3.2.2.1.	Sobreesfuerzo en el desempeño del cuidador (1992)
3.2.2.2.	Riesgo de sobreesfuerzo en el desempeño del cuidador (1992)
3.2.2.3.1.	Alteración de los procesos familiares: Alcoholismo (1994)
3.2.3.1.	Conflicto del desempeño parental (1988)
3.3.	Alteración de los patrones de sexualidad (1986)

Patrón 4. Valores

4.1.1.	Sufrimiento espiritual (1978)
4.1.2.	Riesgo de sufrimiento espiritual (1998)
4.2.	Potencial de mejora del bienestar espiritual (1994)

Patrón 5. Elección

5.1.1.1.	Enfrentamiento individual: ineficaz (1978)
5.1.1.1.1.	Trastorno de la adaptación (1986)
5.1.1.1.2.	Enfrentamiento defensivo (1988)
5.1.1.1.3.	Negación ineficaz (1988)
5.1.2.1.1.	Enfrentamiento familiar ineficaz: incapacitante (1980)
5.1.2.1.2.	Enfrentamiento familiar ineficaz: comprometido (1980)
5.1.2.2.	Enfrentamiento familiar: potencial de desarrollo (1980)
5.1.3.1.	Potencial de mejora del enfrentamiento comunitario (1994)
5.1.3.2.	Enfrentamiento comunitario ineficaz (1994)
5.2.1.	Manejo ineficaz del régimen terapéutico: Personal (1992)
5.2.1.1.	No seguimiento del tratamiento (especificar) (1973)
5.2.2.	Manejo ineficaz del régimen terapéutico: Familiar (1994)
5.2.3.	Manejo ineficaz del régimen terapéutico: de la comunidad (1994)
5.2.4.	Manejo eficaz del régimen terapéutico: Personal (1994)
5.3.1.1.	Conflicto en la toma de decisiones (especificar) (1988)
5.4.	Conductas generadoras de salud (especificar) (1988)

Patrón 6. Movimiento

6.1.1.1.	Deterioro de la movilidad física (1973)
6.1.1.1.1.	Riesgo de disfunción neurovascular periférica (1992)
6.1.1.1.2.	Riesgo de lesión perioperatoria (1994)
6.1.1.1.3.	Dificultad para caminar (1998)
6.1.1.1.4.	Dificultad para manejar la silla de ruedas (1998)
6.1.1.1.5.	Dificultad en la habilidad para trasladarse en la silla de ruedas (1998)
6.1.1.1.6.	Dificultad para moverse en la cama (1998)
6.1.1.2.	Intolerancia a la actividad (1982)
6.1.1.2.1.	Fatiga (1988)
6.1.1.3.	Riesgo de intolerancia a la actividad (1982)
6.2.1.	Alteración del patrón del sueño (1980)
6.2.1.1.	Privación del sueño (1998)
6.3.1.1.	Déficit de actividades recreativas (1980)
6.4.1.1.	Dificultades para el mantenimiento del hogar (1980)
6.4.2.	Alteración en el mantenimiento de la salud (1982)
6.4.2.1.	Retraso en la recuperación quirúrgica (1998)
6.4.2.2.	Deterioro de la capacidad del adulto para mantener su desarrollo (1998)
6.5.1.	Déficit de autocuidado: alimentación (1980)
6.5.1.1.	Deterioro de la deglución (1986)
6.5.1.2.	Lactancia materna ineficaz (1988)
6.5.1.2.1.	Interrupción de la lactancia materna (1992)
6.5.1.3.	Lactancia materna eficaz (1975)
6.5.1.4.	Patrón de alimentación ineficaz del lactante (1992)
6.5.2.	Déficit de autocuidado: baño/higiene (1980)
6.5.3.	Déficit de autocuidado: vestido/acicalamiento (1980)
6.5.4.	Déficit de autocuidado: uso del orinal/retrete (1980)
6.6.	Alteración del crecimiento y desarrollo (1986)
6.6.1.	Riesgo de alteración del desarrollo (1998)
6.6.2.	Riesgo de alteración del crecimiento (1998)
6.7.	Síndrome de estrés por traslado (1992)
6.8.1.	Riesgo de conducta desorganizada del lactante (1994)
6.8.2.	Conducta desorganizada del lactante (1994)

6.8.3.	Potencial de mejora de la organización de la conducta del lactante (1994)
6.9.	Vagabundeo (1998)

Patrón 7. Percepción

7.1.1.	Trastorno de la imagen corporal (1973)
7.1.2.	Trastorno de la autoestima (1978)
7.1.2.1.	Baja autoestima: crónica (1988)
7.1.2.2.	Baja autoestima: situacional (1988)
7.1.3.	Trastorno de la identidad personal (1978)
7.2.	Alteraciones sensoperceptiva, (especificar) (visual, auditiva, cenestésica, gustativa, táctil, olfatoria) (1978)
7.2.1.1.	Desatención unilateral (1986)
7.3.1.	Desesperanza (1986)
7.3.2.	Impotencia (1982)
7.3.2.1.	Riesgo de impotencia (1998)

Patrón 8. Conocimiento

8.1.1.	Déficit de conocimientos (especificar) (1980)
8.2.1.	Síndrome de interpretación alterada del entorno (1994)
8.2.2.	Confusión aguda (1994)
8.2.3.	Confusión crónica (1994)
8.3.	Alteración de los procesos de pensamiento (1973)
8.3.1.	Trastorno de memoria (1994)

Patrón 9. Sentimientos / sensaciones

9.1.1.	Dolor (1978)
9.1.1.1.	Dolor crónico (1986)
9.1.2.	Náuseas (1998)
9.2.1.1.	Duelo disfuncional (1980)
9.2.1.2.	Duelo anticipado (1980)
9.2.1.3.	Aflicción crónica (1998)
9.2.2.	Riesgo de violencia dirigida a otros (1980)
9.2.2.1.	Riesgo de automutilación (1992)

9.2.2.2.	Riesgo de violencia autodirigida (1994)
9.2.3.	Síndrome post-traumático (1986)
9.2.3.1.	Síndrome traumático de violación (1980)
9.2.3.1.1.	Síndrome traumático de violación: reacción compuesta (1980)
9.2.3.1.2.	Síndrome traumático de violación: reacción silente (1980)
9.2.4.	Riesgo de síndrome postraumático (1998)
9.3.1.	Ansiedad (1973)
9.3.1.1.	Ansiedad ante la muerte (1998)
9.3.2.	Temor (1980)

Revisión: Asociación Española de Nomenclatura, Taxonomía y Diagnósticos de Enfermería. AENTDE. Mayo, 2001.

TRATAMIENTO DE OZONOTERAPIA.
REGISTRO DEL CUMPLIMIENTO POR ENFERMERÍA

Nombre y apellidos:

_____

Edad: _____   Sexo: M _____   F _____   Teléf.:

_____

Diagnóstico:

_____

VÍA DE APLICACIÓN   CICLO: _____

Sesión	Fecha	Rectal	AHTm	ATHM	IM	Paravertebral	Subcutánea	Intrarticular	Intradérmica	Ozonopuntura	Otras
Dosis											

VÍA DE APLICACIÓN   CICLO: _____

***

SEGUIMIENTO DE ENFERMERÍA

Control del dolor, intensidad según escala análoga del dolor (1 al 10).

Antes del tratamiento _____ Después del tratamiento _____

EVOLUCIÓN FINAL DE ENFERMERÍA

Abandono del tratamiento: Sí ___   No ___

Motivos: _____

_____
_____
_____
_____
_____
_____
_____
_____
_____

CATEGORÍA DE LA MEJORÍA

EXCELENTE (90 a 100 %) _____   MUY BUENA (60 a 89 %) _____   BUENA (40 a 59 %) _____

MODERADA (20 a 39 %) _____   POCA (6 al 20 %) _____   MÍNIMA (1 al 5 %) _____

¿Se presentaron reacciones adversas?: Sí _____   No _____

OBSERVACIONES:

_____
_____
_____
_____
_____
_____
_____
_____
_____

***

GRADO DE SATISFACCIÓN DEL PACIENTE
Excelente _____   Muy bueno _____   Bueno _____
Regular _____   Malo _____

CONCENTRACIONES DE OZONO A TENER EN CUENTA

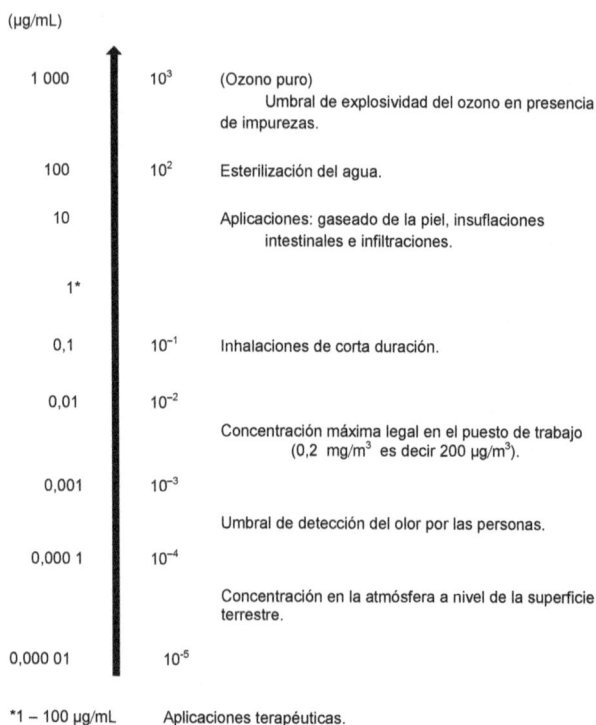

(µg/mL)

1 000	10^3	(Ozono puro) Umbral de explosividad del ozono en presencia de impurezas.
100	10^2	Esterilización del agua.
10		Aplicaciones: gaseado de la piel, insuflaciones intestinales e infiltraciones.
1*		
0,1	10^{-1}	Inhalaciones de corta duración.
0,01	10^{-2}	
		Concentración máxima legal en el puesto de trabajo (0,2 mg/m³ es decir 200 µg/m³).
0,001	10^{-3}	
		Umbral de detección del olor por las personas.
0,000 1	10^{-4}	
		Concentración en la atmósfera a nivel de la superficie terrestre.
0,000 01	10^{-5}	

*1 – 100 µg/mL   Aplicaciones terapéuticas.

La concentración máxima del ozono admisible en los locales de trabajo es de 0,2 mg/m³ es decir 200 µg/m³.

Larbaneix, M: "L'ozone et sa place dans les riques professionnels" Tesis Facultad de Medicina de Saint Antoine. Paris. 1982.

Vallancien B, Winkler J-M. El ozono médico. El manual práctico de ozonoterapia. Primera edición revisada y completa. Publicado por autoedición. Asociación Francesa de ozonoterapia, París. Marzo de1991, p.31.

Asociación Argentina del Ozono. Curso Ozonoterapia. Bases bioquímicas, clínicas y técnicas de la terapia con ozono-oxígeno. Publicado por autoedición. Asociación Argentina de ozonoterapia. Buenos Aires: octubre de 2007:p.20.

VALOR ESTÁNDAR PARA LA CALIDAD DEL AIRE AMBIENTAL

0,12 ppm	1 h/d	(Environmental Protection Agency, USA, hasta el año 2000)
0,08 ppm	8 h/d	(Environmental Protection Agency, USA, a partir del año 2000)
0,06 ppm	8 h/d	(Organización Mundial de la Salud y Unión Europea, 2004)

EQUIVALENCIAS

1 ppm = 0,001 4 µg/L
g/m^3 = mg/L = µg/mL

CONCENTRACIONES DE OZONO Y OXÍGENO EN LA MEZCLA O_2/O_3

Ozono (%, v/v)	Oxígeno (%, v/v)	Ozono (µg/mL)	Oxígeno (µg/mL)
0,05	99,95	1	143
0,25	99,75	5	143
0,5	99,5	11	142

1,0	99,0	21	142
1,5	98,5	32	141
2,0	98,0	43	140
2,5	97,5	54	139
3,0	97,0	64	139
3,5	96,5	75	138
4,0	96,0	86	137
4,5	95,5	96	136
5,0	95,0	107	136

Hernández Rosales F. Introducción y Aspectos Básicos de la Ozonoterapia. Curso de Ozonoterapia, Centro de Investigaciones del Ozono, Ciudad de La Habana, mayo de 2008.

TIEMPOS DE VIDA MEDIA DE LA MEZCLA GASEOSA O_2/O_3

Para evaluar la velocidad de degradación de la mezcla gaseosa O_2/O_3, se toma un tiempo de vida media: el tiempo necesario para que su concentración, disminuya a la mitad.

Temperatura de la mezcla O_2/O_3 (°C)	Tiempo de vida media de la mezcla O_2/O_3 (min)
30	26
25	35
20	44
15	58
10	76
5	101
0	139

Vallancien B, Winkler J-M. El ozono médico. El manual práctico de ozonoterapia. Primera edición revisada y completa. Publicado por autoedición. Asociación Francesa de Ozonoterapia, Paris. Marzo de1991, p. 24.

ÍNDICE

Editorial LibrosEnRed

LibrosEnRed es la Editorial Digital más completa en idioma español. Desde junio de 2000 trabajamos en la edición y venta de libros digitales e impresos bajo demanda.

Nuestra misión es facilitar a todos los autores la edición de sus obras y ofrecer a los lectores acceso rápido y económico a libros de todo tipo.

Editamos novelas, cuentos, poesías, tesis, investigaciones, manuales, monografías y toda variedad de contenidos. Brindamos la posibilidad de comercializar las obras desde Internet para millones de potenciales lectores. De este modo, intentamos fortalecer la difusión de los autores que escriben en español.

Ingrese a www.librosenred.com y conozca nuestro catálogo, compuesto por cientos de títulos clásicos y de autores contemporáneos.